《临床药学监护》丛书

国家卫生健康委医院管理研究所药事管理研究部
国家医院药事管理质量控制中心　组织编写

吴永佩　颜青　高申　　　总主编

癫痫
药物治疗的药学监护

主编　齐晓涟　王长连

人民卫生出版社
·北京·

图书在版编目（CIP）数据

癫痫药物治疗的药学监护/齐晓涟，王长连主编
.—北京：人民卫生出版社，2022.5
（《临床药学监护》丛书）
ISBN 978-7-117-32543-1

Ⅰ.①癫… Ⅱ.①齐… ②王… Ⅲ.①癫痫-临床药
学 Ⅳ.①R742.105

中国版本图书馆 CIP 数据核字（2021）第 263522 号

人卫智网	www.ipmph.com	医学教育、学术、考试、健康， 购书智慧智能综合服务平台
人卫官网	www.pmph.com	人卫官方资讯发布平台

《临床药学监护》丛书
癫痫药物治疗的药学监护
Dianxian Yaowu Zhiliao de Yaoxue Jianhu

主　　编：齐晓涟　王长连
出版发行：人民卫生出版社（中继线 010-59780011）
地　　址：北京市朝阳区潘家园南里 19 号
邮　　编：100021
E - mail：pmph @ pmph.com
购书热线：010-59787592　010-59787584　010-65264830
印　　刷：三河市尚艺印装有限公司
经　　销：新华书店
开　　本：710×1000　1/16　印张：16
字　　数：296 千字
版　　次：2022 年 5 月第 1 版
印　　次：2022 年 5 月第 1 次印刷
标准书号：ISBN 978-7-117-32543-1
定　　价：60.00 元

打击盗版举报电话：010-59787491　E-mail：WQ @ pmph.com
质量问题联系电话：010-59787234　E-mail：zhiliang @ pmph.com

癫痫药物治疗的药学监护

编　　者（按姓氏笔画排序）

王　黎　首都医科大学宣武医院

王长连　福建医科大学附属第一医院

齐晓涟　首都医科大学宣武医院

孙章皓　赤峰市医院

杨　飞　兰州大学第二医院

宋伟丹　中国人民解放军联勤保障部队第九八四医院

张小莉　中国人民解放军联勤保障部队第九八四医院

张永莉　天津市环湖医院

陈卫碧　首都医科大学宣武医院

林玮玮　福建医科大学附属第一医院

孟庆莉　首都医科大学附属北京世纪坛医院

赵　晟　长江航运总医院

赵桂宏　首都医科大学附属北京潞河医院

高乐虹　首都医科大学宣武医院

曹　阳　聊城市第二人民医院

崔学艳　山东省千佛山医院

彭　惠　华中科技大学同济医学院附属武汉儿童医院

《临床药学监护》丛书
编 委 会

总 主 编　吴永佩　颜　青　高　申

副总主编　缪丽燕　王长连

编 委 会（以姓氏笔画为序）：

丁　新　　卜一珊　　万自芬　　王建华

卢晓阳　　包明晶　　冯　欣　　齐晓涟

闫峻峰　　劳海燕　　苏乐群　　杜　光

李　妍　　李喜西　　李智平　　杨　敏

杨婉花　　张　峻　　张　健　　张毕奎

陆　进　　陆方林　　陈　英　　林英忠

罗　莉　　胡　欣　　姜　玲　　高红梅

游一中　　谢　娟　　裴云庆　　翟晓文

樊碧发

《临床药学监护》丛书
分册目录

书名	分册主编	
1. 质子泵抑制剂临床应用的药学监护	高 申	
2. 血栓栓塞性疾病防治的药学监护	高 申	陆方林
3. 疼痛药物治疗的药学监护	陆 进	樊碧发
4. 免疫抑制剂药物治疗的药学监护	王建华	罗 莉
5. 营养支持疗法的药学监护	杨婉花	
6. 调脂药物治疗的药学监护	杨 敏	劳海燕
7. 糖皮质激素药物治疗的药学监护	缪丽燕	
8. 癫痫药物治疗的药学监护	齐晓涟	王长连
9. 糖尿病药物治疗的药学监护	李 妍	苏乐群
10. 肿瘤药物治疗的药学监护	杜 光	
11. 高血压药物治疗的药学监护	陈 英	林英忠
12. 止咳平喘药物临床应用药学监护	谢 娟	万自芬
13. 吸入制剂药物治疗的药学监护	胡 欣	游一中
14. 感染性疾病药物治疗的药学监护	卢晓阳	裘云庆
15. 重症疾病药物治疗的药学监护	卜一珊	高红梅
16. 精神障碍疾病药物治疗的药学监护	张 峻	张毕奎
17. 儿童肾病综合征药物治疗的药学监护	姜 玲	
18. 骨质疏松症药物治疗的药学监护	闫峻峰	包明晶
19. 儿科常见疾病药物治疗的药学监护	李智平	翟晓文
20. 妇科疾病雌、孕激素药物治疗的药学监护	冯 欣	丁 新
21. 静脉药物临床应用药学监护	张 健	

丛 书 序

第二次世界大战后，欧美各国现代经济和制药工业迅速发展，大量新药被开发、生产并应用于临床。随着药品品种和药品临床使用量的增加，不合理用药现象也逐趋加重，严重的药物毒副作用和过敏反应也不断增多，患者用药风险增加。同时，人类面临的疾病负担愈加严峻，慢性病及其他疾病的药物应用问题更加复杂，合理用药成为人类共同关心的重大民生问题。为充分发挥临床药师在药物治疗和药事管理中的专业技术作用，提升药物治疗水平，促进药物安全、有效、经济、适当的合理使用，西方国家于 20 世纪中叶前后在高等医药院校设置 6 年制临床药学专业 Pharm. D. 课程教育，培养临床型药学专业技术人才。同期，在医院建设临床药师制度，建立药师与医师、护士合作共同参加临床药物治疗，共同为患者临床药物治疗负责，共同防范医疗风险，提高医疗工作质量，保障患者健康的优良工作模式，这在西方国家已成为临床药物治疗常规，并得到社会和医药护理学界的共识。

1997 年我们受卫生部委托起草《医疗机构药事管理暂行规定》，经对国内外医院药学技术服务情况调研分析，提出了我国"医院药学部门工作应该转型""药师观念与职责必须转变"和医院药学专业技术服务扩展发展方向，并向卫生部和教育部提出三点具体建议：一是高等医药院校设置临床药学专业教学，培养临床应用型药学专业技术人才；二是在医院建立临床药师制，药师要直接参与临床药物治疗，促进合理用药；三是为提高成品输液质量、保障患者用药安全和保护护理人员免受职业暴露，建议对静脉输液实行由药学部门管理、药学人员负责的集中统一调配与供应模式。卫生部接受了此建议，在 2002 年 1 月卫生部公布《医疗机构药事管理暂行规定》，首次规定要在医院"逐步建立临床药师制"。为此，在 2005 年和 2007 年卫生部先后启动"临床药师培训基地"和"临床药师制"建设两项试点工作，并于 2009 年和 2010 年作了总结，取得了很大的成功，目前临床药师岗位培训制度和临床药师制建设已日趋规范化和常态化。随着临床药学学科的发展和临床药师制体系建设的深化,临床药师队伍迅速成长,专业技术作用逐渐明显,但临床药师普遍深感临床药学专业系统知识的不足,临床用药实践技能的不足。为提升临床药师参加临床药物治疗工作的药学监护能力,我们邀请临床药学专家和临床药师以及临床医学专家共同编写了《临床药学监护》丛书。本丛书将临床药物治疗学理论与药物治疗监护实践相结合,反映各分册临床疾病药物治疗的最新进展,以帮助临床药师在药物治疗实践活动中实施药学监护措施,提升运用临床药学专业知识解决临床用药中实际问题的能力。本丛书主要内容为依据不同疾病的药物治疗方案,设计药学监护措施,明确药学监护重点:对药物治疗方案的评价与正确实施;遴选药品的适宜性和随着疾病治疗的进展调整药物治疗意见;对药物治疗效果的评价;监测与杜绝用药错误;监测与防范药品不良反应;对患者进行用药教育等。

《临床药学监护》丛书的编写与出版,体现了国内外临床药物治疗学和临床实践活动最新发展趋势,反映了国际上临床药学领域的新的药学监护技术。本丛书可满足广大医疗机构药师学习、实践工作的需要,也可作为医疗机构医护人员和高等医药院校学员的参考用书,但撰写一部系统的《临床药学监护》丛书我们尚缺乏经验,不足之处在所难免,希望临床药师和广大读者批评指正,为再版的修订与完善提供条件。

我们衷心感谢为本丛书编写和出版付出辛勤劳动的专家、临床药师和相关人员并向其致以崇高的敬意!

吴永佩 颜 青 高 申

2018 年 3 月

检验指标名称缩略词汇表

英文缩写	中文名称
1. 血常规	
BASO	嗜碱性粒细胞
EOS	嗜酸性粒细胞
HB	血红蛋白
HCT	血细胞比容
LY	淋巴细胞
MCV	红细胞平均体积
MONO	单核细胞
MPV	血小板平均体积
NEUT	中性粒细胞
PDW	血小板体积分布宽度
PLT	血小板
RBC	红细胞
WBC	白细胞
2. 尿常规	
BIL	胆红素
BLD	尿潜血
GLU	尿葡萄糖
KET	尿酮体
LEU	白细胞（酯酶法）
NIT	亚硝酸盐
pH	酸碱度
PRO	尿蛋白

英文缩写	中文名称
RBC	红细胞
SG	尿比重
UF	白细胞（沉渣法）
URO	尿胆原

3. 血生化

英文缩写	中文名称
A/G	白蛋白与球蛋白比例
α-HBD	α-羟丁酸脱氢酶
ALB	白蛋白（溴甲酚绿法）
ALP	碱性磷酸酶
APOA	载脂蛋白-AI
APOB	载脂蛋白-B
BUN	尿素
CK	肌酸激酶
CK-MB	肌酸激酶同工酶
CR	肌酐（酶法）
DBIL	直接胆红素
G	球蛋白
GGT	γ-谷氨酰转肽酶
GLU	葡萄糖
GOT	谷草转氨酶
GPT	谷丙转氨酶
HDL-C	高密度脂蛋白胆固醇
IBIL	间接胆红素
LDH	乳酸脱氢酶
LDL-C	低密度脂蛋白胆固醇
PAB	前白蛋白
TBA	总胆汁酸
TBIL	总胆红素

英文缩写	中文名称
TC	总胆固醇
TG	甘油三酯
TP	总蛋白
UA	尿酸

4. 凝血功能

APTT	活化部分凝血活酶时间
D-Dimer	D-二聚体
FIB	纤维蛋白原
INR	国际标准化比值
PT	凝血酶原时间
TT	凝血酶时间

5. 血气分析

AB	实际碳酸氢盐
BE	碱剩余
LAC	乳酸
PCO_2	二氧化碳分压
PO_2	氧分压
SaO_2	氧饱和度
SB	标准碳酸氢盐

6. 甲状腺功能检查

FT_3	游离三碘甲腺原氨酸
FT_4	游离甲状腺素
T_3	三碘甲腺原氨酸
T_4	甲状腺素
TSH	促甲状腺激素
TU	甲状腺摄取率

7. 其他

CRP	C反应蛋白

英文缩写	中文名称
ESR	红细胞沉降率
HCY	同型半胱氨酸
IL	白细胞介素
PCT	降钙素原

前　言

癫痫是神经科最常见的疾病之一,世界卫生组织把癫痫作为重点防治的神经精神疾病之一。据统计,癫痫的发病率为0.6%~0.8%,我国约有900万名癫痫患者,每年还有约40万新发病例。癫痫对患者、患者家庭以及社会造成的危害是严重的,癫痫患者的死亡风险是一般人群的2~3倍。一旦明确癫痫诊断,便需要给予患者长期治疗。药物治疗是癫痫患者最常用的主要治疗选择。癫痫的药物治疗属于慢病治疗范畴,需要临床药师给予药学监护,以保证癫痫患者合理使用抗癫痫药物(antiepileptic drug,AED)。癫痫持续状态是神经科两大急症之一,抢救不及时、不到位将严重影响患者的生活质量,甚至造成生命危险。做好癫痫持续状态患者药物治疗的药学监护,对保证癫痫患者的合理用药,提高救治成功率具有十分重要的意义。对于不同癫痫发作类型的患者如何进行药物选择?在癫痫手术的围手术期及术后如何应用抗癫痫药物?特殊人群如何合理使用抗癫痫药物?这些都需要临床药师参与并开展药学监护。在对癫痫患者进行药物治疗的全过程中,临床药师的参与和全程用药监护可以保障癫痫患者的用药安全,提高癫痫患者的生活质量,这也是本书的编写目的。为了便于读者的理解,本书在每个章节中提供了临床药师参与监护癫痫患者的案例,这在其他相关书籍中也是少见的。

本书介绍的病例及有关经验是药师近年来参与临床实践的总结,希望对从事神经科或其他临床专业的临床药师和临床医师有所启示,共同做好癫痫患者的药物治疗与药学监护。

本书在立题、编写过程中得到了医药学相关专家的大力支持和帮助,谨在此一并致谢。限于编者学识水平及撰写药学监护类书籍尚缺乏经验,书中难免存在不足之处,诚望专家及其他读者赐教指正。

齐晓涟　王长连

2022年2月

目 录

第一章　癫痫临床基础知识

第一节　癫痫的诊断与鉴别诊断

一、癫 痫 概 述

在人类文明发展史中,关于癫痫的记载可以追溯到公元前 2000 年。直到 18—19 世纪,癫痫的研究才具有了现代科学的意义。2005 年国际抗癫痫联盟 (International League Against Epilepsy, ILAE)和国际癫痫病友会(International Bureau for Epilepsy, IBE)联合提出了癫痫的概念性定义:癫痫(epilepsy, EP) 是一种脑部疾病,其特点是持续存在的能产生痫样发作的易感性,并出现相 应的神经生物、认知、心理以及社会等方面的后果。2014 年 4 月 ILAE 基于 临床的实际需要,进一步对癫痫给出了实用性定义,指出诊断癫痫应符合以 下条件:①至少两次非诱发(或反射性)发作,两次发作时间相隔 24 小时以 上;②在未来的 10 年,一次非诱发(或反射性)发作和未来发作的可能性与 两次非诱发发作后再发的风险相当(至少 60%);③存在癫痫综合征(epilepsy syndrome)的诊断。

癫痫发作(epileptic seizure)的特征包括发作性、短暂性、重复性和刻板 性。"发作性"是指癫痫发作一般是突然发生,持续一段时间后迅速恢复,患 者在发作间歇期体征正常;"短暂性"指癫痫发作持续时间较短,通常为数秒 或数分钟;"重复性"是指癫痫会反复发作;"刻板性"指就个体患者而言,每次 发作的临床表现几乎一致。

二、癫痫的诊断

癫痫的诊断首先要回答患者的病"是不是癫痫"这个问题。

了解患者的完整病史是癫痫诊断中最重要的环节,包括:现病史、出生 史、既往史、家族史、疾病的社会心理影响等。由于多数患者在癫痫发作时多 伴有意识障碍,所以在收集患者病史资料时,除了询问患者之外,还应请其家 人或目睹发作者做补充。特别要注意询问初次发作时的年龄、发作症状及后 来的发作频度、持续时间、场合,有无先兆,身体哪一部位首先出现症状,发作时有无意识障碍、口吐白沫、面色青紫、瞳孔散大等病理反射及自伤、外伤、大小便失禁，发作后有无肢体瘫痪、无力等神经系统体征。

脑电图（electroencephalogram，EEG）检查是诊断癫痫发作和确定发作类型极有价值的辅助手段，是癫痫患者的常规检查之一。间歇期 EEG 检查的阳性率可达 50% 以上，若重复检查，并适当选用过度换气、闪光刺激、睡眠及药物等诱发试验，其阳性率可增加到 90%。长时间 EEG 监测和电视录像能进一步提高其阳性率。癫痫患者的异常 EEG 包括棘波、尖波、棘（尖）慢波、高度失律和其他发作性节律波等。需要注意的是，EEG 异常不一定代表患有癫痫，反之，EEG 正常也不能排除癫痫。

在诊断癫痫时，我们不仅要根据患者的临床表现是否具有发作性、短暂性、重复性和刻板性这四个特点，还要监测患者 EEG 的表现。当患者发病的同时，其 EEG 显示有痫样放电，就可以确诊为癫痫。

三、癫痫的鉴别诊断

癫痫鉴别诊断的要点是如何将癫痫发作和非痫性发作相区别，这是癫痫诊断的重要组成部分。非痫性发作主要包括心因性发作、晕厥、各种发作性感觉／运动／自主神经症状、睡眠障碍和感染、代谢中毒等引起的发作性症状。

（一）心因性非痫性发作

心因性非痫性发作（psychogenic non-epileptic seizure，PNES）也称为假性癫痫，多见于中青年女性，与心理功能障碍有关，临床表现多变，如不停地喊叫和抽动，动作夸张，但很少有摔伤、舌咬伤或尿失禁，发作持续时间较长，给予安慰或暗示后缓解，少有不适主诉。这种发作通常不伴有癫痫相关的电生理学如 EEG 的改变，是癔症的一种表现形式。

（二）晕厥

晕厥是指突然短暂的可逆性意识丧失伴姿势性肌张力减低或消失，一般是由脑灌注不足所致。晕厥多在精神紧张、疼痛刺激等情况下发生，多见于站立或坐位时，很少在卧位或睡眠中发作；发作时以意识障碍为主症，发作过程较缓慢，常表现为面色苍白、血压降低；很少有惊厥伴尿失禁及舌咬伤，很少见自动症；发作间期罕见 EEG 异常。

（三）偏头痛

偏头痛的发生常有先兆症状，如闪光、暗点、偏盲、视物模糊等视幻觉，持续时间较长。偏头痛的主要症状是剧烈头痛，常伴有恶心或呕吐，一般没有意识障碍，头痛持续时间较长，有的可长达数天。偏头痛发作时，患者不会出现抽搐和惊厥，EEG 可见非特异性慢波。

（四）短暂性脑缺血发作

短暂性脑缺血发作（transient ischemic attack，TIA）的临床表现多为神经功能缺失性症状，如偏瘫、偏盲、偏身感觉减退等，应注意与部分性癫痫发作及失神发作相鉴别。TIA患者通常发病年龄较大，常有高血压、动脉硬化、血脂异常增高等心血管性疾病，EEG无痫性发作波。

（五）发作性低血糖

患者可见意识障碍、精神症状，极似复杂部分性发作，多发生在清晨，持续时间较长，发作时血糖水平低，EEG呈弥漫性慢波，口服或静脉注射葡萄糖可迅速缓解症状。

第二节　癫痫的发作类型与癫痫综合征

在癫痫的诊断中，往往需要区分患者的癫痫发作类型，以便合理地选择抗癫痫药物治疗。1981年ILAE根据临床和EEG特点对癫痫发作加以分类，2010年对癫痫发作的概念和分类进行了部分修订，并将癫痫发作类型分为全面性发作、局灶性发作和癫痫综合征。

一、全面性发作

全面性发作（generalized seizure）起源于双侧大脑皮质及皮质下结构组成的致痫网络中的某一点，并快速波及整个网络。虽然每次发作的起源点在网络中的位置并不固定，但会影响双侧大脑半球。例如，某患者2年前无诱因夜间睡眠中突发抽搐，表现为双眼上翻，口角右偏，意识丧失，无四肢强直抖动；视频EEG监测全导联可见阵发高波幅4~5Hz杂以棘慢波、中度节律失调、中度异常痫样放电。该患者肢体抽搐没有先后，EEG见全导痫样放电，提示双侧大脑半球同时受累，发作类型为全面性发作。

全面性发作主要包括全面强直-阵挛性发作（generalized tonic-clonic seizure，GTCS）、失神发作、强直发作、阵挛发作、肌阵挛发作和失张力发作。失神发作包括典型失神发作和不典型失神发作。

二、局灶性发作

局灶性发作（focal seizure）也称部分性发作（partial seizure），是指临床表现和EEG改变提示"一侧大脑半球内的一组神经元首先受累"。按照癫痫发作时有无意识障碍，将部分性发作进一步分为简单部分性发作、复杂部分性发作和继发全面性发作。2010年ILAE建议把部分性发作称为局灶性发作，取消了简单部分性发作和复杂部分性发作的分类。例如，某患者3年前无明显诱因反复出现愣神,伴右手阵挛和口部快速咀嚼,持续数十秒缓解;发作时无先兆,发作后无明显不适表现,发作时间不分早晚,发作频率2~3次/月;视频 EEG 监测显示中度异常脑电活动,睡眠时见左侧枕叶、顶叶、中央及后颞区频繁暴发单个 100~190μv, 2.5~3Hz 尖 - 慢复合波,以 NERM 睡眠Ⅰ、Ⅱ期为著。该患者的抽搐从右手(单侧)开始,且有意识障碍(愣神),脑电图以左侧(单侧)痫样电活动为主,可诊断为局灶性发作伴意识障碍(复杂部分性发作)。

局灶性发作包括运动性、感觉性、自主神经性和精神症状性发作。运动性发作包括偏转性发作、姿势性发作、发音性发作和失语性发作等;感觉性发作包括躯体感觉性发作、视觉性发作、听觉性发作和嗅觉性发作等;自主神经性发作的临床表现多种多样,例如口角流涎、"气往上涌"的感觉、肠鸣、呕吐、尿失禁及面色苍白和出汗等。自主神经性发作的放电起源于岛叶、间脑和边缘系统,多是复杂部分性发作的一部分。单纯的自主神经性发作极少见。

三、癫痫综合征

癫痫综合征(epilepsy syndrome)指由一组特定的临床表现和脑电图改变组成的癫痫疾患。临床上常结合发病年龄、发作类型、病因学、解剖基础、发作时间的规律、诱发因素、发作的严重程度、伴随的其他症状、脑电图及影像学结果、既往史、家族史、对药物的反应及转归等资料,做出某种癫痫综合征的诊断。癫痫综合征的诊断对于癫痫治疗方案、判断治疗的预后具有一定意义。从病因学角度,可以将癫痫综合征分为以下类别:

1. 特发性癫痫综合征　指除了可能的遗传易感性之外,没有其他潜在的病因,即除了癫痫发作之外,没有结构性脑部病变和其他神经系统症状或体征的癫痫综合征。例如,儿童失神性癫痫、青少年肌阵挛性癫痫。

2. 症状性癫痫综合征　指癫痫发作是由一个或多个可辨认的结构性脑部病变引起,例如,海马硬化引起的内侧颞叶癫痫、局灶性皮质发育不良引起的额叶癫痫。

3. 隐源性癫痫综合征　指以目前的检查手段尚无法明确病因的癫痫综合征。

癫痫综合征还包括:良性家族性新生儿癫痫(benign familial neonatal epilepsy, BFNE)、良性婴儿癫痫、早期肌阵挛脑病、大田原综合征(早期婴儿癫痫性脑病伴暴发抑制)、良性婴儿肌阵挛性癫痫、婴儿严重肌阵挛癫痫(德拉韦综合征, Dravet syndrome)、婴儿痉挛症(韦斯特综合征, West syndrome)、伦诺克斯 - 加斯托综合征(Lennox-Gastaut syndrome, LGS)、肌阵挛 - 失张力癫痫(多泽综合征, Doose syndrome)、儿童良性癫痫伴中央颞区棘波(BECTS)、儿童失神癫痫、早发型儿童良性枕叶癫痫、晚发型儿童枕叶癫痫、获得性癫痫性失语(兰道 - 克勒夫纳综合征, Landau-Kleffner syndrome, LKS)、癫痫性脑病伴慢波睡眠期持续棘慢波(CSWS)、青少年失神癫痫(JAE)、青少年肌阵挛性癫痫(JME)、仅有全面强直 - 阵挛性发作性癫痫、遗传性癫痫伴热性惊厥附加症、肌阵挛失神癫痫、颞叶癫痫(TLE)、额叶癫痫(FLE)、拉斯马森综合征(Rasmussen syndrome)和进行性肌阵挛癫痫等。

第三节　癫痫的病因与发病机制

一、癫痫的病因

癫痫的病因多且复杂,不仅有遗传方面的因素,也有环境方面的因素。由于遗传因素引起的癫痫称为特发性癫痫。由于某种明确的中枢神经系统结构损害或功能异常引起的癫痫称为症状性癫痫。症状性癫痫中未发现具体的发病原因的癫痫,称为隐源性癫痫。

ILAE 将癫痫的病因分为遗传性、结构性、代谢性、免疫性、感染性及病因不明等。

癫痫的发生是内在遗传因素和外界环境因素在个体内相互作用的结果。病因常与患者的发病年龄密切相关,例如新生儿及婴儿期出现的癫痫,往往与先天遗传因素以及围生期的缺氧、窒息、头颅产伤、皮质发育畸形等有关。儿童及青春期出现的癫痫除了上述因素外,还可能与中枢神经系统感染、脑发育异常等有关。成人期出现的癫痫则可能与海马硬化、头颅外伤、脑肿瘤、中枢神经系统感染性疾病等有关。老年期出现的癫痫与脑血管意外、脑肿瘤、代谢性疾病、神经系统变性疾病等关系密切。

遗传性癫痫主要包括单基因遗传性癫痫、多基因遗传性癫痫、遗传性多系统疾病中的癫痫及细胞(染色体)遗传异常所致的癫痫。大部分遗传性癫痫发病的分子机制为离子通道或相关分子的结构或功能改变。

癫痫常见的获得性病因包括海马硬化、出生前及围生期脑损伤、中枢神经系统感染、脑血管病、脑肿瘤、颅脑损伤、神经变性及脱髓鞘。

海马硬化是颞叶癫痫最常见的病因。颅内出血和出生窒息(缺血缺氧性脑病)与日后的癫痫明显相关。中枢神经系统感染是发生癫痫的重要危险因素。脑炎或脑膜炎患者发生癫痫的风险是普通人群的 7 倍,出现癫痫的风险在感染后 5 年内最高;病毒性脑炎较细菌性脑膜炎发生癫痫的风险高。脑囊虫病是症状性癫痫的常见原因。脑卒中是老年人癫痫的最主要的病因,出血性卒中比缺血性卒中更容易出现癫痫;颅内出血后期发生癫痫的风险为5%~10%,其中蛛网膜下腔出血的风险最高;反复多次发生脑卒中的患者出现癫痫的可能性明显增高；卒中早期出现癫痫发作的患者日后发生癫痫的可能性增加。脑动静脉畸形、海绵状血管瘤也是引起癫痫的常见病因。脑肿瘤导致癫痫与其病理特性、发生部位和生长速度有关。低度恶性肿瘤要比迅速浸润生长的肿瘤更容易导致癫痫，肿瘤位于皮质或近皮质区域时容易出现癫痫，脑转移瘤也容易发生癫痫，甚至出现癫痫持续状态。颅脑外伤是癫痫的重要病因之一，发生癫痫的可能性取决于外伤的部位和严重程度。开放性头外伤更容易发生癫痫。颅脑外伤后早期出现癫痫发作提示日后发生癫痫的风险增加。脑部手术后发生癫痫的风险取决于潜在疾病的性质、手术的部位和范围。累及脑皮质的神经变性病可以出现癫痫。癫痫与多发性硬化有一定关系。多发性硬化患者发生癫痫的风险是正常人群的3倍，平均潜伏期为7年。

另外，有些药物在治疗剂量、过量、中毒、突然停药及药物依赖情况下均可导致癫痫发作。如青霉素、异烟肼、抗抑郁药、氨茶碱、吩噻嗪、氯氮平、胰岛素、口服降血糖药等在治疗范围或过量时有可能引起癫痫发作，其发作形式以全面强直-阵挛性发作最常见。某些药物突然停药可引起全面强直-阵挛性发作，比如长期服用司可巴比妥等短效镇静剂、苯二氮䓬类、苯巴比妥及其他抗癫痫药物等，突然停药可诱发癫痫发作。

低血糖可引起痫样发作，特别是血糖低于1.11~1.67mmol/dl。引起低血糖的常见原因包括胰岛细胞瘤、垂体功能不全、肾上腺皮质功能不全和胰岛素治疗等。血钠水平低于120mmol/L或血钠自高水平急剧下降时可出现痫性发作。

二、癫痫的发病机制

癫痫的发病机制十分复杂，目前尚未完全认识清楚。癫痫发作的本质是神经元过度同步放电的结果。

在正常情况下，每个神经元都会产生有节律性的自发放电，但放电频率一般较低。在癫痫病灶周围，由于各种病因导致离子通道蛋白或神经递质异常，出现离子通道结构和功能的改变，神经元的膜电位出现异常，在每次动作电位发生之后都会出现持续性去极化，并产生高幅高频的棘波放电，历时数十至数百毫秒之后转入超极化状态。异常神经元的高频放电可以通过突触联系和强直后的易化，使周边及远处的神经元同步放电，引起痫性放电的连续传播。当异常放电仅局限于大脑皮质的某一区域时，表现为部分性发作。若在此局部的反馈回路中长期传导，则会产生部分性发作持续状态。当异常放电波及同侧半球的同时，也扩散至对侧大脑半球，则表现为部分性发作继发全面性发作。若异常放电广泛投射至两侧大脑皮质并当网状脊髓束受到抑制时，则表现为全面强直-阵挛性发作。当异常放电的起始部分在丘脑和上部脑干时，则表现为失神发作；而广泛投射至两侧大脑皮质和网状脊髓束受到抑制时,则表现为全面强直-阵挛性发作。

在癫痫发作的过程中,癫痫灶内巨大突触后电位,通过负反馈的作用,激活抑制机制,使细胞膜长时间处于过度去极化状态,抑制放电过程的扩散,并减少癫痫灶的传入性冲动,促使发作放电的终止。

另外,影响癫痫性放电的发生、传播和终止与患者的遗传因素、患者体内的生化、电解质、免疫和微量元素变化有关。一般认为,具有癫痫遗传因素的患者的神经元细胞膜电位稳定性差,容易受外界因素的影响而引起癫痫发作。在正常的情况下,人体内的兴奋性神经递质与抑制性神经递质保持平衡状态,从而导致神经元细胞膜的相对稳定。当兴奋性神经递质过多或抑制性神经递质过少时,由于兴奋与抑制间失衡,导致神经元细胞膜不稳定并产生痫样放电。细胞内外钠离子、钾离子的分布也会影响神经元细胞膜的稳定性。血清钙、镁离子减少,可使神经元兴奋性增强,在癫痫发作中也可以发挥作用。此外,各种原因引起的血脑屏障破坏,可以在血液循环中产生抗脑抗体,抗脑抗体作用于神经突触,减少抑制性冲动的发生,亦可促成痫样放电。

第四节　癫痫的非药物治疗

癫痫治疗的首要目标是控制癫痫发作,最终目标不仅要控制发作,而且要提高患者的生活质量。例如癫痫患儿的治疗应关注全面的智力和精神运动康复,在控制癫痫发作的同时促进正常发育成长。癫痫的治疗方法除了药物治疗外,还有物理疗法、手术疗法、生酮饮食疗法等。

一、物　理　疗　法

(一)生物反馈疗法

生物反馈疗法是在行为疗法基础上发展起来的一种治疗手段。研究者认为自主神经系统的调节能力是先天形成的学习自我管理的能力,如果个体能够坚持学习,这种能力就能够通过经典条件反射得到调节。脑电生物反馈是在脑电波监测中观察在特定状态下出现较 α 波频率稍快的感觉运动节律(SMR),通过反馈训练,使癫痫患者相应脑区产生 SMR 波,使患者安静少动,达到显著控制癫痫发作的目的。脑电生物反馈具有主动干预、非侵入性、无特殊禁忌、无明显副作用和可重复等特点,可以增加患者对自己心理、生理活动的认知,增加患者自我管理的能力和信心。具体方法:让患者进入光线柔和、安静、舒适,22~26℃室温的生物反馈室中,先休息 5~10 分钟,然后治疗师与患者进行简单的交谈以便了解其病情,让患者松开领口、腰带,处于舒适的坐位。安装神经生物反馈仪的电极,首先进行基线测试,根据基线描记的脑电信号 SMR 波以及 θ 波功率值确定反馈阈值。然后确定反馈用动画和音乐，只有当 SMR 波的功率值高于所设阈值，同时 θ 波的功率值低于所设阈值时，动画画面由静止变成活动画面，同时伴有音乐声响。其训练目的为强化 SMR 波的功率，抑制 θ 波的功率。训练中要求受试者全身放松，注意力集中于动画，想象自己为画面中的一部分，努力用意念驱使画面活动，并告知当自己做正确时动画由静止变为活动，同时出现声音。训练过程中休息时询问受试者的感受，在何种情况下声音和动画比较连续，当声音连续出现时自己处于何种状态。要求受试者不断总结，以尽快进入这种状态，在接下来的训练中加以巩固。不同癫痫类型治疗次数不同，一般大于 20~40 次；每周 2~3 次，每次治疗时间 20~25 分钟；治疗前后分别检查患者的脉搏和血压。

（二）经颅磁刺激治疗

低频重复经颅磁刺激（repetitive transcranial magnetic stimulation，rTMS）治疗具有明确的抗癫痫作用。TMS 是基于电磁转换理论，应用脉冲磁场无创性穿透颅骨作用于大脑皮层，诱发感应电流，影响脑代谢及电生理活动的一项技术，低频刺激可降低刺激部位脑组织的兴奋性，反复多次连续刺激可达到控制癫痫发作的目的。rTMS 可以减少癫痫发作和 EEG 间期异常放电，对认知功能无明显影响，可应用于致痫灶在功能区的患者。具体方法是采用低频（0.33~1Hz）rTMS 对难治性部分发作性癫痫患者进行治疗，发现高强度（90% 运动阈值）的低频（0.5Hz）rTMS 可以减少发作间期癫痫样放电次数，还可以改善患者心理状态，随访 2 个月，效果持续存在。

二、外科治疗

癫痫外科治疗（包括神经调控疗法，如迷走神经电刺激）是癫痫治疗的重要组成部分，但并不是癫痫治疗的最后手段。而且，癫痫外科治疗是一种有创性治疗手段，术前必须经过严格的多学科评估，确保诊断和分类的正确，掌握手术适应证，预防并发症。

癫痫外科治疗的主要方法包括：切除性手术（切除致痫病灶，例如脑叶切除术、大脑半球切除术和选择性海马 - 杏仁核切除术）、离断性手术（例如单脑叶或多脑叶离断术和大脑半球离断术）、姑息性手术（例如胼胝体切开术、多处软膜下横切术和脑皮质电凝热灼术）、立体定向放射治疗术（例如致痫灶放射治疗和传导通路放射治疗）和立体定向射频毁损术等。

临床上有一些难治性癫痫患者，由于不能精确定位致痫灶或致痫灶位于重要功能区等原因不适合接受切除性手术。神经调控技术为这类患者提供了另一种外科治疗选择，主要的治疗方法有迷走神经电刺激和脑深部电刺激。迷走神经电刺激（vagus nerve stimulation，VNS）是难治性癫痫比较成熟的治疗方法,将螺旋电极缠绕于迷走神经干上,并将脉冲发生器埋置于胸前,调整参数刺激迷走神经。VNS 主要用于药物治疗无效、不适合进行开颅手术的患者。VNS 能显著降低痫性发作的频率和强度,并使得患者在情绪、认知、记忆等方面得到改善,提高患者的生存质量。脑深部电刺激(deep brain stimulation,DBS)是指依靠立体定向技术,在脑深部特定部位植入电极,将脉冲发生器埋置于胸前,通过调控电刺激参数来治疗神经系统疾病。目前常见的刺激靶点有丘脑前核(ATN)、中央中核(CM)、丘脑底核(STN)、尾状核(CN)和海马 - 杏仁核复合体(AH-S)等。

患者接受癫痫外科治疗之后,通常仍需继续服用抗癫痫药物,因此除了需要监测术后癫痫控制情况和术后并发症,还要关注长期药物治疗的有效性和安全性。

三、生酮饮食疗法

生酮饮食(Ketogenic diet,KD)是一种高脂、低碳水化合物和适当蛋白质的饮食,将机体的主要代谢能源从利用葡萄糖转化为利用脂肪的饮食。20 世纪 30 年代生酮饮食疗法曾广泛应用,1939 年抗癫痫药物苯妥英钠问世,医师和科研工作者将工作重心由生酮饮食疗法转向抗癫痫药物治疗。虽然有许多抗癫痫药物问世,但仍有许多患者的癫痫发作难以控制,人们再次关注并完善生酮饮食疗法。生酮饮食疗法的抗癫痫疗效与酮体(丙酮、乙酰乙酸和 β-羟丁酸)有关。酮体可对钾离子通道和钠离子通道产生影响。生酮饮食疗法使多不饱和脂肪酸合成增加,而后者能抑制神经元上电压门控钠通道,类似苯妥英钠的抗癫痫作用机制。这一疗法用于治疗儿童难治性癫痫,其有效性和安全性已得到了公认。

治疗前医师要详细了解患者的病史和检查结果,排除 β- 氧化缺陷、干扰葡萄糖或酮体稳定的肝脏疾病或代谢性疾病以及卟啉病、丙酮酸羧化酶缺乏症、线粒体病、肉碱缺乏症或有机酸尿症等禁忌证;完善相关检查包括肝功能、肾功能、血糖、血脂、血电解质、泌尿系 B 超等检查。首先禁食 24~48 小时,监测生命体征及微量血糖、血酮、尿酮,若血糖 < 2.2mmol/L 或血酮 > 3.0mmol/L,开始予生酮饮食。食谱中摄入食物中的脂肪与(蛋白质 + 碳水化合物)比例为4 : 1。如果无效,应逐渐降低生酮饮食的比例,所有摄入食物中的脂肪与(蛋白质 + 碳水化合物)比例由 4 : 1~3 : 1~2 : 1,直到酮症消失。如果有效,可维持生酮饮食 2~3 年,其间与患者或患者家属保持密切的联系;稳定后 3~6 个月对患者的营养状况进行评估,根据身高、体重和年龄调整食物热量和成分。

生酮饮食疗法改变了机体正常的代谢过程,会对机体产生不良影响。为此,生酮饮食疗法治疗过程中应密切观察患者有无脱水现象;是否出现恶心、呕吐、腹泻或便秘等症状；是否出现代谢紊乱，如低血糖、代谢性酸中毒、高甘油三酯血症及高胆固醇血症等；是否因长期应用生酮饮食，出现骨密度降低、缺铁性贫血及继发性肉碱缺乏等症状。

生酮饮食疗法由于特殊的食物比例配置，开始较难坚持，但如果癫痫发作控制后，患者多能良好耐受。

第五节 癫痫的药物治疗原则

一、癫痫诊疗的处理原则

癫痫是一种多因素导致的、临床表现复杂的慢性脑功能障碍性疾病，临床处理时既要遵循治疗原则，又要考虑患者的个体化差异，做到个体化治疗。

(一)明确诊断

癫痫的处理要以明确诊断为前提，尽可能将诊断细化。例如：患者是否患有癫痫？属于什么发作类型？是否属于癫痫综合征？引起癫痫的病因是什么？是否有诱发因素？当癫痫治疗效果不佳时，应重新思考诊断是否正确，发作类型是否正确。

(二)合理选择处理方案

癫痫的病因多种多样，因此癫痫的治疗方案也千变万化。应充分考虑病因、发作类型的特点、共患疾病的情况以及患者的个人、社会因素，制订个体化治疗方案，并根据对治疗的反应，在治疗过程中随时修正治疗方案，或应用多种治疗手段联合治疗或序贯治疗。

(三)恰当的长期治疗

癫痫的治疗需要坚持长期、足疗程。根据不同的病因、发作类型或癫痫综合征即患者的具体情况选择个体化的疗程，不能私自停药、随意缩短治疗时间。

(四)保持健康的生活方式

癫痫患者应养成健康规律的生活方式，保持充足的睡眠，避免暴饮暴食，避免过度劳累，尽量避免或祛除发病诱因。

(五)明确治疗目标

癫痫治疗的首要目标是控制癫痫发作。但癫痫治疗最重要的是提高患者的生活质量，帮助患者回归社会。对于伴有情感障碍的癫痫患者，应给予躯体和心理方面的康复治疗，提高心理调节能力，掌握必要的工作和生活技能，尽可能促进癫痫患者享受正常的家庭和社会生活。对于癫痫患儿，应关注智力、运动康复治疗，在控制癫痫的同时，促进患儿的正常发育。

癫痫的治疗流程见图1-1。

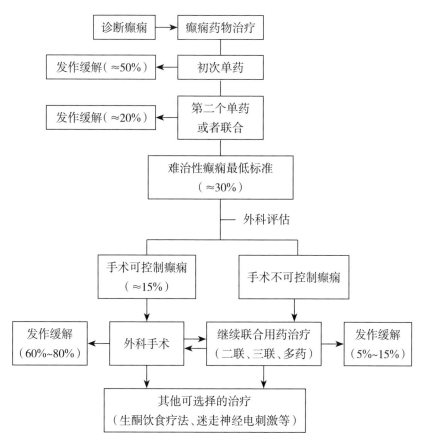

图 1-1 癫痫治疗流程图

二、抗癫痫药物治疗的基本原则

抗癫痫药物（antiepileptic drug，AED）治疗是癫痫最重要和最基本的治疗，也往往是癫痫的首选治疗。目前抗癫痫药物都是控制癫痫发作的药物，所以对于仅有脑电图异常而没有癫痫发作的患者应当慎用。医学界从20世纪80年代开始一直强调单药治疗，并认为至少进行2种或2种以上的单药治疗失败后再考虑进一步的联合药物治疗。但从2007年以后，部分专家认为在第一种抗癫痫药物治疗失败后，即可考虑"合理的多药治疗"。所谓"合理的多药治疗"应当注意以下几个方面，药物应：①作用机制不同；②药效学具有疗效协同效应（synergistic effect）；③药动学无不良的相互作用或可以产生协同效应；④副作用无协同增强或者叠加作用。

在癫痫的药物治疗中，需要注意以下原则：

1. 起始用药 大多数患者一旦明确诊断，就应该选择合适的药物治疗。

对首次发作或 1 年发作 1 次以上者，在告知患者及家属抗癫痫药物的副作用和不治疗可能的后果情况下，酌情选择用药。

2. 合理选药 选择抗癫痫药物应依据癫痫诊断和药物适应证，并根据患者的年龄、性别及药物不良反应、药物价格等进行个体化治疗。其中最主要的是依据癫痫发作类型，选用适宜的抗癫痫药物。选药不当不仅治疗无效，而且可能加重癫痫发作。由于抗癫痫治疗需要较长时间用药，因此药物治疗应取得患者或家属的配合。

3. 合理决定药物剂量 从小剂量开始，逐渐加量，达到既能有效控制癫痫发作又没有明显不良反应为度。

4. 单药和合理的多药治疗 单药治疗是基本原则，如治疗无效，可换用另一种单药，但换药期间应有一定的过渡期。单药治疗无效的患者，可考虑联合用药。

5. 注意用药间隔 注意根据药物的性质，将日剂量单次或分次服用，半衰期长的药物可 1~2 次 /d，如丙戊酸镁缓释片、苯巴比妥制剂等；半衰期短的药物可 3 次 /d，如丙戊酸镁普通制剂、卡马西平片等。联合用药应尽量避免将药理作用相同或不良反应相加的药物合用。

6. 密切关注和正确处理不良反应 多数抗癫痫药物都有不同程度的不良反应，因而，用药前要检查血、尿常规和肝、肾功能，用药后还需定期随访，每个月复查血常规，每季度复查肝、肾功能，至少持续半年。例如，服用苯妥英钠可引起恶心、呕吐、畏食、齿龈和毛发增生、体重降低，对患者无明显影响可以不处理；如出现眼震、言语不利、共济失调，往往是药物过量的表现，减量后可好转；如出现严重的皮疹或肝、肾功能和血液系统损害，则需停药，改用其他药物治疗。

7. 合理决定终止治疗的时间 全面强直 - 阵挛性发作完全控制 3~5 年后，失神发作停止 1~2 年后可考虑停药。但是，决定停药应有一个缓慢逐步减量的过程，一般不应少于 1~1.5 年。复杂部分性发作可能需要长期服药。

8. 取得患者及其家属的配合 让癫痫患者和家属了解用药的必要性、长期性，遵从医嘱规律服药以及有问题咨询医师或药师是治疗成功的关键。

三、相关指南的用药推荐

随着医药研发和临床诊疗技术的发展，癫痫诊疗相关指南不断推陈出新。根据癫痫发作类型和癫痫综合征的分类选择用药，是相关指南提倡的药物治疗基本原则之一。

2012 年英国国家卫生与临床优化研究所（NICE）更新了指南，建议癫痫药物治疗需实行个体化用药。应根据癫痫发作类型或癫痫综合征类型、合并症、患者的生活方式、患者及其家属与照护者的意愿等综合考虑。癫痫治疗应是由患者、家属、医师共同参与的，以药物治疗为基础的，综合考虑疗效、安全性、生活质量的过程。NICE 更新的指南明确提出，不同癫痫发作类型的全面强直 - 阵挛性发作的一线药物推荐丙戊酸钠、拉莫三嗪、加巴喷丁、奥卡西平；强直或阵挛发作的一线药物推荐丙戊酸钠；失神发作的一线药物推荐丙戊酸钠、拉莫三嗪、乙琥胺；肌阵挛发作的一线药物推荐丙戊酸钠、左乙拉西坦、托吡酯；部分起源癫痫发作的一线药物推荐丙戊酸钠、拉莫三嗪、加巴喷丁、奥卡西平、左乙拉西坦；癫痫综合征的 BECTS 和 Lennox-Gastaut 综合征一线药物推荐丙戊酸钠、卡马西平、拉莫三嗪、左乙拉西坦、奥卡西平；特发性全面性癫痫一线药物推荐丙戊酸钠、拉莫三嗪、托吡酯；婴儿严重肌阵挛癫痫的一线药物推荐丙戊酸钠、托吡酯；青少年肌阵挛癫痫（JME）一线药物推荐丙戊酸钠、拉莫三嗪、托吡酯、左乙拉西坦。

2013 年 ILAE 更新了《癫痫诊疗指南》，要求癫痫治疗需严格按照循证医学的原则对临床研究结果进行评估，客观公正。丙戊酸钠和乙琥胺列入儿童失神发作的 A 级推荐药物，左乙拉西坦和唑尼沙胺列入成人部分起源癫痫的 A 级推荐药物。该指南对老年人部分起源癫痫、儿童全面强直 - 阵挛性发作、青少年肌阵挛癫痫、儿童良性癫痫伴中央颞区棘波（BECTS）没有高质量的证据更新。传统药物如丙戊酸钠和卡马西平在不同类型癫痫中的作用仍不可取代。现有的临床证据尚不能说明新型抗癫痫药物的安全性、耐受性比传统药物更具优势。ILAE 更新的指南推荐，成人全面强直 - 阵挛性发作可选用（C 级证据）丙戊酸钠、卡马西平、拉莫三嗪、奥卡西平、苯巴比妥、苯妥英钠、托吡酯或（D 级证据）加巴喷丁、左乙拉西坦和氨己烯酸。儿童全面强直 - 阵挛性发作可选用（C 级证据）丙戊酸钠、卡马西平、苯巴比妥、苯妥英钠、托吡酯或（D 级证据）奥卡西平。儿童失神发作可选用（A 级证据）丙戊酸钠、乙琥胺或（C 级证据）拉莫三嗪。成人局灶性发作可选用（A 级证据）卡马西平、左乙拉西坦、苯妥英钠、唑尼沙胺或（B 级证据）丙戊酸钠、（C 级证据）加巴喷丁、拉莫三嗪、奥卡西平、苯巴比妥、托吡酯、氨己烯酸、（D 级证据）氯硝西泮和扑米酮。儿童局灶性发作可选用（A 级证据）奥卡西平、（C 级证据）卡马西平、苯巴比妥、苯妥英钠、托吡酯、丙戊酸钠、氨己烯酸、（D 级证据）氯硝西泮、拉莫三嗪和唑尼沙胺。老年人局灶性发作可选用（A 级证据）加巴喷丁、拉莫三嗪、（C 级证据）卡马西平、（D 级证据）丙戊酸钠和托吡酯。儿童良性癫痫伴中央颞部棘波（BECTS）可选用（C 级证据）丙戊酸钠、卡马西平、（D 级证据）加巴喷丁、左乙拉西坦和奥卡西平。青少年肌阵挛癫痫（JME）可选用（D 级证据）丙戊酸钠和托吡酯。

根据中国抗癫痫协会《临床诊疗指南：癫痫病分册》（2015 修订版），卡马西平、丙戊酸钠、拉莫三嗪、托吡酯、苯巴比妥、左乙拉西坦、唑尼沙胺、加巴喷丁及奥卡西平可用于部分性发作的单药治疗。苯妥英钠尽管疗效确切，但由于其具有非线性药动学特征，容易引起毒副作用，药物之间相互作用多，长期用药副作用比较明显，已经逐渐退出部分性发作的一线治疗。丙戊酸钠、托吡酯、拉莫三嗪和左乙拉西坦可用于各种类型的全面性发作的单药治疗。卡马西平、苯巴比妥、苯妥英钠和奥卡西平可用于全面强直 - 阵挛性发作的单药治疗。

　　总之，癫痫的综合治疗一般首选规范的药物治疗。在药物治疗效果欠佳时，可辅以其他治疗方法。在治疗过程中，还应注意纠正患者的不良生活习惯，养成按时睡觉、不饮用刺激性饮料等好习惯。

第六节　抗癫痫药物的血药浓度监测与基因检测

一、血药浓度监测

（一）进行抗癫痫药物血药浓度监测的目的

　　70% 癫痫患者可以通过服用抗癫痫药物控制临床发作。一般情况下，抗癫痫药物对中枢神经系统的不良影响往往在治疗开始的最初几周比较明显，随后逐渐消退。初始阶段减少不良反应可以提高患者的依从性，而使治疗能够继续。抗癫痫药物治疗应该从较小的剂量开始，缓慢地逐步增加剂量直至发作控制或最大可耐受剂量。治疗过程中，患者如果出现剂量相关的不良反应（如头晕、嗜睡、疲劳、共济失调等），可暂时停止继续增加剂量或酌情减少当前用量，待不良反应消退后再逐渐增加至目标剂量。

　　通过抗癫痫药物血药浓度监测，可以了解患者体内的药物含量，利用药动学的原理和方法，调整药物剂量，制订个体化治疗方案。这不仅可以提高药物治疗效果，还可以避免或减少可能产生的药物不良反应。

　　下列情况尤其需要进行抗癫痫药物血药浓度监测：

　　1. 新生儿和婴幼儿肝脏和肾脏功能发育尚未完全成熟，对药物的代谢和排泄能力差，药物在体内半衰期延长，容易蓄积中毒；婴幼儿至学龄前期，体内药物代谢速率快，半衰期缩短，进行血药浓度监测有助于根据临床疗效调整剂量。

　　2. 儿童期生长发育快，体重变化大，需结合临床疗效和血药浓度及时调整给药剂量。

　　3. 老年人由于生理或病理变化对药效学和药动学的影响，通常对抗癫痫药物较敏感，应尽可能加强血药浓度监测。

4. 苯妥英钠具有非线性药动学特征,而且治疗窗窄,易发生血药浓度过高引起的毒性反应。因此服用常规剂量苯妥英钠的患者以及每次剂量调整后,都应当监测血药浓度。

5. 服用维持剂量的抗癫痫药物不能控制发作时应测定血药浓度,以帮助确定是否需要调整剂量或更换药物。

6. 在服药过程中,患者出现了明显的不良反应,测定血药浓度可以明确是否血药浓度过高,是否由药物剂量过大所致。

7. 当患者出现肝、肾或胃肠功能障碍,或妊娠等临床特殊状况,可能影响药物在体内的代谢时,可以监测血药浓度,以便及时调整药物剂量。

8. 联合用药尤其与影响肝药酶活性的药物合用时,可能由于药物相互作用,影响抗癫痫药物的代谢和血药浓度。

9. 服用成分不明的药物,例如曾发现有些患者服用的不明成分的抗癫痫药物往往混有廉价成分,血药浓度监测有助于了解和鉴别患者所服药物的真实情况,引导患者接受正规治疗。

10. 了解患者是否按医嘱服药。

目前可以常规开展血药浓度监测的抗癫痫药物包括丙戊酸钠、卡马西平、苯巴比妥、苯妥英钠、奥卡西平和拉莫三嗪等。

（二）进行抗癫痫药物血药浓度监测的方法

当患者需要进行血药浓度监测时,首先需要填写血药浓度监测申请单,勾选并标明服用的所有抗癫痫药物名称及用法用量、疗程以及其他合并用药情况、目前发作控制情况及监测目的（如疗效不佳、剂量调整、怀疑中毒、鉴别"中药制剂"成分等）。

其次,掌握正确的取血时间。通常以判断疗效或剂量调整为目的进行谷浓度测定时,取血时间为达稳态（持续规则服药时间达 5~7 个半衰期）后,在下一次给药前,一般在早晨服药前抽取适量静脉血。当怀疑是否剂量过大时,取血时间一般安排在服药后 1~2 小时（根据药物的达峰时间而定）,测得血药峰浓度,或同时测定。适宜的血药浓度测定方法对保证测定结果的准确性很重要,因为测定结果不准确对临床的误导比不做测定的后果更为严重。药师应对血药浓度测定结果加以分析和解读。

（三）抗癫痫药物血药浓度监测结果的分析

血药浓度监测结果,一般由药师加以分析,提出合理的解读意见或建议供临床决策参考,以便指导患者的下一步治疗。当血药浓度达治疗窗或稍低于下限时,如果患者癫痫发作已完全控制,说明临床有效,可维持目前治疗剂量。如果血药浓度异常升高,临床出现不良反应,应立即停药并对症处理,待血药浓度降至正常范围时再恢复给药并适当减少剂量。如果血药浓度正常或偏低,患者癫痫发作次数虽较治疗前有所减少,但未完全控制,可能是药物剂量不足,可适当增加用药剂量。如果血药浓度正常或超过高限,发作控制仍不理想,应考虑该药物对患者疗效不佳,需要更换或加用其他抗癫痫药物。临床实践中,有的癫痫患者服用卡马西平一段时间后,出现疗效减弱,血药浓度降低,要考虑可能受肝药酶诱导作用的影响,清除率加快,可酌情增加用药剂量。在临床监测实践中,有时发现一些患者服用的不明成分的药物含有一种或多种化学药品,要向患者宣教,建议接受抗癫痫药物规范治疗,并将原先服用的不明成分的药物逐渐减量至停用。

常用抗癫痫药物的治疗窗:丙戊酸钠 50~100μg/ml;卡马西平 4~12μg/ml;苯巴比妥 15~40μg/ml;苯妥英钠 10~20μg/ml;奥卡西平 3~35μg/ml;拉莫三嗪 3~14μg/ml。

二、基 因 检 测

(一)药物皮肤不良反应与基因的相关性

抗癫痫药物种类很多,常见的副作用有嗜睡、头晕、无力、疲劳、反应迟钝和记忆受损等。近年来,卡马西平和拉莫三嗪引起的皮肤不良反应越来越引起关注,临床常见为斑丘疹(maculopapule)和超敏反应综合征(hypersensitivity syndrome,HHS),后者包括 Stevens-Johnson 综合征(SJS)和中毒性表皮坏死松解症(toxic epidermal necrolysis,TEN)。虽然 SJS 和 TEN 均属于非常罕见的皮肤不良反应,占皮肤不良反应的 1%~2%,但是 SJS 的平均致死率可达 1%~5%,而 TEN 更是高达 23%~35%。严重的皮肤不良反应直接威胁患者的生命安全,是近年来临床致死率最高的风险因素之一,必须加以高度重视。

目前,已知一些药物所致的皮肤不良反应与特定人类白细胞抗原(human leucocyte antigen,HLA)的 I 类基因存在很强的关联性。卡马西平导致的 SJS/TEN 与 HLA-B*15:02 相关;HLA-B*38:02 可能是卡马西平导致 MPE 的潜在因素;HLA-A*24:02 是多种抗癫痫药物导致 MPE 的危险因素;而 HLA-B*40:01 是卡马西平导致 MPE 的保护因素。奥卡西平是卡马西平的衍生物,作用机制与卡马西平类似。但是,部分患者应用卡马西平出现皮肤不良反应,在换用奥卡西平后可以不出现皮肤过敏反应。目前未发现 HLA-B*15:02 等位基因与奥卡西平引起 MPE 存在明显相关性。

基于上述关联性,对拟接受卡马西平治疗的患者进行相关基因检测有助于指导临床个体化用药,增加用药安全性。尤其是亚洲人群在接受卡马西平治疗前,需筛查 HLA-B*15:02 基因。如果患者 HLA-B*15:02 基因检测呈阳性,应避免应用卡马西平。

（二）线粒体脑肌病与药物性肝损害

线粒体是细胞内一种特殊的具有半自主性的细胞器，参与细胞内能量代谢、细胞凋亡、钙离子的稳定性以及其他生命活动等。线粒体脑肌病是一组由各种原因引起的以线粒体氧化磷酸化功能受损为特征的遗传代谢性疾病，可累及多系统，主要损害中枢神经系统、骨骼肌和心肌等能量需求较高的组织。其神经系统主要表现为卒中样发作、癫痫、肌阵挛、眼外肌麻痹及视神经损害等。

癫痫是线粒体脑肌病常见的临床表现，而且极易引起癫痫持续状态。丙戊酸钠是临床上主要的一线抗癫痫药物，肝毒性是丙戊酸较严重的不良反应，2 岁以下且联合用药的癫痫患者，肝毒性风险显著增大，严重时甚至发生急性致死性肝坏死。尤其是线粒体脑肌病患者，线粒体功能障碍被认为是丙戊酸钠肝毒性的最终关键因素，线粒体 β- 氧化受到抑制和丙戊酸钠治疗导致的肉碱缺乏都被认为与丙戊酸钠的肝毒性有关。因此，当患者疑似线粒体脑肌病的情况下，应尽量不选用丙戊酸钠控制癫痫，如已使用丙戊酸钠，则需密切监测肝功能的变化，谨防发生急性肝衰竭。

有些线粒体脑肌病病例临床表现不典型，在出现癫痫或癫痫持续状态后应用丙戊酸钠治疗，如迅速出现肝功能损害，要对患者的原发病诊断重新审视，必要时进行基因检测，协助诊断是否为线粒体脑肌病。编码 tRNA$^{Leu(UUR)}$ 的 *MT-TL1* 基因中的 m.3243A ＞ G 突变是导致线粒体脑肌病伴高乳酸血症和卒中样发作（MELAS）的最常见原因，约 80%MELAS 患者存在该突变。*MT-TL1* 基因其他位点（如 m.3271T ＞ C 和 m.3252A ＞ G）突变也是常见的可以导致 MELAS 的突变类型。莱伯遗传性视神经病变（LHON）是由线粒体 DNA 突变介导的遗传性疾病，以 *G11778A* 最为常见，占所有病例的 70%。少见的线粒体脑肌病中，婴儿进行性脑灰质营养不良（Alpers 病）是一种以弥漫性进行性脑灰质变性为主要特点的线粒体脑肌病，常表现为难治性癫痫，已发现 *POLG1* 基因突变与该病有关。门克斯病（Menkes disease，MD）亦称钢发综合征，是一种罕见的 X 染色体隐性遗传病。*ATP7A* 基因是目前已知的唯一与门克斯病相关的基因。

线粒体脑肌病基因检测如为阳性，则抗癫痫治疗应避免使用丙戊酸钠，从而减少致死性肝坏死的发生。

（三）基因检测的流程

（1）首先确定患者需进行何种基因或哪类基因检测。

（2）抽取外周静脉血 4~5ml，置 EDTA 抗凝管中。

（3）送实验室提取 DNA。

（4）经 DNA 文库构建，DNA 样本捕获及测序进行基因检测。

第七节 癫痫持续状态

一、癫痫持续状态概述

癫痫持续状态（status epilepticus，SE）是一种比较常见，并且威胁生命的状态。根据1981年国际抗癫痫联盟（ILAE）分类和术语委员会的定义，SE指一次抽搐发作持续足够长时间，或反复抽搐发作而发作间期意识未恢复。2001年该定义修改为：发作时间超过该类型大多数患者的发作持续时间，或反复发作，在发作间期中枢神经系统功能未恢复到正常基线。早期规范的药物治疗和系统全面的生命支持，能防止因惊厥时间过长导致的不可逆性脑损伤和重要脏器功能损伤，是改变SE不良预后的关键。随着临床试验和基础研究的不断深入，关于惊厥性SE发作持续时间的认定，从最早的30分钟逐渐缩短至Lowenstein等提出的适合临床应用操作的定义中的每次惊厥发作持续5分钟以上，或2次以上发作，发作间期意识未能完全恢复。2015年ILAE提出新的SE定义，这个定义是概念性的，即癫痫持续状态是由于终止癫痫发作的机制障碍或有了新的致痫机制导致了异常延长（t_1时间后）的痫性发作。癫痫持续状态可能有长期后果（t_2时间后），依发作类型和发作持续时间不同，造成的长期损伤不同，包括：神经元死亡、神经元损伤、神经网络改变。

惊厥性癫痫持续状态（convulsive status epilepticus，CSE）在所有癫痫持续状态的类型中，病情最急、最重，表现为持续的肢体强直、阵挛或强直-阵挛，并伴有意识障碍，包括意识模糊、嗜睡、昏睡或昏迷。

非惊厥性癫痫持续状态（non-convulsive status epilepticus，NCSE）指基线的行为和/或精神意识改变，并伴随脑电图的持续痫性放电活动。其中，有一种类型称为微小发作持续状态（subtle status epilepticus，SSE），常发生在CSE发作后期，表现为不同程度的意识障碍伴（或不伴）微小面肌、眼肌及肢体远端肌肉的节律性抽动，脑电图显示持续性痫性放电活动。

当足够剂量的一线抗SE药物，如苯二氮䓬类药物进行治疗，症状控制欠佳，而后续另一种抗癫痫药物治疗，仍无法终止惊厥发作和脑电图痫性放电即产生难治性癫痫持续状态（refractory status epilepticus，RSE）。

2011年Shorvon在第3届伦敦-因斯布鲁克SE研讨会上提出，当麻醉药治疗SE超过24小时（包括麻醉药维持或减量过程），临床惊厥发作或脑电图痫性放电仍无法终止或复发时，定义为超级难治性癫痫持续状态（super-refractory status epilepticus，super-RSE）。

二、癫痫持续状态的治疗

（一）惊厥性癫痫持续状态的治疗原则

1. 尽早治疗，遵循 SE 处理原则，尽快终止发作。

2. 查找 SE 病因，如有可能进行对因治疗。

3. 支持治疗，维护患者呼吸、循环及水、电解质平衡。

（二）成人及儿童惊厥性癫痫持续状态的处理流程

1. 院前治疗　早期 SE 多数发生于院外（通常未建立静脉通道），有效的院前治疗可以明显缩短 SE 的持续时间。院前治疗可选择肌内注射咪达唑仑。

2. 院内治疗　根据医疗机构药物配备情况，在遵循总体原则的基础上，建立可行的操作流程。

第一步（0~5 分钟）：稳定生命体征，检查呼吸与循环系统，如有可能，给予吸氧；检测血糖，评估癫痫发作持续时间。如考虑是异常延长的癫痫发作，若无静脉通道，立即肌内注射咪达唑仑 0.2mg/kg（每次 ≤ 10mg）；若有静脉通道，给予地西泮 0.15~0.2mg/kg（每次 ≤ 10mg）。

第二步（5~20 分钟）：记录发作时间，如超过 5 分钟，给予地西泮 0.15~0.2mg/kg（每次 ≤ 10mg）缓慢静脉推注。

第三步（20~40 分钟）：丙戊酸钠 30mg/kg，每分 < 6mg/kg 静脉推注，如丙戊酸钠有效，可静脉滴注维持 1~2mg/（kg·h）；或左乙拉西坦 60mg/kg，最大剂量 1 000~3 000mg/ 次，静脉滴注；也可以苯巴比妥 20mg/kg，以 50~100mg/min，静脉推注。

第四步（40 分钟后）：全身麻醉加以下方法之一，静脉推注丙泊酚 2mg/kg，后续 1~10mg/（kg·h）静脉泵入或静脉推注咪达唑仑 0.2mg/kg，后续 0.05~0.4mg/（kg·h）静脉泵入。在最后一次临床发作或脑电图痫样放电后继续麻醉至少 24~48 小时，方可缓慢减量，向常规治疗过渡。

下列药物治疗流程（图 1-2）可供参考。

在非惊厥性癫痫持续状态的处理中，持续视频脑电图监测对于 NCSE 患者的判断和治疗是必需的。针对导致 NCSE 的病因治疗亦非常重要。是否需要积极治疗 NCSE，取决于患者的预后及治疗是否可以改善预后。NCSE 个体化治疗的处理原则是：

1. 积极寻找病因，进行病因治疗。

2. 对于癫痫患者的 NCSE，可临时应用苯二氮䓬类药物，并进行口服抗癫痫药物的调整。

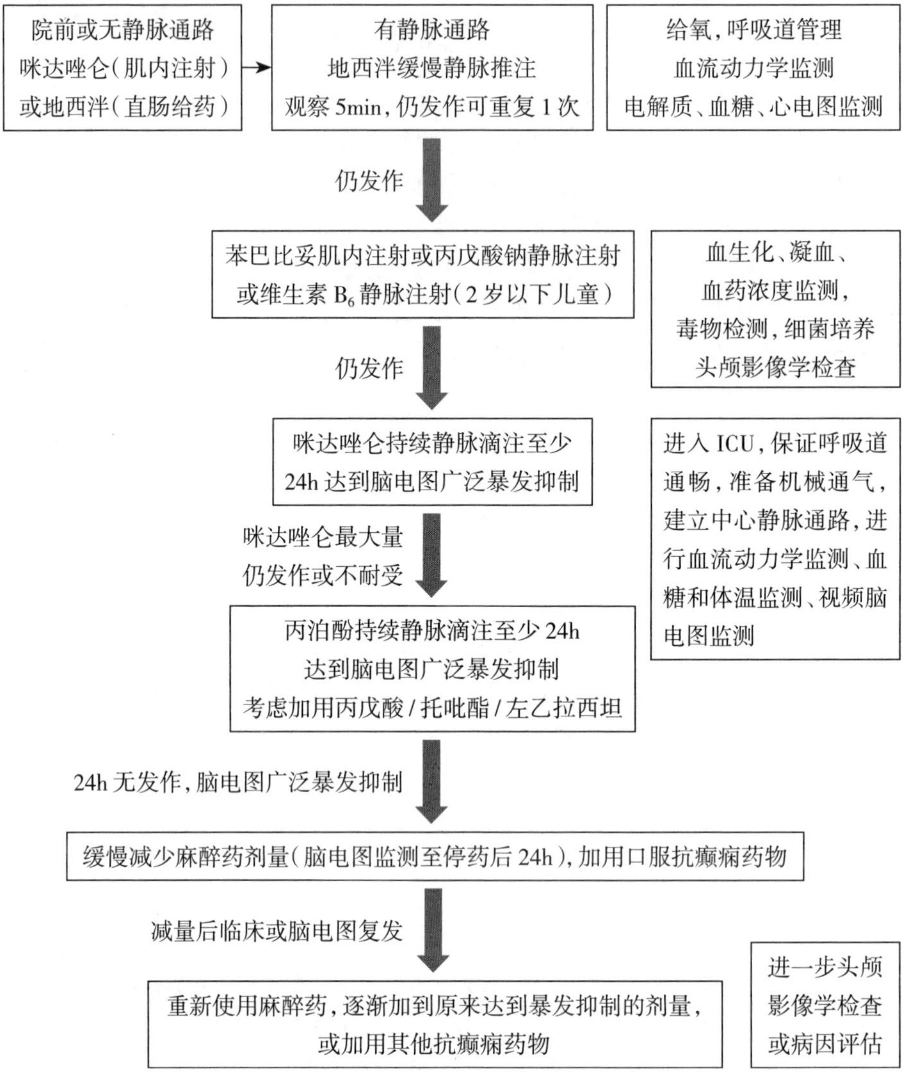

| 院前或无静脉通路
咪达唑仑（肌内注射）
或地西泮（直肠给药） | 有静脉通路
地西泮缓慢静脉推注
观察5min，仍发作可重复1次 | 给氧，呼吸道管理
血流动力学监测
电解质、血糖、心电图监测 |

仍发作

| 苯巴比妥肌内注射或丙戊酸钠静脉注射
或维生素B_6静脉注射（2岁以下儿童） | 血生化、凝血、
血药浓度监测，
毒物检测，细菌培养
头颅影像学检查 |

仍发作

| 咪达唑仑持续静脉滴注至少
24h达到脑电图广泛暴发抑制 | 进入ICU，保证呼吸道
通畅，准备机械通气，
建立中心静脉通路，进
行血流动力学监测、血
糖和体温监测、视频脑
电图监测 |

咪达唑仑最大量
仍发作或不耐受

| 丙泊酚持续静脉滴注至少24h
达到脑电图广泛暴发抑制
考虑加用丙戊酸/托吡酯/左乙拉西坦 |

24h无发作，脑电图广泛暴发抑制

| 缓慢减少麻醉药剂量（脑电图监测至停药后24h），加用口服抗癫痫药物 |

减量后临床或脑电图复发

| 重新使用麻醉药，逐渐加到原来达到暴发抑制的剂量，
或加用其他抗癫痫药物 | 进一步头颅
影像学检查
或病因评估 |

图1-2 惊厥性癫痫持续状态药物治疗流程图

3. 对于危重患者惊厥性癫痫持续状态后的NCSE，治疗原则同惊厥性癫痫持续状态，使用治疗惊厥性癫痫持续状态的三线药（麻醉药），并在脑电图监测下进行治疗。

4. 对于缺氧后脑损伤患者的NCSE，尤其伴有低血压者的NCSE，治疗可相对保守。

（三）终止难治性癫痫持续状态

一旦初始治疗失败，31%~43%的患者将进入RSE，其中50%的患者可能成为 super-RSE。此时，紧急处理除了即刻静脉滴注麻醉药外，还须予以必要的生命支持与器官保护，以防惊厥时间过长导致不可逆的脑损伤和重要脏器功能损伤。关于 RSE 终止后如何选择过渡药物，尚无相关研究。推荐：静脉注射咪达唑仑 0.2mg/kg，后续持续静脉泵注 0.05~0.40mg/（kg·h），或静脉注射丙泊酚 2mg/kg，可追加 1~2mg/kg 直至发作控制，后续持续静脉泵注 1~10mg/（kg·h）。持续脑电图监测尤显重要，脑电图呈暴发抑制模式通常作为麻醉深度的目标，脑电图监测目标为脑电图痫样放电停止，并维持 24~48 小时。RSE 终止后，即刻予以口服 AED，如左乙拉西坦、卡马西平（或奥卡西平）、丙戊酸等单药或联合用药治疗。口服药物的替换需达到稳态血药浓度（5~7 个半衰期），静脉用药至少持续 24~48 小时，方可依据 AED 血药浓度逐渐减少静脉滴注麻醉药。

（四）终止超级难治性癫痫持续状态

目前，对于超级难治性癫痫持续状态尚缺乏有效的治疗手段，super-RSE 的治疗尚处于积极探索与研究阶段。可能有效的手段包括使用氯胺酮、吸入性麻醉药，免疫治疗（如甲泼尼龙、大剂量免疫球蛋白、血浆置换等），生酮饮食疗法，低温治疗，神经调控等。

1. 使用氯胺酮 氯胺酮是非竞争性 NMDA 受体拮抗剂，可能在 RSE 后期起重要作用。已有病例报道，氯胺酮被成功用于控制 super-RSE，一般首次给予负荷剂量 2mg/kg，维持剂量为 0.5~5mg/（kg·h）。有别于大多数抗癫痫药物，氯胺酮最大的优点是对心血管系统的抑制作用较少，甚至可能通过升高血压而增加脑血流和颅内灌注，继而升高颅内压，缺点是可能存在神经毒性。

2. 使用吸入性麻醉药 有文献报道，异氟烷或地氟烷治疗 super-RSE，30 例患者中 27 例有效，3 例失败。异氟烷和地氟烷的优点是给药容易掌控，但须权衡治疗风险，尤其是神经毒性等严重不良反应。

3. 生酮饮食疗法 生酮饮食疗法通常是禁食 24 小时后，予以 4∶1 生酮饮食，同时避免摄入葡萄糖（密切监测血糖、血 β 羟丁酸和尿酮体水平）。丙酮酸羧化酶和 β 氧化缺陷患者禁用生酮饮食。需要注意的是，生酮饮食与皮质类固醇同时应用可抑制酮体生成，与丙泊酚同时应用可出现致命性丙泊酚输注综合征。

4. 使用免疫调节剂 有文献报道，皮质类固醇（静脉注射甲泼尼龙 1g，连续 3~5 日）治疗 super-RSE，37 例患者中 31 例有效，6 例失败，但其最佳剂量、疗程和疗效均不明确；静脉注射免疫球蛋白[0.4mg/（kg·d），连续 35 日]，43 例 super-RSE 患者中，10 例有效，33 例失败；血浆置换（置换 1.0~1.5 倍血浆容量，隔日 1 次，连续 5~6 次）治疗 super-RSE 患者 14 例，12 例有效，2 例失败。

若考虑免疫介导机制参与的 super-RSE，可尝试免疫调节治疗。

5. 低温治疗 低温治疗的理论基础是发挥神经保护和减轻脑水肿作用。低温（31~35℃）时需使用麻醉药，正是低温（20~61 小时）与麻醉药的联用使临床抽搐发作和脑电图痫性放电得到有效控制。但是，低温和麻醉药均有致心律失常、肺部感染、血栓形成、肠麻痹、酸碱和电解质失衡等不良反应的风险，这些风险在轻度低温（32~35℃）时可控。

三、生命支持与脏器功能保护

大量临床研究资料显示，CSE 患者，尤其是初始苯二氮䓬类药物治疗失败者，常因持续抽搐发作时间过长而出现多种严重并发症，如高热、低氧血症、高碳酸血症、肺水肿、心律失常、低血糖、代谢性酸中毒和横纹肌溶解等；同时，AED 或麻醉药的应用也可引起各种药物不良反应，如呼吸抑制、循环抑制、肝功能损害和骨髓抑制等。因此，针对 CSE 患者应加强生命体征监测和重要器官功能监测，并予以生命支持与器官保护措施。应将 CSE 患者收入重症监护病房，以加强监护与治疗。

（一）脑功能监测与保护

CSE 患者反复惊厥发作后期可出现临床发作不典型（抽搐局限化、幅度减弱），或临床发作控制后处于 NCSE 状态，仍有可能影响预后。因此，有必要实施持续脑电图监测，以发现脑内异常放电。持续脑电图监测在获取痫性放电证据、指导调整药物治疗策略，尤其是判断麻醉药剂量是否达到治疗目标方面极具优势。所有 RSE 患者均应在尽可能短的时间内开始脑电图监测，监测时间至少 24~48 小时，即便 AED 减量，也须继续监测，以及时对症处理或调整药物，预测癫痫复发。此外，还需加强减轻脑水肿措施等其他脑保护措施。

（二）呼吸功能监测与保护

多项 RCT 研究证实，CSE 患者在症状发作或初始 AED 治疗过程中可能出现呼吸抑制，用药期间必须加强呼吸功能监测。对持续抽搐和应用麻醉药的患者，应即刻给予气管插管和机械通气。RSE 或 super-RSE 患者由于持续发作和持续接受麻醉药或 AED 治疗，意识障碍时间延长，气管插管和机械通气时间延长，导致医院获得性肺炎或呼吸机相关肺炎风险增加，必须加强肺炎防控和肺功能保护。

（三）循环功能监测与保护

无论使用 AED 还是麻醉药，均须监测患者血压，必要时给予升压药物。

（四）消化系统功能监测与保护

用药期间，须加强患者的肝功能监测与保护。原发疾病、癫痫发作后状态和 AED(或麻醉药)均可引发神经性胃肠动力障碍。因此,应用麻醉药时须监测患者的胃肠动力状态,控制胃残余量< 100ml,必要时改鼻胃管为鼻肠管喂养或肠外营养支持。

(五)骨髓功能监测与保护

用药期间,须监测患者的周围血象,必要时酌情减少药物剂量或更换药物。

(六)内环境监测与维持

CSE 患者经常出现内环境紊乱,如呼吸性或代谢性酸中毒(发生率约35%)、高氮质血症、高钾血症、低钠血症、低血糖或高血糖等,其不仅直接导致神经元损伤,还会引起其他多器官功能损害。因此,监测和维持患者体内酸碱平衡与电解质平衡十分重要。通常,代谢性酸中毒随着 CSE 发作的终止而迅速改善,故不强调过早应用碳酸氢钠溶液。但是,对于持续大量静脉滴注以丙二醇或甲醇为溶剂的巴比妥类药物或麻醉药的患者,一旦出现高阴离子隙性代谢性酸中毒,应考虑丙二醇或甲醇中毒可能,须予以停药或换药。

(七)体温监测与控制

CSE 患者经常伴随高热,导致神经元损伤和多器官系统功能损害。因此,必要时需进行核心(膀胱或直肠)体温监测,以指导体表降温或血管内降温的实施。

(八)血药浓度监测与指导

如有条件,应进行 AED 血药浓度监测,评估疗效及药物不良反应,及时调整药物治疗方案或对症处理。

(高乐虹　陈卫碧　王　黎　齐晓涟)

参 考 文 献

[1] 中国抗癫痫协会. 临床诊疗指南:癫痫病分册 [M]. 2015 修订版. 北京:人民卫生出版社, 2015: 52-68.

[2] SHI Y W, MIN F L, ZHOU D, et al. *HLA-A*24:02* as a common risk factor for antiepileptic drug-induced cutaneous adverse reactions[J]. Neurology, 2017, 88(23): 2183-2191.

[3] 时雯雯, 薛凌. 线粒体脑病分子遗传学基础研究若干新进展 [J]. 生命科学, 2017, 29(8): 732-739.

[4] GLAUSER T, SHINNAR S, GLOSS D, et al. Evidence-Based Guideline: Treatment of Convulsive Status Epilepticus in Children and Adults: Report of the Guideline Committee of the American Epilepsy Society[J]. Epilepsy Curr, 2016, 16(1): 48-61.

[5] BROPHY G M, BELL R, CLAASSEN J, et al. Guidelines for the evaluation and management

of status epilepticus[J]. Neurocrit Care, 2012, 17（1）: 3-23.

[6] 中华医学会神经病学分会神经重症协作组. 惊厥性癫痫持续状态监护与治疗（成人）中国专家共识[J]. 中华神经科杂志, 2014, 47（9）: 661-666.

[7] 中国医师协会神经内科分会癫痫专委会. 成人全面性惊厥性癫痫持续状态治疗中国专家共识[J]. 国际神经病学神经外科学杂志, 2018, 45（1）: 1-4.

第二章　癫痫治疗药物概述

第一节　全面性发作常用的抗癫痫药物

一、丙 戊 酸 钠

（一）药效学

丙戊酸钠（sodium valproate）能增加 γ-氨基丁酸（GABA）的合成和减少 GABA 的降解，从而升高抑制性神经递质 GABA 的浓度，降低神经元的兴奋性而抑制癫痫发作。在电生理实验中，本品可产生与苯妥英相似的抑制 Na^+ 通道的作用。本品对肝脏有损害。

（二）药动学

本品口服后经胃肠吸收迅速而完全，血药浓度达峰时间 1~4 小时，生物利用度近 100%。大部分药物在血液中分布，并存在与细胞外液的快速交换过程。同时药物也可在脑脊液（CSF）和大脑中分布。本品片剂半衰期（$t_{1/2}$）为 7~10 小时，缓释片 $t_{1/2}$ 为 15~17 小时，儿童通常更短。本品大部分经肝脏代谢，包括与葡糖醛酸结合和某些氧化过程，主要由肾排出。本品能透过胎盘屏障，能分泌入乳汁。

（三）适应证

1. 全面性癫痫发作　失神发作、肌阵挛发作、强直-阵挛性发作、失张力发作及混合型发作。

2. 部分性癫痫发作　简单部分性发作、复杂部分性发作及部分继发全面性发作。

3. 特殊类型癫痫综合征　婴儿痉挛症，Lennox-Gastaut 综合征。

（四）制剂、规格及用法用量

1. 丙戊酸钠片（0.2g）、口服溶液（300ml：12g）　成人 15mg/（kg·d）或 600~1 200mg/d，分 2~3 次服用。开始时按 5~10mg/kg，一周后递增，至能控制发作为止。当用量超过 250mg/d 时应分次服用。最大量 ≤ 30mg/（kg·d）或 1.8~2.4g/d。

小儿按体重计与成人相同，也可 20~30mg/（kg·d），分 2~3 次服用，或

15mg/（kg·d），按需每隔一周增加 5~10mg，至有效或不能耐受为止。

2. 丙戊酸钠缓释片（0.5g）　每日剂量分 1~2 次服用，应整片或按刻痕对半掰开吞服。

3. 丙戊酸钠注射液（0.4g）　15mg/kg 缓慢静脉推注，速度 > 5 分钟；然后以 1mg/（kg·h）速度滴注，使丙戊酸钠血药浓度达到 75μg/ml，并根据临床情况调整静脉滴注速度。

（五）主要不良反应

1. 消化系统　长期服用对肝功能有损害，每 2 个月检查肝功能；偶见胰腺炎。

2. 生殖系统　具有一定的致畸性，特别是剂量 > 1 000mg/d 及与其他抗惊厥药物联合应用是畸形发生的显著危险因素。

3. 内分泌系统　可见月经周期改变，偶见多囊卵巢；体重增加。

4. 血液系统　可使血小板减少而引起紫癜、出血和出血时间延长，应定期检查血象；可引起纤维蛋白减少。

5. 中枢神经系统　常见孤立的中度高氨血症而不伴有肝功能检测结果变化。

（六）药物相互作用

1. 丙戊酸钠禁止与圣·约翰草合用，因为具有降低丙戊酸血药浓度和抗惊厥疗效的风险。

2. 丙戊酸钠与氨曲南、亚胺培南或美罗培南联合应用，存在丙戊酸血药浓度降低导致的痉挛性反应的风险。在接受抗感染药物治疗期间，应加强丙戊酸血药浓度监测和临床监测，及时调整抗惊厥药剂量，停药后仍需进行监测。

3. 丙戊酸钠与其他抗癫痫药物的相互作用。与卡马西平合用，可使卡马西平活性代谢物血药浓度增加，导致药物过量的反应；同时，由于卡马西平对肝代谢的诱导作用，可使丙戊酸血药浓度降低。由于丙戊酸对肝脏代谢的抑制作用，可使拉莫三嗪血药浓度升高，从而增加严重皮肤反应（Lyell 综合征）的风险；可导致苯巴比妥或扑米酮的血药浓度增加，出现药物过量现象，在儿童中多发。另一方面，由于苯妥英、苯巴比妥或扑米酮对肝脏代谢的诱导作用，可使丙戊酸的血药浓度降低。丙戊酸与托吡酯合用有出现高氨血症或脑病的风险。

4. 丙戊酸钠与西咪替丁及红霉素同时服用，可能使血清中丙戊酸浓度升高。

5. 体温调节功能紊乱的婴幼儿，丙戊酸钠不应与含阿司匹林的药物同时服用。

6. 丙戊酸钠与苯二氮䓬类药物、巴比妥类药物、单胺氧化酶抑制药(MAOI)和抗抑郁药联合应用时,丙戊酸可增加这些药物的中枢抑制作用。丙戊酸可将地西泮自其在血浆蛋白结合位点上置换下来,并抑制其代谢,体内游离的地西泮血药浓度可能会升高。丙戊酸钠和劳拉西泮同时服用,可使劳拉西泮的血药浓度最高降低40%。上述药物联合使用时应对患者进行密切监测,必要时进行药物剂量调整。

7. 丙戊酸可增加齐多夫定的血药浓度,可能导致齐多夫定毒性的增加。

8. 抗凝血药和抗血小板聚集药与含丙戊酸钠同时服用,可能导致出血倾向增加。

9. 由于丙戊酸对代谢的抑制作用,可能会导致尼莫地平(口服及静脉给药)血药浓度升高,促进尼莫地平的低血压反应。

(七)注意事项

1. 对本品中任何成分过敏的患者,药源性黄疸个人史或家族史者、有肝病或明显肝功能损害者禁用。

2. 有血液病、肝病史、肾功能损害或器质性脑病时慎用。

3. 由于存在肝脏毒性风险和出血风险,儿童服用本品时应避免合用阿司匹林。

4. 停药时应逐渐减量以防再次出现发作。取代其他抗惊厥药时,本品应逐渐增加用量,而被取代药物应逐渐减少用量。

5. 外科系手术或其他急症治疗时,应考虑可能遇到本品的作用时间延长,或中枢神经抑制药作用的增强。用药前和用药期间应定期作全血细胞(包括血小板)计数、肝肾功能检查。

6. 驾驶员或机械操作者应特别注意嗜睡反应。

二、托 吡 酯

(一)药效学

托吡酯(topiramate)是一个由氨基磺酸酯取代单糖的新型抗癫痫药物。在对体外培养的神经细胞元进行电生理和生化研究中发现,托吡酯的抗癫痫作用有三个机制:

1. 托吡酯可阻断神经元持续去极化导致的反复电位发放,此作用与使用托吡酯后的时间密切相关,表明托吡酯可以阻断钠通道。

2. 托吡酯可以增加 γ-氨基丁酸(GABA)激活 $GABA_A$ 受体的频率,加强氯离子内流,表明托吡酯可增强抑制性中枢神经递质的作用。

3. 托吡酯可降低谷氨酸 α-氨基-3-羟基-5-甲基-4-异噁唑丙酸受体(AMPA受体)的活性,表明托吡酯可降低兴奋性中枢神经递质的作用。

（二）药动学

在临床研究中发现，托吡酯的血药浓度与疗效或不良反应之间无相关性。托吡酯口服后吸收迅速、完全。在合用具有药物代谢酶诱导作用的抗癫痫药物的患者中有近50%的托吡酯被代谢。代谢产物几乎无抗惊厥活性。托吡酯及其代谢产物主要经肾脏清除（至少为剂量的81%）。血浆清除率为20~30ml/min，半衰期21~30小时。该药的肝药酶诱导作用弱，食物不影响药物吸收，不需要进行定期的血药浓度监测。一般治疗量下，托吡酯的血浆蛋白结合率约为13%~17%。

（三）适应证

托吡酯适用于初诊为癫痫患者的单药治疗或曾经合并用药现转为单药治疗的癫痫患者，也可用于成人或2~16岁儿童部分性癫痫发作的加用治疗。

（四）用法用量

口服给药，推荐从低剂量开始治疗，然后逐渐增加剂量，调整至有效剂量。不要碾碎（因味苦）。进食与否皆可服用本品。当儿科用药时，可以将药品与果汁牛奶同服。

1. 单药治疗 成人（≥17岁）从每晚25mg开始，服用1周。随后，每间隔1周或2周增加剂量25~50mg/d，分两次服用。推荐初始目标剂量100mg/d，最高为500mg/d。部分性发作难治性癫痫患者可以耐受1 000mg/d剂量。

2~16岁儿童患者，从每晚0.5~1mg/kg开始，服用1周。每间隔1周或2周增加剂量0.5~1mg/（kg·d）（分2次服用）。推荐初始目标剂量100~400mg/d，近期诊断为部分性癫痫发作的儿童患者，剂量曾达到过500mg/d。

2. 加用治疗 成人（≥17岁）从每晚25~50mg开始，服用1周；随后，每间隔1周或2周增加剂量25~50mg（至100mg/d），分两次服用。日常剂量为200~400mg/d，分两次服用，个别患者曾接受1 600mg/d。

2~16岁儿童患者，推荐剂量5~9mg/（kg·d），分2次服用。剂量调整应从每晚25mg（或更小剂量）开始，服用1周，然后每间隔1周或2周加量1~3mg/（kg·d），分两次服用。

（五）主要不良反应

托吡酯常见的不良反应包括嗜睡、头晕、疲乏、易怒和体重下降；以及智力迟钝、感觉异常、复视、协调障碍、恶心、眼球震颤、困倦、厌食症、发声困难、视物模糊、食欲下降、记忆障碍和腹泻。

其他较为严重的不良反应包括无汗症、输尿管结石和尿结石等。

（六）药物相互作用

1. 托吡酯与其他抗癫痫药物的相互作用 除了在极少数患者中发现托吡酯与苯妥英钠合用时可导致苯妥英血浆浓度增高外，托吡酯对其他药物的稳态血浆浓度无影响。对苯妥英的影响可能是由于对 CYP2C19 的抑制作用导致的。因此，服用苯妥英钠的患者应监测其血浆浓度，尤其是在出现任何临床毒性症状或异常体征时。苯妥英和卡马西平可降低托吡酯的血浆浓度，接受托吡酯治疗时加用或停用苯妥英钠或卡马西平时可能需要调整托吡酯的剂量。

2. 托吡酯与其他药物的相互作用 托吡酯可能使地高辛、口服避孕药、锂制剂的疗效降低，应注意进行适当监测。托吡酯与氢氯噻嗪合用，托吡酯的 C_{max} 升高 27%，AUC 增加 29%，可能需要调整托吡酯的用药剂量。托吡酯可能影响二甲双胍、吡格列酮、格列苯脲的降糖效果，因此合用时应密切注意常规监测，以有效地控制患者糖尿病病情。

（七）注意事项

1. 托吡酯可引起少汗（出汗减少）、无汗和体温过高（体温升高），为此，服用托吡酯时应保持足够的饮水量，以减少肾结石发生的风险。在运动前、运动中，或处于较高温度环境时，保持适当的饮水量可以减少与发热有关的不良事件。

2. 本品在治疗过程中，曾观察到情绪障碍和抑郁的发生率有所增加，应对服用托吡酯患者的自杀意念和行为体征进行监测并给予适当的治疗。

3. 托吡酯可能会引起体重下降，必要时可考虑补充膳食或增加进食。

4. 托吡酯可引发嗜睡、头晕，或导致视觉障碍和 / 或视物模糊，特别是处于用药早期的患者。为此，应提醒服用托吡酯的患者尽量不要驾驶和操作机器。

5. 接受托吡酯治疗的患者曾经报告与继发性闭角型青光眼相关的急性近视所构成的综合征。如果患者出现突发视力下降和 / 或眼睛痛症状，应立即停药就医并采取适当措施降低眼内压。在临床试验中，有患者发生与眼内压升高无关的视野缺损，多数病例在停用本品后可恢复。因此，本品治疗期间任何时候发生视觉问题，都应考虑停药。

6. 托吡酯会抑制碳酸酐酶，能使肾脏碳酸氢盐丢失而导致代谢性酸中毒，表现为换气过度、疲乏和畏食，甚至更严重的后遗症（包括心律失常和木僵）。建议在托吡酯治疗期间定期监测血清碳酸氢盐。如果发生并持续存在代谢性酸中毒，应该考虑减少剂量或者采用剂量递减方法停用本品。如果患者在突发持续性酸中毒的情况下继续使用本品，应考虑碱化疗法。

7. 托吡酯可导致胎儿伤害。妊娠期服用托吡酯还可能因托吡酯转移至胎儿导致新生儿代谢性酸中毒。哺乳期妇女用药应权衡利弊，用药期间应停止哺乳。

8. 托吡酯停药应逐渐减量，以使癫痫发作和发作频率增加的可能性减至最低。成人每周减量 50~100mg/d，儿童应在 2~8 周内逐渐停药。如需快速停药，建议进行适当监测。

9. 托吡酯和丙戊酸合用的患者，如观察到不明原因的困倦、呕吐或者精神状态改变时，应该考虑高氨血症性脑病并且监测血氨浓度。

10. 由于托吡酯抑制碳酸酐酶使肾脏碳酸氢盐丢失可导致代谢性酸中毒，可能会使肾结石或肾钙质沉着症的风险增加，因此，托吡酯和其他任何可产生代谢性酸中毒的药物合并使用或者采用生酮饮食疗法，可能发生叠加作用，因此应该避免。

11. 中重度肾功能受损患者（$Cl_{CR} < 70ml/min$），托吡酯的血浆清除率和肾脏清除率降低，服用剂量通常为常规剂量的一半，且在每个剂量下达到稳态血浆浓度的时间均延长。在晚期肾病的患者中，托吡酯的血浆清除率降低。与肾功能正常的患者相比，肾功能受损的患者在给予相同剂量托吡酯后的血浆稳态药物浓度较高。无潜在肾病的老年患者，托吡酯的血浆清除率无变化。血液透析可有效地清除血浆中的托吡酯。进行血液透析的患者，托吡酯以正常人 4~6 倍的速度经血液透析清除，为避免其血浆浓度迅速下降，可能需要考虑透析时间、透析系统的清除速度、透析患者肾脏对托吡酯有效的清除率三方面的因素来补充托吡酯的剂量。

12. 伴有中度至重度肝损伤的患者，其托吡酯的血浆清除率平均下降 26%。肝功能受损患者应慎用本品。

三、拉 莫 三 嗪

（一）药效学

拉莫三嗪（lamotrigine）是一种电压性的钠通道阻滞剂。在培养的神经细胞中，它反复放电和抑制病理性释放谷氨酸（这种氨基酸对癫痫发作的形成起着关键性的作用），也抑制谷氨酸诱发的动作电位的暴发。

（二）药动学

拉莫三嗪在肠道内吸收迅速、完全，没有明显的首过代谢。口服给药后约 2.5 小时达到血浆峰浓度，进食后的达峰时间稍延迟，但吸收的程度不受影响。血浆蛋白结合率约为 55%；从血浆蛋白置换出来引起毒性的可能性极低。拉莫三嗪的清除主要是代谢为葡糖醛酸结合物，然后经尿排泄。清除率和半衰期与剂量无关，平均消除半衰期是 24~35 小时。UDP- 葡糖醛酸转移酶已被证实是拉莫三嗪的代谢酶。拉莫三嗪轻度诱导自身代谢取决于剂量。当与酶诱导剂如卡马西平和苯妥英合用时，平均半衰期缩短到 14 小时左右；当单独与丙戊酸钠合用时，平均半衰期增加到近 70 小时。

清除率随体重而调整，儿童高于成人，5 岁以下的儿童最高。拉莫三嗪的半衰期在儿童短于成人；当与酶诱导剂如卡马西平和苯妥英合用时，平均值接近 7 个小时；当单独与丙戊酸钠合用时，平均值增加到 45~50 小时。

（三）适应证

癫痫。本品适用于 12 岁以上患者的单药治疗及 2 岁以上患者的添加疗法，包括以下类型：

1. 简单部分性发作。

2. 复杂部分性发作。

3. 继发性全面强直 - 阵挛性发作。

4. 原发性全面强直 - 阵挛性发作。

5. 合并有 Lennox-Gastaut 综合征的癫痫发作。

（四）用法用量

口服，用少量水整片吞服，不可咀嚼或碾碎。

1. 单药治疗（≥ 12 岁） 起始剂量 25mg，一日 1 次，连服 2 周；随后 50mg，一日 1 次，连服 2 周；此后每 1~2 周增加 50~100mg，直至达到最佳疗效。通常达到最佳疗效的维持量为 100~200mg，一日 1 次，有些患者需 500mg，一日 1 次，才能达到所期望的疗效。

2. 添加疗法

（1）> 12 岁患者：对于合用丙戊酸钠的患者，无论其是否合用其他抗癫痫药物，拉莫三嗪的起始剂量是 25mg，隔日 1 次，连服 2 周；随后 100mg，一日 1 次，连服 2 周；此后每 1~2 周增加 25~50mg，直至达到最佳疗效。通常达到最佳疗效的维持量为 100~200mg，一日 1 次。对于合用具有肝药酶诱导作用的其他抗癫痫药物的患者，拉莫三嗪的起始剂量是 50mg，一日 1 次，连服 2 周；随后 50mg，一日 2 次，连服 2 周；此后每 1~2 周增加 100mg，直至达到最佳疗效。通常达到最佳疗效的维持量是 200~400mg/d，分两次服用。

（2）2~12 岁患者：对于合用丙戊酸钠的患者，无论其是否合用其他抗癫痫药物，拉莫三嗪的起始剂量是 0.15mg/kg，一日 1 次，连服 2 周；随后 0.3mg/kg，一日 1 次，连服 2 周；此后每 1~2 周增加剂量，最大增加量为 0.3mg/kg，直至达到最佳疗效。通常达到最佳疗效的维持量是 1~5mg/（kg·d），一次或分两次服用。对于合用具有肝药酶诱导作用的抗癫痫药物的患者，无论加或不加其他抗癫痫药（丙戊酸钠除外），拉莫三嗪的起始剂量是 0.6mg/（kg·d），分 2 次服用，连服 2 周；随后 1.2mg/（kg·d），分 2 次服用，连服 2 周；此后每 1~2 周增加 1 次剂量，最大增加量为 1.2mg/（kg·d），直至达到最佳疗效。通常达到最佳疗效的维持剂量是 5~15mg/（kg·d），分两次服用。如果计算出每日剂量为 1~2mg 时，前两周应服用本品 2mg，隔日 1 次。如果计算的剂量 < 1mg，则不要服用本品。

2~12 岁患者中的 2~6 岁患者：所需的维持量可能在推荐剂量范围的高限。＜2 岁的儿童没有使用本品的足够资料。

（3）老年患者：本品应用于老年人的药动学与年轻人无明显差异，因此无须对推荐方案进行剂量调整。

（五）主要不良反应

1. 皮肤和皮下组织病变　常见皮疹，一般是轻度和自限性的，罕见史 - 约综合征（Stevens-Johnson 综合征），极罕见中毒性表皮坏死松解症。虽然引起的威胁生命的皮疹多出现在初始治疗的 2~8 周，但也有个别病例出现在治疗后 6 个月。因此，不能依据治疗持续时间预测首次出现皮疹的潜在风险。

2. 免疫系统异常　极罕见发热、淋巴腺病、颜面水肿、血液及肝功能异常，罕见弥散性血管内凝血（DIC）和多器官功能衰竭等过敏综合征。

（六）注意事项

1. 肾功能受损患者慎用。对于晚期肾功能衰竭患者，拉莫三嗪的初始剂量应遵循与其他抗癫痫药物合用时的用药方案，对于肾功能明显受损的患者需减少维持剂量。

2. 肝功能受损患者慎用。拉莫三嗪的初始、递增和维持剂量在中度（Child-Pugh B 级）和重度（Child-Pugh C 级）肝功能受损患者通常应分别减少约 50% 和 75%。

3. 没有证据表明拉莫三嗪会增加主要先天畸形的风险，但只有在预期利益大于潜在风险的情况下妊娠患者才可以使用。

4. 拉莫三嗪能够以高浓度进入乳汁，导致婴儿的血药浓度达到母体的约 50% 而出现药理作用，故服药期间不适宜哺乳。

5. 有其他抗癫痫药物过敏史或皮疹史的患者，在接受本品治疗后，非严重皮疹发生的概率大约是无此类病史患者的 3 倍。

6. 与其他 AED 一样，本品不应突然停药，否则有可能增加癫痫发作的频率。停用本品应在不少于 2 周的时间内逐渐减量至停药（每周大约减量 50%）。

第二节　局灶性发作常用的抗癫痫药物

一、卡马西平

（一）药效学

卡马西平（carbamazepine）可能的药理作用机制为：

1. 增加钠通道灭活效应，限制突触后神经元和阻断突触前钠通道，限制突触前后神经元动作电位的发放、阻断兴奋性神经递质的释放，使神经细胞兴奋性降低，抑制异常高频放电的发生和扩散。

2. 抑制 T- 型钙通道。

3. 增强中枢的去甲肾上腺素能神经的活性。

4. 促进抗利尿激素（ADH）的分泌或提高效应器对 ADH 的敏感性。

（二）药动学

本品口服吸收缓慢、不规则，个体差异很大。达稳态血药浓度的时间为 8~55 小时，生物利用度（F）为 58%~85%，血浆蛋白结合率约 76%，主要在肝脏代谢，代谢产物 10, 11- 环氧化卡马西平的药理活性与原型药相似，其在血浆和脑内的浓度可达原型药的 50%。单次给药时 $t_{1/2}$ 为 25~65 小时，儿童半衰期明显缩短。长期服用本品可诱发自身代谢，$t_{1/2}$ 降为 10~20 小时。本品能通过胎盘屏障分泌入乳汁。

（三）适应证

适用于复杂部分性癫痫发作（亦称精神运动性发作或颞叶癫痫）、全面强直 - 阵挛性发作癫痫；对典型或不典型失神发作、肌阵挛或失神张力发作癫痫无效。

（四）用法用量

成人常用量：一日 300~1 200mg，分 2~4 次口服；开始一次 0.1g，一日 2 次，第二日后每日增加 0.1g，直到出现疗效为止，最高剂量每日不超过 1.2g。

小儿常用量：6 岁以前一般为按体重 10~20mg/（kg·d），0.25~0.3g/d，不超过 0.4g/d；6~12 岁儿童一般为 0.4~0.8g/d，不超过 1g/d，分 3~4 次服用。

（五）主要不良反应

1. 用药初期常见视物模糊、复视、眼球震颤。因刺激抗利尿激素分泌引起水的潴留和低钠血症（或水中毒），发生率 10%~15%。偶见粒细胞减少、可逆性血小板减少、再生障碍性贫血和骨髓抑制。

2. 少见的不良反应有 Stevens-Johnson 综合征或中毒性表皮坏死松解症、皮疹、荨麻疹、瘙痒，儿童行为障碍，严重腹泻及红斑狼疮样综合征。

3. 罕见的不良反应有腺体病、心律失常或房室传导阻滞（老年人尤其注意），骨髓抑制，中枢神经系统中毒（语言困难、精神不安、耳鸣、震颤、幻视），过敏性肝炎，低钙血症，直接影响骨代谢导致骨质疏松，肾脏中毒，周围神经炎，栓塞性脉管炎，过敏性肺炎，急性间歇性卟啉病；可致甲状腺功能减退。

（六）药物相互作用

1. 长期应用对乙酰氨基酚患者应用本品可增加肝脏中毒的危险。

2. 与碳酸酐酶抑制剂合用，骨质疏松的危险增加。

3. 由于本品的肝药酶诱导作用，与去氨加压素、赖氨加压素、垂体后叶素、加压素等合用，可加强抗利尿作用，合用的各药都需减量。

4. 与雌激素或含雌激素的避孕药、环孢素、洋地黄类（可能地高辛除外）、左甲状腺素或奎尼丁合用时，由于卡马西平对肝药酶的诱导作用，这些药物的效应都会降低，用量应作调整，可改用仅含孕激素（黄体酮）的口服避孕药。与口服避孕药合用可能出现阴道大出血。

5. 与多西环素合用，后者的血药浓度可能降低，必要时需要调整用量。

6. 红霉素可抑制卡马西平的代谢，引起后者血药浓度的升高，出现毒性反应。

7. 氟哌啶醇、洛沙平、马普替林、噻吨类或三环类抗抑郁药可增强卡马西平的代谢，引起后者血药浓度升高，出现毒性反应。

8. 锂盐可以降低卡马西平的抗利尿作用。

9. 与 MAOI 合用，可引起高热和 / 或高血压危象、严重惊厥甚至死亡，两药至少要间隔 14 天使用。当卡马西平用作抗惊厥药时，MAOI 可以改变癫痫发作的类型。

10. 苯巴比妥和苯妥英加速卡马西平的代谢，可使卡马西平的 $t_{1/2}$ 降至 9~10 小时。

（七）注意事项

1. 房室传导阻滞、血清铁严重异常、骨髓抑制或严重肝功不全患者，孕妇和哺乳期妇女禁用。

2. 乙醇中毒、心脏损害、冠心病、糖尿病、青光眼患者，对其他药物有血液反应史者（易诱发骨髓抑制），肝病、抗利尿激素分泌异常或其他内分泌紊乱、尿潴留、肾病患者及老年人慎用。

3. 用药期间注意全血细胞检查（包括血小板、网织红细胞及血清铁，应经常复查达 2~3 年）及尿常规、肝功能和眼科检查，并进行卡马西平血药浓度测定。

4. 药物过量可出现肌肉抽动、震颤、角弓反张、反射异常、心跳加快、休克等。可给予洗胃、活性炭或轻泻药、利尿等治疗，严重中毒并有肾功能衰竭时可行透析。

5. 用药期间不要突然停药。

二、奥 卡 西 平

（一）药效学

奥卡西平（oxcarbazepine）本身无药理活性，在体内转化为活性代谢物发挥药理学作用。其活性代谢物通过阻断电压敏感的钠通道，从而稳定了过度兴奋的神经元细胞膜，抑制神经元的重复放电，减少突触冲动的传播。此外，通过增加钾的传导性和调节高电压激活钙通道同样起到了抗惊厥的效果。

（二）药动学

奥卡西平口服吸收后可迅速且几乎完全地降解为药理活性代谢物（10-单羟基衍生物，MHD）。食物不影响奥卡西平的吸收度和吸收率，因此，奥卡西平可以空腹或与食物一同服用。一天 2 次服用奥卡西平，MHD 能够在 2~3 天内达到稳态血药浓度。每天服用奥卡西平 300~2 400mg，其 MHD 血浆浓度和剂量之间呈线性关系。MHD 通过与葡糖醛酸结合的形式经肾脏排出。奥卡西平血清半衰期为 1.3~2.3 小时，但是，MHD 的平均血清半衰期为（9.3±1.8）小时。

（三）适应证

用于治疗原发性全面强直 - 阵挛性发作癫痫和部分性发作癫痫，伴有或不伴有继发性全面癫痫发作。

（四）用法用量

本品可以空腹或与食物一起服用，肾功能损害患者，本品的起始剂量应减少为常规剂量的一半。

1. 单药治疗　起始剂量 600mg/d[8~10mg/（kg·d）]，分两次给药，然后每隔一个星期增加每天的剂量，每次增加剂量不要超过 600mg，每日维持剂量为 600~2 400mg。

2. 5 岁和 5 岁以上的儿童　在单药和联合用药过程中，起始剂量为 8~10mg/（kg·d），分两次给药。

（五）主要不良反应

在治疗的开始阶段可出现疲劳、头晕、头痛、嗜睡、复视、恶心和呕吐等，有引起低钠血症的报道。

（六）药物相互作用

1. 奥卡西平及其活性代谢物 MHD 可抑制 CYP2C19。

2. 奥卡西平和 MHD 对 CYP3A4 及 CYP3A5 有诱导作用。由于 CYP3A4、CYP3A5 与二氢吡啶类的钙通道阻滞剂、口服避孕药和某些抗癫痫药物（如卡马西平）的代谢有关，故奥卡西平能导致这些药物血清浓度的降低。

3. MHD 仅能轻微地诱导 UDP- 葡糖醛酸转移酶（UDPGT），因此一般不影响那些主要通过与 UDPGT 结合而清除的药物（如丙戊酸类，拉莫三嗪）。

4. 如果和苯妥英钠联合使用时，奥卡西平的剂量超过 1 200mg/d，就需要减少苯妥英钠的剂量。然而，当奥卡西平与苯巴比妥联合使用时，苯巴比妥血药浓度仅有轻微的升高（15%）。

5. 卡马西平、苯妥英钠和苯巴比妥对细胞色素 P450 酶系有较强诱导作用，能够降低 MHD 的血浆浓度（29%~40%）。

6. 锂剂与奥卡西平联合使用能导致神经毒性反应增强。

（七）注意事项

1. 奥卡西平禁用于房室传导阻滞患者。

2. 对卡马西平过敏的患者，在使用奥卡西平治疗过程中，也可能发生过敏反应（如严重的皮肤反应）。卡马西平和奥卡西平的交叉过敏反应率为25%~30%。

3. 奥卡西平应避免突然停药，应该逐渐地减少剂量，以避免诱发痫性发作。

三、苯 妥 英 钠

（一）药效学

苯妥英钠（phenytoin sodium）可以增加细胞钠离子外流，减少钠离子内流，而使神经细胞膜稳定，提高兴奋阈，减少病灶高频放电的扩散。对超强电休克、惊厥的强直相有选择性对抗作用，而对阵挛相无效或反而加剧，故苯妥英钠对癫痫全面强直 - 阵挛性发作有良效，而对失神性发作无效。本品还可加速维生素 D 的代谢，有抗叶酸作用，对造血系统有抑制作用。

（二）药动学

苯妥英钠口服吸收较慢且个体差异大，受食物影响。口服生物利用度约为 79%，血浆蛋白结合率为 88.92%，主要在肝脏代谢，代谢存在遗传多态性。苯妥英钠能通过胎盘，能分泌入乳汁，存在肠肝循环，主要经肾排泄，碱性尿排泄较快。$t_{1/2}$ 为 7.42 小时，长期服用苯妥英钠的患者，$t_{1/2}$ 可达 15.95 小时，甚至更长。血药浓度非线性急剧增加，有中毒危险，要监测血药浓度。有效血药浓度为 10~20mg/L。

（三）适应证

本品适用于治疗全面强直 - 阵挛性发作癫痫、复杂部分性发作癫痫（精神运动性发作、颞叶癫痫）、单纯部分性发作（局灶性发作）癫痫和癫痫持续状态。

（四）用法用量

成人常用量：250~300mg/d，开始时 100mg，一日 2 次，1~3 周内增加至250~300mg/d，分 3 次口服；或按体重 12~15mg/（kg·d），分 2~3 次服用；极量300mg/ 次，500mg/d。

小儿常用量：开始 5mg/（kg·d），分 2~3 次服用，按需调整，以不超过250mg/d 为度；维持量为 4~8mg/（kg·d）或按体表面积 250mg/（m²·d），分2~3 次服用。如有条件要进行血药浓度监测。

（五）主要不良反应

常见齿龈增生。长期服用后或血药浓度达 30μg/ml 可能引起恶心、呕吐甚至胃炎，饭后服用可减轻。神经系统常见眩晕、头痛，严重时可引起眼球震颤、共济失调、语言不清和意识模糊,调整剂量或停药后可消失;长期服用可加速维生素 D 代谢造成软骨病或骨质异常;孕妇服用偶致畸胎;可抑制抗利尿激素和胰岛素分泌使血糖升高;有致癌的报道。

(六)药物相互作用

1. 长期应用对乙酰氨基酚的患者应用本品可增加肝脏中毒的危险,并且疗效降低。

2. 为肝药酶诱导剂,与皮质激素、地高辛、口服避孕药、环孢素、雌激素、左旋多巴、奎尼丁、土霉素或三环类抗抑郁药合用时,可降低这些药物的效应。

3. 长期饮酒可降低本品的血药浓度和疗效,但服药同时大量饮酒可增加血药浓度;与氯霉素、异烟肼、磺胺类合用可能降低本品代谢使血药浓度增加,增加本品的毒性;与抗凝血药合用,开始时增加抗凝效应,持续应用则降低抗凝效应。

4. 与含镁、铝或钙剂等合用时可能降低本品的生物利用度,两者应相隔 2~3 小时服用。

5. 与降血糖药或胰岛素合用时,因本品可使血糖升高,需调整后两者用量。

6. 本品与利多卡因或普萘洛尔合用时可能加强心脏的抑制作用。

7. 虽然本品消耗体内叶酸,但增加叶酸反可降低本品浓度和作用。

8. 苯巴比妥对本品的影响变化很大,应经常监测血药浓度;与丙戊酸类药物合用有蛋白结合竞争作用,应经常监测血药浓度。与卡马西平合用,卡马西平血药浓度降低。如合并用大剂量抗精神病药或三环类抗抑郁药可能导致癫痫发作,需调整本品用量。

(七)注意事项

1. 对乙内酰脲类药物有过敏史或阿 - 斯综合征、Ⅱ ~ Ⅲ度房室阻滞、窦房结阻滞、窦性心动过缓等心功能损害患者禁用。

2. 本品有酶诱导作用,可对某些诊断(如甲状腺功能试验)产生干扰,使血清碱性磷酸酶、谷丙转氨酶(GPT)、血糖浓度升高。

3. 用药期间需检查血象、肝功能、血钙、口腔、脑电图、甲状腺功能并经常随访血药浓度,防止毒性反应。

4. 慎用于嗜酒、贫血、心血管病(尤其老年人)、糖尿病、肝肾功能损害及甲状腺功能异常患者。

5. 本品能透过胎盘,可能致畸,但有认为癫痫发作控制不佳致畸的危险性大于用药的危险性,应权衡利弊。凡用本品能控制发作的患者,孕期应继续服用,并保持有效血药浓度,分娩后再重新调整。产前一个月应补充维生素 K,产后立即给新生儿注射维生素 K 以减少出血危险。本品可分泌入乳汁,服药者避免母乳喂养。

6. 本品药物过量可出现视物模糊或复视、笨拙或行走不稳和步态蹒跚、精神紊乱、严重的眩晕或嗜睡、幻觉、恶心、语言不清。可采用对症治疗和支持疗法。

四、加巴喷丁

(一)药效学

加巴喷丁(gabapentin)为人工合成氨基酸,化学结构与GABA相近,但不与GABA受体产生相互作用。一般认为,加巴喷丁在大鼠脑内的结合位点为新皮质和海马,从而影响神经细胞膜对氨基酸的转运,起到抗惊厥、止痛、抗焦虑和神经保护作用,其高亲和力的结合蛋白被证实为电压激活钙通道的辅助亚单位。

(二)药动学

加巴喷丁口服吸收迅速,2~3小时达峰浓度。剂量小于600mg时,血药浓度与剂量呈线性相关;给药剂量更大时,剂量与浓度不成比例。随剂量增加(>900mg),生物利用度逐渐降低。食物略能增加本品的吸收速度和程度。加巴喷丁在体内分布广泛,易透过血脑屏障,可分泌入乳汁,血浆蛋白结合率<3%。加巴喷丁从全身循环系统中消除,在人体内代谢不明显,主要以原药通过肾脏排泄。$t_{1/2}$取决于肾功能,一般为5~7小时,不随剂量或者多次给药而改变。

(三)适应证

用于成人和12岁以上儿童伴或不伴继发性全身发作的部分性癫痫发作的辅助治疗,也可用于3~12岁儿童的部分性癫痫发作的辅助治疗。

(四)用法用量

成人初始剂量:口服,第一天300mg,一日1次;第二天300mg,一日2次;第三天300mg,一日3次;此后剂量可每日增加300mg,直到有效控制癫痫症状,通常的剂量范围应在每日900~1 200mg。患者可能需要的最高剂量可达每日2 400mg。全日剂量应当等分成3次服用,服药时间间隔不要超过12小时。

3~5岁以上儿童:初始剂量是10~15mg/(kg·d),分3次服用,大约3天达有效剂量。5岁儿童可增加到25~35mg/(kg·d),分3次服用。

6~12岁儿童初始剂量:第一天10mg/kg,第二天20mg/kg,第三天25~35mg/kg;推荐的维持剂量是体重26~36kg的儿童900mg/d,体重37~50kg的儿童1 200mg/d,分3次服用。

(五)主要不良反应

1. 可见嗜睡、疲劳、眩晕、头晕、恶心、呕吐、体重增加、紧张、失眠、共济失调、眼球震颤、感觉异常及畏食等。罕见的不良反应是胰腺炎、肝功能试验改变、多形性红斑、Stevens-Johnson 综合征、肌痛、水肿、糖尿病患者血糖波动、抑郁、幻觉和精神病等。

2. 其他不良反应包括急性肾功能衰竭、血管性水肿、胸痛、肝炎、黄疸、运动障碍(如手足徐动症)、肌张力障碍、心悸、血小板减少等。加巴喷丁可引起儿童行为异常综合征,如易被激怒、攻击他人、精神活动过度和挑衅等异常行为。

(六)药物相互作用

1. 加巴喷丁不干扰其他合用抗癫痫药物的代谢。但有报道,一名患者在服用苯妥英、卡马西平和氯巴占后加用加巴喷丁,苯妥英的血药浓度升高并出现中毒症状。

2. 与吗啡合用,加巴喷丁的 AUC 比未用吗啡时增加 44%,但吗啡药动学无变化。

3. 含有铝和镁的抗酸药可减少加巴喷丁从胃肠道吸收,因此应在服用此类抗酸药后至少 2 小时后再服用加巴喷丁。西咪替丁可以降低加巴喷丁的肾脏清除率,但无重要的临床意义。

(七)注意事项

1. 对该药中任一成分过敏的人群,急性胰腺炎的患者,原发性全身发作患者如失神发作患者禁用。

2. 抗癫痫药物不应该突然停止服用,因为可能增加癫痫发作的频率。为此调整治疗方案均需逐渐进行,时间最少为一周。

3. 部分患者出现血糖波动,因此糖尿病患者需要经常检测血糖,如必要,应调整降血糖药剂量。

4. 曾有服用本品发生血性胰腺炎的报告。若服药过程中出现胰腺炎症状,应立即停药检查。

5. 肾功能不全的患者,服用时必须减量。肌酐清除率＞ 60ml/min,每日用药为 400mg,一日 3 次;肌酐清除率 30~60ml/min,每日用药为 300mg,一日 2 次;肌酐清除率 15~30ml/min,每日用药为 300mg,一日 1 次;肌酐清除率＜ 15ml/min,300mg,隔日 1 次。接受血液透析且从未服过加巴喷丁的患者,推荐的负荷剂量是 300~400mg,每 4 小时透析后的剂量是 200~300mg。

6. 药物过量的表现有复视、口齿不清、嗜睡、淡漠和腹泻等。本品可经血液透析清除。

五、左乙拉西坦

(一)药效学

左乙拉西坦(levetiracetam)是一种吡咯烷酮衍生物,其化学结构与现有的抗癫痫药物无相关性。左乙拉西坦抗癫痫作用的确切机制尚不清楚。在多种癫痫动物模型中评估左乙拉西坦的抗癫痫作用，左乙拉西坦对电流或多种致惊剂最大刺激诱导的单纯癫痫发作无抑制作用。左乙拉西坦对复杂部分性发作的大鼠点燃模型的点燃过程和点燃状态均具有抑制作用。体外、体内试验显示，左乙拉西坦抑制海马癫痫样突发放电，而对正常神经元兴奋性无影响，提示左乙拉西坦可能选择性地抑制癫痫样突发放电的超同步性和癫痫发作的传播。

左乙拉西坦浓度高达 10μmol/L 时，对多种已知受体无亲和力，如苯二氮䓬类、GABA、甘氨酸、NMDA、再摄取位点和第二信使系统。体外试验显示左乙拉西坦对神经元电压门控的钠离子通道或 T-型钙电流无影响。左乙拉西坦并不直接易化 GABA 能神经传递，但研究显示对培养的神经元 GABA 和甘氨酸门控电流负调节子活性有对抗作用。

（二）药动学

左乙拉西坦是极易于溶解和具有高度渗透性化合物。呈线性代谢，个体内和个体间差异小。多次给药不影响其清除率。本品没有性别、种族差异性和生理节奏差异。

左乙拉西坦经口服后迅速吸收，口服绝对生物利用度接近 100%。给药 1.3 小时后血药浓度达峰，如果每日给药 2 次，2 天后达到稳态血药浓度，如果为单剂量 1 000mg 及 1 000mg 以上，一日 2 次，典型的峰浓度为 31μg/ml 和 43μg/ml。吸收时间与剂量无关，摄取食物不影响吸收速度。左乙拉西坦及其主要代谢产物均不易与血浆蛋白结合（< 10%）。分布容积为 0.5~0.7L/kg，接近人体液容积。左乙拉西坦在人体内并不广泛分解，主要代谢途径是通过水解酶的乙酰胺化（给药剂量的 24%）。主要代谢产物 UCBL057 无药理活性，并不由肝细胞色素 P450 酶转运体系转化而来。体内大部分组织包括血细胞均可测得乙酰胺基团水解物。左乙拉西坦的体外试验表明其不影响丙戊酸的葡糖醛酸化。在人体肝细胞组织中，左乙拉西坦不产生酶诱导作用。成人血浆半衰期（7±1）小时，并不因给药剂量不同、给药途径不同或者重复给药而更改。药物主要从尿液中排泄，约为剂量的 95%。从粪便内排泄的药物仅仅占 0.3%。在开始给药的 48 小时内，累计左乙拉西坦及其代谢产物的排泄率分别为给药剂量的 66% 和 24%。左乙拉西坦的消除率和肌酐清除率相关。

老年患者左乙拉西坦的半衰期大约延长了 40%（10~11 小时）。这与肾脏功能下降有关。4~12 岁儿童单剂量给药（20mg/kg）的左乙拉西坦血浆半衰期为 6.0 小时。其表观清除率约比癫痫成人高 30%。重复口服 20~60mg/（kg·d）后，左乙拉西坦迅速吸收，0.5~1 小时达峰浓度。峰浓度及曲线下面积呈线性，并与剂量成比例增加。清除半衰期为 5 小时，表观体内清除率约为

1.1ml/（min·kg）。1个月到4岁的婴幼儿单剂量给予10%口服溶液（20mg/kg）后，吸收迅速。给药1小时后血药浓度达峰。半衰期为5.3小时，短于成人的7.2小时，婴幼儿的表观清除率为1.5ml/（min·kg），快于成人的0.96ml/（min·kg）。

肾功能损害患者左拉西坦和主要代谢产物的体内清除率取决于肌酐清除率。中度或者重度肾功能不全患者建议根据肌酐清除率调整每日维持剂量。在肾病晚期无尿症患者中，透析间期和透析期内成人血浆半衰期分别为25小时和3.1小时。在4小时的透析过程中，51%左乙拉西坦被去除。在中轻度肝损害患者中，左乙拉西坦的清除率没有相应的变化。大部分严重肝功能损害患者左乙拉西坦的清除率下降幅度大于50%，其主要原因是合并肾功能受损。

（三）适应证

用于成人及4岁以上儿童癫痫患者部分性发作的加用治疗。

（四）用法用量

口服。需以适量的水吞服，服用不受进食影响。

给药方法和剂量。成人（体重≥50kg者）：起始治疗剂量为每次500mg，每日2次。根据临床效果及耐受性，剂量可增加至每次1 500mg，每日2次。剂量的变化应每2~4周增加或减少每次500mg，每日2次。体重≤50kg者：起始剂量是每次10mg/kg，每日2次。根据临床效果及耐受性，剂量可以增加至每次30mg/kg，每日2次。剂量变化应以每2周增加或减少每次10mg/kg，每日2次。应尽量使用最低有效剂量。

老年人（65岁）：根据肾功能状况，调整剂量。

儿童（4~11岁）和青少年（12~17岁，体重≤50kg者）：起始剂量是每次10mg/kg，每日2次。根据临床效果及耐受性，剂量可以增加至每次30mg/kg，每日2次。剂量变化应以每2周增加或减少每次10mg/kg，每日2次。体重≥50kg者，剂量和成人一致，起始剂量每次500mg，每日2次，最大剂量每次1 500mg，每日2次。20kg以下的儿童，为精确调整剂量，起始治疗应使用口服溶液。

肾功能受损患者需根据肌酐清除率调整剂量。肌酐清除率50~79ml/min，剂量为每次500~1 000mg，每日2次；肌酐清除率30~49ml/min，剂量为每次250~750mg，每日2次；肌酐清除率＜30ml/min，剂量为每次250~500mg，每日2次；正在进行透析的晚期肾病患者，每次500~1 000mg，每日1次。服用第1天推荐负荷剂量为左乙拉西坦750mg。透析后，推荐给予250~500mg附加剂量。

对于轻度和中度肝功能受损的患者无须调整给药剂量。

（五）主要不良反应

成人最常见的不良反应有嗜睡、乏力和头晕，常发生在治疗的开始阶段。随时间的推移，中枢神经系统相关的不良反应发生率和严重程度会随之降低。左乙拉西坦不良反应没有明显的剂量相关性。

儿童最常见的不良反应有嗜睡、敌意、神经质、情绪不稳、易激动、食欲减退、乏力和头痛。除行为和精神方面不良反应发生率较成人高（儿童38.6%，成人18.6%）外，总的安全性和成人相仿。

成人很常见乏力、嗜睡。常见健忘、共济失调、惊厥、头晕、头痛、运动过度、震颤、易激动、抑郁、情绪不稳、敌意、失眠、神经质、人格改变、思维异常、腹泻、消化不良、恶心、呕吐、食欲减退、眩晕、复视、意外伤害、感染、咳嗽次数增加、皮疹。

（六）药物相互作用

体外数据显示：治疗剂量范围内获得的高于 C_{max} 水平的浓度时，左乙拉西坦及其主要代谢物，既不是人体肝脏细胞色素 P450 酶系、环氧化物水解酶或尿苷二磷酸 - 葡糖苷酶的抑制剂，也不是它们具有高亲合力的底物。因此，不易出现药动学相互作用。另外，左乙拉西坦不影响丙戊酸的体外葡糖苷酶作用。

左乙拉西坦血浆蛋白结合率低（< 10%），不易产生因与其他药物竞争蛋白结合位点所致临床显著性的相互作用。

左乙拉西坦不影响苯妥英、丙戊酸钠、卡马西平、加巴喷丁、拉莫三嗪、苯巴比妥、扑米酮、口服避孕药、地高辛、华法林的血药浓度。这些药物也不影响本品药动学特性。

儿童患者同时服用酶诱导型抗癫痫药物，本品体内表观总清除率增加约22%，但无须进行剂量调整。

目前无左乙拉西坦合并丙磺舒用药的研究，左乙拉西坦合并应用其他主动分泌药物对药效影响（例如非甾体抗炎药、磺胺药和甲氨蝶呤），尚不明确。

（七）注意事项

1. 对左乙拉西坦过敏或者对吡咯烷酮衍生物或者其他任何成分过敏的患者禁用。

2. 如需停止服用左乙拉西坦，建议逐渐停药（如成人每隔 2~4 周，每次减少 500mg，每日 2 次；儿童应每隔 2 周，每次减少 10mg/kg，每日 2 次）。一些患者对加用左乙拉西坦治疗有效应，可以停止原合并应用的抗癫痫药物。

3. 当同时服用托吡酯时，食欲减退的发生率增加。

4. 不推荐用于操作需要技巧的机器（如驾驶汽车或者操纵机械）的患者。

5. 如非必要，孕妇请勿服用左乙拉西坦。突然中断抗癫痫治疗，可能使病情恶化，对孕妇和胎儿同样有害。动物实验表明，左乙拉西坦可以从乳汁中排出，所以不建议患者在服药同时哺乳。

6. 应用左乙拉西坦过量可出现嗜睡、激动、攻击性、意识水平下降、呼吸抑制及昏迷等症状，应立即采取催吐或洗胃等措施。目前尚无左乙拉西坦的解毒药,需对症治疗,也可包括血液透析。透析排出的效果:左乙拉西坦60%,主代谢产物74%。

第三节 用于癫痫持续状态的治疗药物与其他治疗药物

一、苯巴比妥

(一)药效学

苯巴比妥(phenobarbital)为长效巴比妥类药物。随着剂量的增加,其中枢抑制作用的程度和范围逐渐加深和扩大,相继出现镇静、催眠,直至麻醉,中毒剂量可引起延髓呼吸中枢和血管运动中枢抑制,甚至麻痹死亡。其机制可能是抑制脑干网状结构上行激活系统的传导功能,从而减弱传入冲动对大脑皮质的影响,有利于皮质抑制过程的扩散。使用睡眠剂量时,能缩短入睡时间,减少觉醒次数,延长睡眠时间(6~8小时)。

苯巴比妥还具有抗惊厥作用,对全面性发作、部分性发作及癫痫持续状态有效。抗癫痫的作用机制在于本药抑制中枢神经系统单突触和多突触传递,同时增加运动皮质的电刺激阈值,从而提高了癫痫发作的阈值,抑制放电冲动从致痫灶向外扩散。

此外,苯巴比妥为肝微粒体酶诱导药,可诱导肝微粒体葡糖醛酸转移酶,促进胆红素与葡糖醛酸结合,使血浆内胆红素浓度降低,可治疗新生儿胆红素脑病。其肝药酶诱导作用,不仅加速自身的代谢,还可加速其他多种药物的代谢。

(二)药动学

苯巴比妥口服0.5~1小时,静脉注射15分钟起效,有效血药浓度为10~40μg/ml,血药浓度达峰时间通常为2~18小时,作用持续时间平均为10~12小时。苯巴比妥可分布于各组织与体液中,脑组织内药物浓度最高(但进入脑组织慢)。骨骼肌内药量最大,并能透过胎盘。血浆蛋白结合率平均为40%。被吸收的苯巴比妥约65%在肝脏代谢,半衰期为成人50~144小时,小儿40~70小时,肝、肾功能不全时半衰期延长。肾小管有再吸收作用,使作用持续时间延长。

(三)适应证

用于癫痫全面性发作、局灶性发作及癫痫持续状态。

(四)用法用量

片剂:口服。成人常用量90~180mg/d,可在晚上一次顿服,或30~60mg,

一日3次；极量250mg/次，500mg/d。

注射液：肌内注射。抗惊厥与癫痫持续状态，成人一次100~200mg，必要时可4~6小时重复1次。

粉针剂：治疗癫痫持续状态，静脉注射200~300mg（速度不超过60mg/min），必要时6小时重复一次。小儿常用量，镇静应用，一次按体重2mg/kg；抗惊厥或催眠每次按体重3~5mg/kg或按体表面积125mg/m²。

（五）主要不良反应

1. 常见头晕、嗜睡、乏力、关节肌肉疼痛、恶心和呕吐等。

2. 少见药物热、剥脱性皮炎等过敏反应。大剂量时可产生眼球震颤、共济失调和严重的呼吸抑制。长期用药可产生耐受性及依赖性，导致蓄积中毒。偶见叶酸缺乏和低钙血症。

（六）药物相互作用

1. 与全麻药、中枢抑制药或单胺氧化酶抑制药等合用时，可相互增强作用。

2. 与解热镇痛药合用，可增强镇静作用。与对乙酰氨基酚合用，可引起肝脏毒性。

3. 与丙戊酸钠合用时，本品的血药浓度升高，丙戊酸钠的半衰期缩短，肝毒性增加。本品与其他抗癫痫药物合用时应密切监测血药浓度。

4. 肝功能正常时，本品可使苯妥英钠的代谢加快，药效降低；肝功能不全时，本品可使苯妥英钠的代谢减慢，血药浓度升高，药效增强。两者合用时应定期测定血药浓度而调整用量。

5. 与三环类抗抑郁药、皮质激素、洋地黄类药物（包括地高辛）、氟哌啶醇、氯丙嗪、环孢素、氯霉素、甲硝唑、口服抗凝血药、孕激素或雌激素合用时，可使上述药物的代谢加快、作用减弱。

6. 苯巴比妥可使卡马西平和琥珀酰胺类药物的消除半衰期缩短，血药浓度降低。

（七）注意事项

1. 禁用于对苯巴比妥过敏，贫血，糖尿病未控制，严重肺功能不全，严重肝、肾功能不全患者。

2. 慎用于糖尿病（已控制），心脏病，高血压或低血压，甲状腺功能亢进或甲状腺功能减退，疼痛不能控制，肝、肾功能不全者。孕妇及哺乳期妇女慎用。

3. 苯巴比妥肌内注射和缓慢静脉注射多用于癫痫持续状态，临用前加适量灭菌注射用水溶解。选择较粗的静脉，静脉注射速度不应超过60mg/min，注射速度过快可导致严重呼吸抑制。

4. 苯巴比妥肌内注射应注射于大肌肉（如臀大肌或股外侧肌）的深部，无论药液浓度高低，单次注射量都不应大于5ml。

5. 苯巴比妥治疗癫痫时，可能需要连续用药10~30日才能达到最大抗癫痫效应。

6. 长期用药治疗癫痫，停药时应逐渐减量，以免导致癫痫发作，甚至出现癫痫持续状态。当用其他抗惊厥药替代苯巴比妥时，也应逐渐减少本药用量，同时逐渐增加替代药物的用量，以控制癫痫发作。

二、苯二氮䓬类药物

（一）地西泮

1. 药效学　地西泮（diazepam）属长效苯二氮䓬类药物（benzodiazepine），可引起中枢神经系统不同部位的抑制，随着用量的增大，临床表现可自轻度的镇静到催眠甚至昏迷。本药与特异的神经细胞膜受体相互作用后，可以强化并促进脑内主要抑制性神经递质 GABA 的神经传递功能，起突触前和突触后的抑制作用。通过刺激上行性网状激活系统内的 GABA 受体，提高 GABA 在中枢神经系统的抑制作用，增强脑干网状结构受刺激后的皮质抑制和阻断边缘性觉醒反应，发挥镇静催眠、抗焦虑作用。本药可增强突触前抑制，抑制皮质 - 背侧丘脑和边缘系统的致痫灶引起的癫痫放电活动的扩散，但不能消除病灶的异常放电活动，发挥抗癫痫、抗惊厥作用。通过抑制脊髓多突触传出通路和单突触传出通路或直接抑制运动神经和肌肉功能，发挥骨骼肌松弛作用。通过干扰记忆通路的建立，从而影响近事记忆。

2. 药动学　本品口服吸收快而完全，生物利用度约76%，口服后0.5~2小时血药浓度达峰值。本品肌内注射吸收慢而不规则，亦不完全，直肠灌注吸收较快。本品口服起效时间14~45分钟，肌内注射20分钟内、静脉注射1~3分钟起效。开始静脉注射本品后迅速经血流进入中枢神经，作用快，但转移进入其他组织也快，作用消失也快。本品肌内注射0.5~1.5小时、静脉注射0.25小时血药浓度达峰值，4~10天血药浓度达稳态，$t_{1/2}$ 为 20~70 小时。血浆蛋白结合率高达99%。地西泮及其代谢物脂溶性高，容易透过血脑屏障；可透过胎盘，可分泌入乳汁。本品主要在肝脏代谢，代谢产物去甲地西泮和去甲羟地西泮等，亦有不同程度的药理活性。去甲地西泮的 $t_{1/2}$ 可达 30~100 小时。本品有肠肝循环，长期用药有蓄积作用。代谢产物可滞留在血液中数天甚至数周，停药后消除较慢。地西泮主要以代谢物的游离或结合形式经肾排泄。

3. 适应证　片剂可用于抗癫痫和抗惊厥。注射剂可用于抗癫痫和抗惊厥；静脉注射为治疗癫痫持续状态的首选药。

4. 用法用量　口服给药。成人常用量：①抗焦虑，一次 2.5~10mg，一日2次 ~ 一日 4 次；②镇静，一次 2.5~5mg，一日 3 次。小儿常用量：6 个月以下不用，

6 个月以上，一次 1~2.5mg 或按体重 40~200μg/kg 或按体表面积 1.17~6mg/m²，一日 3~4 次，用量根据情况酌量增减，最大剂量不超过 10mg。

注射给药。成人常用量：癫痫持续状态和严重频发性癫痫，开始静脉注射 10mg，每隔 10~15 分钟可按需增加甚至达最大限用量。小儿常用量：抗癫痫、癫痫持续状态和严重频发性癫痫，出生 30 天 ~5 岁，静脉注射为宜，每 2~5 分钟 0.2~0.5mg，最大限用量为 5mg。5 岁以上每 2~5 分钟静脉注射 1mg，最大限用量 10mg。如需要，2~4 小时后可重复治疗。小儿静脉注射宜缓慢，3 分钟内按体重给药不超过 0.25mg/kg，间隔 15~30 分钟可重复给药。

5. 主要不良反应

（1）常见嗜睡、头昏、乏力等，大剂量可有共济失调、震颤。

（2）长期连续用药可产生依赖性和成瘾性，停药可能发生停药症状，表现为激动或忧郁。本品反复肌内注射可引起臀肌挛缩症。

6. 药物相互作用

（1）与中枢抑制药合用可增加呼吸抑制作用。

（2）与易成瘾和其他可能成瘾药合用时，成瘾的危险性增加。

（3）与乙醇及全麻药、可乐定、镇痛药、吩噻嗪类、单胺氧化酶 A 型抑制药和三环类抗抑郁药合用时，可彼此增效，应调整用量。

（4）与抗高血压药和利尿降压药合用，可使降压作用增强。

（5）与西咪替丁、普萘洛尔合用，本药清除减慢，血浆半衰期延长。

（6）与扑米酮合用，由于减慢后者代谢，需调整扑米酮的用量。

（7）与左旋多巴合用时，可降低后者的疗效。

（8）与利福平合用，增加本品的消除，血药浓度降低。

（9）异烟肼抑制本品的消除，致血药浓度增高。

（10）与地高辛合用，可增加地高辛血药浓度而致中毒。

7. 注意事项

（1）孕妇、哺乳期妇女、新生儿禁用。注射剂含苯甲醇，禁止用于儿童肌内注射。

（2）对苯二氮䓬类药物过敏者，可能对本药过敏。

（3）肝肾功能损害者能延长本药清除半衰期。

（4）癫痫患者突然停药可引起癫痫持续状态。

（5）严重的精神抑郁可使病情加重，甚至产生自杀倾向，应采取预防措施。

（6）避免长期大量使用而成瘾，如长期使用应逐渐减量，不宜骤停。

（7）对本类药物耐受量小的患者初用量宜小。

（8）以下情况慎用：严重的急性乙醇中毒、重度重症肌无力、急性或隐性发生闭角型青光眼、低蛋白血症、多动症、严重慢性阻塞性肺疾病患者，手术患者或长期卧床者,有药物滥用和成瘾史者。

（9）幼儿中枢神经系统对本药异常敏感,应谨慎给药。

（10）老年人对本药较敏感,用量应酌减。

（11）药物过量:可出现持续的精神错乱、严重嗜睡、抖动、语言不清、蹒跚、心跳异常减慢、呼吸短促或困难、严重乏力。超量或中毒宜及早对症处理,最重要的是对呼吸、循环系统的支持疗法,此外苯二氮䓬受体拮抗剂氟马西尼（flumazenil）可用于该类药物过量中毒的解救和诊断。中毒出现兴奋异常时,不能用巴比妥类药物。

（二）氯硝西泮

1. 药效学 氯硝西泮（clonazepam）对多种动物癫痫模型有对抗作用,对戊四氮所致的阵挛性惊厥模型对抗作用尤佳,对最大电休克惊厥、士的宁和印防己毒素惊厥等均有较强的对抗作用,对各种类型的癫痫有抑制作用。氯硝西泮既抑制癫痫病灶的发作性放电,也抑制放电活动向周围组织的扩散。该药作用于中枢神经系统的苯二氮䓬受体,加强中枢抑制性神经递质 γ- 氨基丁酸（GABA）与 GABA$_A$ 受体的结合,促进氯通道开放,细胞过极化,增强 GABA 能神经元所介导的突触抑制,使神经元的兴奋性降低。氯硝西泮可能引起依赖性。

2. 药动学 本品口服吸收快而完全,1~2 小时血药浓度达峰值,吸收程度约 81.2%~98.1%。蛋白结合率约为 80%,表观分布容积 1.5~4.4L/kg。本品脂溶性高,易通过血脑屏障,口服 30~60 分钟生效,作用维持 6~8 小时。本品几乎全部在肝脏内代谢,代谢产物以游离或结合形式经尿排出,在 24 小时内仅有小于口服量的 0.5% 以原药形式排出。$t_{1/2}$ 为 26~49 小时。

3. 适应证 主要用于控制各型癫痫,尤适用于失神发作,婴儿痉挛症,肌阵挛性、运动不能性发作及 Lennox-Gastaut 综合征。

4. 用法用量

片剂:口服给药。成人常用量:开始时 0.5mg,一日 3 次,每 3 天增加 0.5~1mg,直到发作被控制或出现了不良反应为止。用量应个体化,成人最大量每日不要超过 20mg。小儿常用量:10 岁或体重 30kg 以下的儿童开始每日按体重 0.01~0.03mg/kg,分 2~3 次服用,以后每 3 日增加 0.25~0.5mg,至达到按体重每日 0.1~0.2mg/kg 或出现了不良反应为止。氯硝西泮的疗程应不超过 3~6 月。

注射剂:静脉注射,用量应根据患者具体情况而个体化,尽量避免肌内注射。控制癫痫持续状态,成人常用量 1~4mg,30 秒左右缓慢静脉注射完毕,如持续状态仍未控制,每隔 20 分钟后可重复原剂量 1~2 次。成人最大量每日不超过 20mg。

5. 主要不良反应

（1）常见嗜睡、头昏、共济失调、行为紊乱异常兴奋、神经过敏易激惹（反常反应）和肌力减退。

（2）较少发生的有行为障碍、思维不能集中、易暴怒（儿童多见）、精神错乱、幻觉、精神抑郁；皮疹或过敏、咽痛、发热或出血异常、瘀斑或极度疲乏、乏力（血细胞减少）。

6. 药物相互作用

（1）与中枢抑制药合用可增加呼吸抑制作用。

（2）与易成瘾和其他可能成瘾的药物合用时，成瘾的危险性增加。

（3）与酒及全麻药、可乐定、镇痛药、吩噻嗪类药物、单胺氧化酶 A 型抑制药和三环类抗抑郁药合用时，可彼此增效，应调整用量。

（4）与抗高血压药和利尿降压药合用，可使降压作用增强。

（5）与西咪替丁、普萘洛尔合用，本药清除减慢，血浆半衰期延长。

（6）与扑米酮合用，由于减慢后者代谢，需调整扑米酮的用量。

（7）与左旋多巴合用时，可降低后者的疗效。

（8）与利福平合用，增加本品的消除，血药浓度降低。

（9）异烟肼抑制本品的消除，致血药浓度增高。

（10）与地高辛合用，可增加地高辛血药浓度而致中毒。

7. 注意事项

（1）禁用于对苯二氮䓬类药物过敏者、孕妇、哺乳期妇女及新生儿。

（2）严重的急性乙醇中毒、重度重症肌无力、急性闭角型青光眼、低蛋白血症、多动症及严重慢性阻塞性肺疾病患者慎用。

（3）肝肾功能损害者能延长本药清除半衰期。

（4）避免长期大量使用而成瘾。如长期使用应逐渐减量，不宜骤停。癫痫患者突然停药可引起癫痫持续状态。

（5）用于严重的精神抑郁患者可使病情加重，甚至产生自杀倾向，应采取预防措施。

（6）幼儿中枢神经系统对本药异常敏感，老年人中枢神经系统对本药较敏感，应慎用。

（7）外科或长期卧床患者，咳嗽反射可受到抑制。

（8）药物过量可出现持续的精神错乱、严重嗜睡、抖动、语言不清、蹒跚、心跳异常减慢、呼吸短促或困难、严重乏力。超量或中毒宜及早对症处理，包括催吐或洗胃以及呼吸循环系统的支持疗法。苯二氮䓬受体拮抗剂氟马西尼可用于该类药物过量中毒的解救和诊断。本品中毒出现兴奋异常时，不能用巴比妥类药物解救。

（三）硝西泮

1. 药效学　硝西泮（nitrazepam）为苯二氮䓬类抗焦虑药。作用机制与其选择性作用于大脑边缘系统，与中枢苯二氮䓬受体结合，而促进 γ- 氨基丁酸的释放，促进突触传导功能有关，具有安定、镇静及显著催眠作用。本品还具有中枢性肌松弛作用和抗惊厥作用。

2. 药动学　硝西泮口服快速吸收，生物利用度为 78%，口服后 2 小时血药浓度达峰值，2~3 天血药浓度达稳态，蛋白结合率 85%，半衰期为 8~36 小时。在肝脏代谢，大部分以代谢产物随尿排出，20% 随粪便排出。本品可透过胎盘屏障。

3. 适应证　与抗癫痫药物合用于治疗癫痫。

4. 用法用量　口服，5~10mg，一日 3 次。

5. 主要不良反应　常见嗜睡，可见无力、头痛、晕眩、恶心、便秘等。偶见皮疹、肝损害、骨髓抑制。

6. 药物相互作用

（1）与易成瘾的和其他可能成瘾的药物合用时，成瘾的危险性增加。

（2）饮酒及与全麻药、可乐定、镇痛药、单胺氧化酶抑制药和三环类抗抑郁药合用时，可相互增效。

（3）与抗酸药合用时可延迟本品的吸收。

（4）与抗高血压药或与利尿降压药合用时，可使降压作用增强。

（5）与钙通道阻滞剂合用时，可使低血压加重。

（6）与西咪替丁合用时可以抑制本品的肝脏代谢，从而使清除减慢，血药浓度升高。

（7）与普萘洛尔合用时可导致癫痫发作的类型和 / 或频率改变，应及时调整剂量。

（8）与卡马西平合用时，由于肝微粒体酶的诱导可使两者的血药浓度下降，清除半衰期缩短。

（9）与左旋多巴合用时，可降低左旋多巴的疗效。

（10）与抗真菌药伊曲康唑合用，可提高硝西泮疗效并增加其毒性。

7. 注意事项

（1）白细胞减少、重症肌无力患者及对本品过敏者禁用。

（2）孕妇及哺乳期妇女、儿童、老年人及肝肾功能不全者慎用。

（3）长期使用可产生耐受性和依赖性。

（4）应定期检查肝功能与白细胞计数。

（5）用药期间不宜驾驶车辆、操作机械或高空作业。

（6）长期用药后骤停可能引起惊厥等停药反应。

（7）服药期间勿饮酒。

（8）药物过量。大剂量中毒时，可出现昏迷、血压降低、呼吸抑制和心动缓慢等。处理方法：立即催吐、洗胃、导泻以排出药物，并依病情给予对症治疗及支持疗法。

（四）咪达唑仑

1. 药效学　咪达唑仑（midazolam）是一种作用时间相对较短的苯二氮䓬类中枢神经抑制药，通过与苯二氮䓬类 GABA 受体和离子通道（氯离子）结合及产生膜过度去极化和神经元抑制两方面的作用，具有明显的镇静、肌松、抗惊厥、抗焦虑作用。

2. 药动学　本品口服后吸收迅速而完全，首过效应明显，血药浓度达峰时间为 0.5~1.5 小时。人体绝对生物利用度为 40%；肌内注射给药吸收迅速完全，生物利用度高达 90% 以上。本品分布于全身各组织，易透过血脑屏障，血浆蛋白结合率 96%~98%。本品表观分布容积 0.7~1.2L/kg。本品可透过胎盘屏障进入胎儿血液循环，乳汁中可少量排出。本品主要在肝脏代谢，主要活性代谢产物为 α-羟基咪达唑仑，代谢产物与葡糖醛酸结合后失活，60%~70% 剂量经肾脏排出。其消除速度快，血中消除率 300~400ml/min，半衰期仅为 1.5~2.5 小时。

3. 适应证　ICU 患者镇静及癫痫持续状态。

4. 用法用量　本品为强镇静药，注射速度宜缓慢，剂量应根据临床需要、患者生理状态、患者年龄和配伍用药物情况而定。肌内注射用 0.9% 氯化钠注射液稀释。静脉给药可用 0.9% 氯化钠注射液、5% 或 10% 葡萄糖注射液、5% 果糖注射液或林格液稀释。ICU 患者镇静用药，先静脉注射 2~3mg，继之以 0.05mg/（kg·h）静脉滴注维持。

5. 主要不良反应　本品较常见的不良反应为嗜睡、镇静过度、头痛、幻觉、共济失调、呃逆和喉痉挛。静脉注射还可以发生呼吸抑制及血压下降，极少数可发生呼吸暂停、停止或心搏骤停。有时可发生血栓性静脉炎。直肠给药时一些患者可有欣快感。

6. 药物相互作用

（1）咪达唑仑可增强催眠药、镇静药、抗焦虑药、抗抑郁药、抗癫痫药物、麻醉药和镇静性抗组胺药的中枢抑制作用。

（2）肝药酶抑制药，特别是 CYP3A 抑制药，如西咪替丁、雷尼替丁、红霉素、地尔硫䓬、维拉帕米和伊曲康唑等，可影响咪达唑仑的药动学，使其镇静作用时间延长。

7. 注意事项

（1）对苯二氮䓬类药物过敏及重症肌无力患者禁用。精神分裂症、严重抑郁状态患者禁用本品注射液。严重心、肺、肝功能不全，睡眠呼吸暂停综合征及儿童患者禁用本品片剂。本品不应用于孕妇，尤其是妊娠早期妇女，也不适用于哺乳期妇女。

（2）体质衰弱或慢性病、阻塞性肺疾病、慢性肾衰竭、肝功能损害或充血性心力衰竭患者慎用。对酒精或药物依赖者慎用。

（3）本品应在医师指导下用药，剂量应个体化。

（4）为预防反跳性失眠发生，建议在失眠障碍改善后逐渐减少用量，限定治疗时限并进行生命体征的监测。

（5）服药期间，应避免驾驶或其他机械性操作。

（6）精神病和严重抑郁症中的失眠患者使用前应针对病因治疗。

（7）本品注射剂用作全麻诱导，术后常有较长时间再睡眠现象，应注意保持患者气道通畅。

（8）本品不能用6%葡聚糖溶液或碱性注射液稀释或混合。

（9）本品如长期静脉注射，突然停药可引起戒断综合征，推荐逐渐减少剂量。

（10）本品肌内注射或静脉注射后至少3小时不能离开医院或诊室，之后应有人伴随才能离开；至少12小时内不得开车或操作机器等。

（11）老年人用药时应注意监测血压、心肺功能，以低剂量为宜。

（12）本品用药过量主要不良反应一般由于药理作用的增强所致。中枢抑制可表现为从过度镇静到昏迷，精神失常、昏睡、肌肉松弛或异常兴奋。在大多数情况下，注意监测生命体征即可。严重过量可导致昏迷、反射消失、呼吸循环抑制和窒息，需采取相应的措施（人工呼吸、循环支持），以及给予苯二氮䓬类受体拮抗剂（如氟马西尼）逆转。

三、丙 泊 酚

（一）药效学

丙泊酚（propofol）是一种速效（约30秒起效）、短效的全身麻醉药。丙泊酚通过激活GABA受体-氯离子复合物，发挥镇静催眠作用。临床剂量时，丙泊酚增加氯离子传导，大剂量时使GABA受体脱敏感，从而抑制中枢神经系统，产生镇静催眠效应，其麻醉效价是硫喷妥钠的1.8倍。本品以2.5mg/kg静脉注射时，起效时间为30~60秒，维持时间约10分钟，苏醒迅速，醒后无宿醉感。

丙泊酚作全麻诱导时，由于外周血管阻力下降、心肌抑制、心排血量减少以及抑制压力感受器对低血压的反应，代偿性的心率增快，血压下降。特别是年老体弱，心功能不全患者血压下降尤为明显。

丙泊酚对呼吸也有明显的抑制作用，可抑制二氧化碳的通气反应，表现为潮气量减少，清醒状态时可使呼吸频率增加，静脉注射常发生呼吸暂停，对支气管平滑肌无明显影响。

丙泊酚能降低颅内压及眼压，减少脑耗氧量及脑血流量，术后恶心呕吐（postoperative nausea and vomiting，PONV）少见，镇痛作用很微弱。丙泊酚可使血浆皮质激素浓度下降，但肾上腺皮质对外源性皮质激素反应正常。

（二）药动学

丙泊酚血浆蛋白结合率为98%。静脉输注丙泊酚的药动学可用三室模型描述。本品具有快速分布（半衰期2~4分钟）及快速消除（半衰期30~60分钟）的特点，总体清除率1.5~2L/min。本品主要通过肝脏代谢，形成双异丙酚和相应的无活性的醌醇结合物，该结合物从尿中排泄（约88%），不到0.3%的药物以原型由尿排泄。丙泊酚可透过胎盘屏障。

（三）适应证

重症监护患者及癫痫持续状态患者辅助通气治疗时的镇静。

（四）用法用量

使用丙泊酚时，应使所用设备处于在麻醉下能够处理突发事件，需使用复苏设备时能伸手可及，且应监控患者的呼吸与循环功能（如心电图、血氧饱和度）。应根据术前用药及患者反应实行个体化给药，麻醉时除了使用本品外一般还应补充镇痛药。连续应用不得超过7天。

成人重症监护患者的镇静，根据镇静深度的需要调整给药剂量，连续静脉输注按体重每小时0.3~4.0mg/kg，给药速度不能超过每小时4.0mg/kg。如果患者同时接受其他脂类药物的治疗，其中的脂肪含量应予以考虑。1ml丙泊酚含0.1g脂肪。本品不用于16岁以下儿童的镇静。

本品可以直接静脉滴注，也可用5%葡萄糖注射液或0.9%氯化钠注射液稀释后置玻璃输液瓶内静脉滴注，使用时应摇动混匀。使用前，安瓿颈部或橡胶塞表面应该用酒精喷洒或浸泡方法进行清洁。本品是一种不含防腐剂的脂肪乳剂，微生物暴露后快速生长。打开安瓿或开启小瓶后，应立即抽入无菌注射器或给药装置内，并迅速开始给药。输注过程中，应保持本品及其输液系统的无菌，如需添加其他注射药物，除了考虑相容性外，应在靠近患者留置针接口处注入其他药物。输注丙泊酚的输液器不应连续使用超过12小时，如超过12小时应及时更换新的输液器。本品或本品稀释液可以采用各种输液控制技术进行输注，但如果单独使用一套输液装置，应当避免意外地过量输入的危险，在确定滴定管中溶液的最大稀释量时必须考虑这种危险。输入装置中应包括一根滴定管、滴数计量器或容量输液泵。稀释时，稀释比不应超过1∶5（2mg丙泊酚/ml），并于稀释后马上使用，最迟不得超过6小时。本品不得用其他溶液稀释。需共同输入 5% 葡萄糖注射液、0.9% 氯化钠注射液或糖盐溶液时,可通过连接留置针的 Y 型管给药。

（五）主要不良反应

1. 本品可能出现低血压和短暂的呼吸暂停,这与药物剂量、术前用药或使用其他药物有关。偶尔发生低血压时,需要减慢给药速度和 / 或进行液体替换治疗,必要时用血管收缩药进行治疗。

2. 用药过程可发生心动过缓和心搏停止。

3. 有报告极少数病例使用丙泊酚出现癫痫样活动,如惊厥和角弓反张,个别病例可延迟数小时到数天后发生。癫痫患者使用丙泊酚时,个别病例出现惊厥。

4. 极少数病例使用丙泊酚后发生过敏反应,包括 Quincke 水肿、支气管痉挛、红斑和低血压。有发生胰腺炎的罕见病例。

5. 罕见在 ICU 用于镇静给药剂量按体重计超过每小时 4mg/kg 时,有发生横纹肌溶解、代谢性酸中毒、高钾血症或心脏衰竭的报告,有的甚至死亡。

（六）药物相互作用

1. 丙泊酚与常用的术前用药、吸入麻醉药、镇痛药、肌松药或局部麻醉药一起使用,未发生药理学上的配伍禁忌。区域麻醉合并全身麻醉时,需减少丙泊酚药量。

2. 丙泊酚与苯二氮䓬类药物、副交感神经阻滞药或吸入麻醉药合用时,可延长麻醉时间并降低呼吸频率。

3. 应用阿片类药物术前给药后,使用本品时可能发生呼吸暂停,并且暂停次数逐渐增加及暂停时间逐渐延长。

4. 丙泊酚和琥珀胆碱或新斯的明合用后,可能出现心动过缓或心搏骤停。由于以上这些药物本身容易抑制呼吸功能或引起低血压,与丙泊酚合用时可加强这些作用。需特别强调的是,丙泊酚与术前用药、吸入麻醉药或镇痛药合用时能加深麻醉并增加心血管系统的不良反应。

5. 与中枢神经系统抑制药,如乙醇、全身麻醉药、麻醉性镇痛药等合用时,可加深镇静作用。

6. 与肠外使用的中枢抑制药合用时,可能发生严重的呼吸及心血管抑制。

7. 应用芬太尼后,丙泊酚的血药浓度可短暂性升高。

8. 接受环孢素治疗的患者使用丙泊酚后可发生白质脑病。

（七）注意事项

1. 禁用于对本品及其赋形剂过敏者、孕妇、产科患者或 1 个月以下小儿的全身麻醉及 16 岁以下儿童重症监护患者的镇静。

2. 极度衰弱及老年患者,心、肺、肾或肝脏损害患者,低血容量或癫痫患者,应小心给药,并且给药速度应减慢。心血管或呼吸功能不全及低血容量患者应于使用本品前予以纠正。

3. 因丙泊酚缺乏迷走神经松弛作用,有出现心动过缓的相关报告,偶尔较为严重,甚至心搏骤停,可考虑在诱导前或麻醉维持期间静脉注射抗胆碱药,尤其是迷走神经张力有可能占优势或本品与其他可能引起心动过缓的药物合用时。

4. 丙泊酚注射液 1ml 中含 0.1g 脂肪,有脂肪代谢障碍和须慎用脂肪乳剂的患者,使用本品时应特别注意。

5. 对在 ICU 治疗 3 天后的患者,应监测脂质情况。只有在应特别注意且严密监护下,本品才可用于进展性心力衰竭患者和其他严重心肌疾病的患者。

6. 过度肥胖的患者使用丙泊酚时,应特别注意因剂量偏大导致的血流动力学方面的剧烈变化。伴有高颅压和低平均动脉压的患者,使用本品时有降低脑灌注压的危险,应特别小心。

7. 本品含大豆油,极少数患者可能出现严重的过敏反应。出院前必须确认患者已从全身麻醉中完全恢复。本品超过有效期后不得使用。首次使用后的所有剩余药品均应丢弃,只能使用溶液均匀和容器未损坏的产品。

8. 应用丙泊酚的患者在一定时间内,不能驾驶车辆、操作机器,不能在有潜在危险的环境下工作,不能在无人陪伴下独自回家或饮用酒精类饮品。

9. 意外用药过量,可能引起呼吸循环抑制。呼吸抑制可通过含氧的人工通气处理。循环抑制时应将患者身体保持水平,如果严重,应使用血容量扩充药和升压药。

10. 在经过长时间(超过 58 小时)用超过按体重计,每小时 5mg/kg 剂量治疗的成人患者,也有罕见出现代谢性酸中毒、横纹肌溶解、高钾血症和/或快速进展性心脏衰竭的情况。

四、水 合 氯 醛

(一)药效学

水合氯醛(chloral hydrate)给予催眠剂量 30 分钟内即可诱导入睡,催眠作用温和。较大剂量有抗惊厥作用,大剂量可引起麻醉,甚至抑制延髓呼吸中枢及血管运动中枢,导致死亡。

(二)药动学

消化道或直肠给药均能迅速吸收,1 小时血药浓度达高峰,作用维持 4~8 小时。本品脂溶性高,易透过血脑屏障,可分布到全身各组织。血浆 $t_{1/2}$ 为 7~10 小时,在肝脏迅速代谢成为具有活性的三氯乙醇。三氯乙醇的蛋白结合率为 35%~40%，$t_{1/2}$ 为 4~6 小时。三氯乙醇进一步与葡糖醛酸结合而失活，经肾脏排出，无滞后作用与蓄积性。本药可透过胎盘和进入乳汁。

(三)适应证

抗惊厥，用于癫痫持续状态的治疗，也可用于小儿高热、破伤风及子痫引起的惊厥。

(四)用法用量

1. 成人常用量　用于癫痫持续状态，常用 10% 溶液 20~30ml，稀释 1~2 倍后一次灌肠，方可见效。最大限量 1 次 2g。

2. 小儿常用量　镇静，每次按体重 8mg/kg 或按体表面积 250mg/m²，最大限量为 500mg，每日 3 次，饭后服用。灌肠，每次按体重 25mg/kg，极量每次 1g。

(五)主要不良反应

1. 对胃黏膜有刺激，易引起恶心、呕吐。

2. 大剂量能抑制心肌收缩力，缩短心肌不应期，并抑制延髓呼吸中枢及血管运动中枢。对肝、肾有损害作用。长期服用，可产生依赖性及耐受性，突然停药可引起神经质、幻觉、烦躁、异常兴奋、谵妄、震颤等严重停药综合征。

(六)药物相互作用

1. 与中枢神经抑制药、中枢抑制性抗高血压药(如可乐定、硫酸镁、单胺氧化酶抑制药、三环类抗抑郁药)合用时，可使水合氯醛的中枢性抑制作用更明显。

2. 与抗凝血药同用时，抗凝效应减弱，应定期测定凝血酶原时间，以决定抗凝血药用量。

3. 服用水合氯醛后，静脉注射呋塞米注射液可导致出汗、烘热和血压升高。

(七)注意事项

1. 肝、肾、心脏功能严重障碍者禁用。间歇性血卟啉病患者禁用。

2. 对本品的敏感性个体差异较大，剂量上应注意个体化。

3. 胃炎及溃疡患者不宜口服，直肠炎和结肠炎患者不宜灌肠给药。

4. 孕妇及哺乳期妇女用药　本品虽能透过胎盘，但在动物或人均尚未见致畸。在妊娠期经常服用，新生儿产生停药综合征。本品能分泌入乳汁，可致婴儿镇静。

5. 药物过量　可产生持续的精神错乱、吞咽困难、严重嗜睡、体温低、顽固性恶心、呕吐、胃痛、癫痫发作、呼吸短促或困难、心率过慢、心律失常、严重乏力，并可能有肝肾功能损害。4~5g 可引起急性中毒，致死量为 10g 左右。

6. 中毒抢救　维持呼吸和循环功能，必要时行人工呼吸，气管切开。水合氯醛过量中毒患者，用氟马西尼可改善清醒程度、扩瞳、恢复呼吸频率和血压。

五、唑尼沙胺

（一）药效学

唑尼沙胺（zonisamide）可能是通过作用于钠通道和钙通道来发挥作用的。体外研究提示，唑尼沙胺能阻断钠通道，降低电压依赖的瞬时内向电流（T-型 Ca^{2+} 电流），进而稳定神经细胞膜，抑制神经元过度同步放电。其作用相似于苯妥英及卡马西平，且持续时间长，对癫痫病灶的异常放电有抑制作用。由于结构中有磺酰胺基，故对碳酸酐酶有抑制作用。

（二）药动学

唑尼沙胺口服吸收良好，生物利用度高，有效血药浓度 10~70μg/ml。唑尼沙胺在血浆中的消除半衰期大约为 63 小时，在红细胞中的消除半衰期大约为 105 小时。唑尼沙胺黏附于蛋白的能力不受苯妥英、苯巴比妥或卡马西平浓度的影响。唑尼沙胺主要以原型药物和代谢产物与葡糖醛酸结合的形式通过尿液排出。唑尼沙胺通过乙酰化作用，生成 N- 乙酰唑尼沙胺；通过还原作用，生成开环代谢物和 2- 氨基磺酰胺乙酰。唑尼沙胺以 CYP3A4 为介导，对自身代谢没有诱导作用。反复用药无蓄积性。

（三）适应证

用于成人癫痫部分性发作的添加治疗。

（四）用法用量

口服。成人最初 100~200mg/d，分 1~3 次服。在 1~2 周内增至 200~400mg/d，分 1~3 次服。最大剂量为 600mg/d。小儿最初剂量为 2~4mg/（kg·d），分 1~3 次服，在 1~2 周内增至 4~8mg/（kg·d），分 1~3 次服。一日最大剂量为 12mg/kg。

（五）主要不良反应

常见不良反应有皮疹、嗜睡、倦怠、头痛、眩晕、烦躁、抑郁、幻觉、平衡障碍、食欲缺乏、恶心、呕吐、腹痛、胃痛、腹泻、白细胞减少、贫血、血小板减少及肝药酶升高。

少见的不良反应有视觉异常、体重减轻、发热、发汗、口炎和肾结石。

（六）药物相互作用

唑尼沙胺对苯妥英、卡马西平和丙戊酸的稳态血药浓度无明显影响。诱导肝药酶的药物将会增加唑尼沙胺的代谢和清除并降低它的半衰期。

（七）注意事项

1. 禁用于对本品或磺酰胺类药物过敏者。孕妇禁用，哺乳期妇女慎用。

2. 唑尼沙胺可能导致昏睡，尤其是服用剂量较大时。建议患者在有足够可以判断唑尼沙胺是否影响其行为的服药经验之前，不要驾车，也不要操作其他复杂的机器。

3. 患者如果出现皮疹或癫痫恶化应立即就医。

4. 若出现背痛、腹痛或提示肾结石的血尿等临床症状,患者应立即就医。增加液体摄入量及尿量也许会降低肾结石形成的风险,尤其是结石的某些易患因素。

5. 由于唑尼沙胺会引起血液系统并发症,若患者出现发热、咽喉痛、口腔溃疡或易擦伤等症状,应立即与医师取得联系。

6. 唑尼沙胺与血肌酐浓度的平均增高以及血尿素氮(BUN)超出基线测量近8%的情况有关。应当考虑对肾功能进行周期性监测。

7. 唑尼沙胺与血清碱性磷酸酶增高有关。

8. 儿童服用唑尼沙胺,若有出汗异常(伴有或不伴有发热),家长应立即与医师取得联系。

9. 老年患者用药时通常从用药剂量的下限开始,要考虑到老年人肝脏、肾脏和心脏功能下降以及合并症或合用其他药物的影响。

10. 为女性患者处方前,应明确是否哺乳,是否怀孕或计划怀孕。

六、吡 拉 西 坦

(一)药效学

吡拉西坦(piracetam)为脑代谢改善药,属于 γ- 氨基丁酸的环形衍生物。吡拉西坦具有抗大脑皮质缺氧、增加脑血流量、促进能量转换和脑蛋白合成以及促进脑半球间经由胼胝体的信息传递过程等作用,增加了脑细胞的能量储存和脑细胞活性,可保护低氧状态下的大脑皮质。同时,吡拉西坦能够选择性作用于脑内与学习记忆有关的神经通路,促进神经传递,增加受体密度,如吡拉西坦对胆碱能系统、单胺类递质系统及谷氨酸系统均有明显影响。20% 吡拉西坦氯化钠注射液对颅脑损伤所致的颅内压增高有一定的降压作用。

吡拉西坦氯化钠注射液为 20% 高渗溶液,可产生阶梯性脱水作用;可减少脑血管阻抗,增加脑血流量;可对抗脑缺氧,显著提高大脑皮质抗缺氧能力;可改善脑脊液循环障碍;可减少酸性代谢产物生成,减轻其对脑细胞的直接损害;可以多环节、全面阻断脑水肿时颅内压增高症的恶性循环。

滴注吡拉西坦具有较强减轻脑水肿、降低颅内压的作用,在进入机体后作为一种高渗溶液可通过渗透压的作用使脑细胞内多余的水分排出进入组织间液,再通过血管与组织间液的渗透压作用进入血液循环经肾脏排出。同时吡拉西坦具有较好的缓冲作用,不会因心脏负荷量与肾小球滤过率突然增加而损伤心、肾功能。同时吡拉西坦对血液流变学还具有一定的改善作用,可抑制血小板聚集,促进增加红细胞的变形度,降低血液黏稠度,防止血栓形成。本品促进微循环作用显著地改善了因微循环障碍发生的继发性脑水肿,进一步促进脑功能的恢复。

（二）药动学

本品均匀分布于机体大部分组织和器官，并可透过血脑屏障和胎盘屏障，血浆蛋白结合率为 30%，消除半衰期为 5~6 小时。本品在体内不发生降解和生物转化，有 95%~98% 以原型药物从尿中排出，2% 从粪便中排出。

（三）适应证

20% 吡拉西坦氯化钠注射液适用于治疗因脑外伤所致的颅内压增高症。《马丁代尔药物大典》指出，吡拉西坦可用于皮质性肌阵挛癫痫。

（四）用法用量

吡拉西坦注射液：静脉滴注，一次 16~20g，5~10 分钟内滴完，每 6~8 小时滴注 1 次，连续用药 3~5 天或遵医嘱。

（五）主要不良反应

偶见轻度氨基转移酶升高，但与药物剂量无关，也可能出现注射局部疼痛、渗漏可致皮肤坏死、皮肤水疱等反应。

（六）药物相互作用

1. 吡拉西坦与华法林联合应用时，可延长凝血酶原时间，诱导抑制血小板聚集。

2. 在接受抗凝治疗的患者中，同时应用吡拉西坦时应特别注意凝血时间，防止出血危险，必要时应调整抗凝治疗药物的剂量和用法。

（七）注意事项

1. 肝肾功能不全者慎用，并应适当减少剂量。

2. 20% 吡拉西坦氯化钠注射液应用前请检查，如有结晶，可置温水中震荡待结晶完全溶解后再使用，并应使用有过滤器的输液器。

3. 锥体外系疾病患者、早产儿和新生儿禁用，以免加重症状。

七、扑 米 酮

（一）药效学

扑米酮（primidone）在体内的主要代谢产物为苯巴比妥。它可以使神经细胞的氯离子通道开放，细胞过极化，发挥拟 γ-氨基丁酸（GABA）的作用，达到治疗浓度时可降低谷氨酸的兴奋作用，加强 γ-氨基丁酸的抑制作用，抑制中枢神经系统单突触和多突触传递，导致整个神经细胞兴奋性降低，提高运动皮质电刺激阈，使发作阈值提高，从而抑制致痫灶放电的传播。

（二）药动学

扑米酮口服吸收较快。儿童的生物利用度约 92%。本品口服 3~4 小时血药浓度达峰值，血浆蛋白结合率较低，约为 20%，表观分布容积一般为 0.6L/kg，

$t_{1/2}$ 10~15 小时。本品由肝脏代谢为活性产物,经肾脏排出。成人吸收的扑米酮 15%~25% 转化为苯巴比妥,服药一周血药浓度达稳态,血浆有效浓度为 10~20μg/ml。本品可透过胎盘,可分泌进入乳汁。

（三）适应证

用于癫痫阵挛性发作（大发作）、单纯部分性发作和复杂部分性发作的单方或联合用药治疗,也用于特发性震颤和老年性震颤的治疗。

（四）用法用量

口服。

1. 成人常用量,初始剂量 50mg,一日 1 次,睡前服用,3 日后改为一日 2 次,1 周后改为一日 3 次,第 10 日起改为 250mg,一日 3 次,总量不超过 1.5g/d;维持量一般为 250mg,一日 3 次。

2. 儿童常用量,8 岁以下,初始剂量 50mg,一日 1 次,睡前服用,3 日后改为 50mg,一日 2 次;1 周后 100mg,一日 2 次,10 日后可增至 125~250mg,一日 3 次,或按体重 10~25mg/（kg·d）,分次服。8 岁以上儿童同成人。

（五）主要不良反应

患者不能耐受或服用过量可产生视力改变、复视、眼球震颤、共济失调、认识迟钝、情感障碍、精神错乱、呼吸短促或障碍。偶见过敏反应、粒细胞减少、再生障碍性贫血、红细胞发育不良和巨幼细胞贫血,可出现中毒性表皮坏死松解症。

（六）药物相互作用

1. 饮酒或与全麻药、具有中枢神经抑制作用的药物、注射用硫酸镁合用时,可增加本品对中枢神经活动或呼吸的抑制作用,用量需调整。

2. 与抗凝血药、皮质激素、洋地黄、地高辛、盐酸多西环素或三环类抗抑郁药合用时,由于本品活性代谢物苯巴比妥对肝药酶的诱导作用,使这些药物代谢增快而疗效降低。

3. 与单胺氧化酶抑制药合用时,本品代谢受抑制,可能出现中毒。

4. 本品可降低维生素 B_{12} 的肠道吸收,增加维生素 C 由肾排出,由于本品诱导肝药酶,可使维生素 D 代谢加快。

5. 与垂体后叶素合用,有增加心律失常或冠脉供血不足的危险。

6. 与卡马西平合用,由于两者相互的肝药酶诱导作用而疗效降低,应测定血药浓度。

7. 与其他抗癫痫药物合用,由于代谢的变化引起癫痫发作的形式改变,需及时调整用量。

8. 与丙戊酸钠合用,本品血药浓度增加,同时丙戊酸半衰期缩短,应调整用量,避免引起中毒。

9. 不宜与苯巴比妥合用。

10. 与苯妥英钠合用时本品代谢加快,与避孕药合用时可致避孕失败。

（七）注意事项

1. 下列情况慎用

（1）肝肾功能不全者（可能引起本品在体内的积蓄）。

（2）卟啉病患者（可引起新的发作）。

（3）哮喘、肺气肿或其他可能加重呼吸困难或气道不畅等的呼吸系统疾病患者。

（4）轻微脑功能障碍者（可引起病情加重）。

2. 对本品及苯巴比妥过敏者禁用。

3. 对诊断的干扰：血清胆红素可能降低；酚妥拉明试验可出现假阳性，如需作此试验需停药至少 24 小时，最好 48~72 小时。

4. 血药浓度个体差异很大，因此治疗需要个体化。

5. 停药时用量应递减，防止重新发作。

6. 治疗期间应按时服药，漏服应尽快补服，但距下次服药前 1 小时不必补服，不可一次服双倍量。

7. 用药期间应监测血细胞计数，定期测定扑米酮及其代谢产物苯巴比妥的血药浓度。

第四节　新研发的抗癫痫药物

一、氯草酸钾

（一）药效学

氯草酸钾（clorazepate potassium）为苯二氮草受体激动药，可以加强或异化抑制性神经递质 GABA 的作用，主要在中枢神经各部位起突触前和突触后的抑制作用。

（二）药动学

本品口服吸收快，0.5~2 小时血药浓度达峰值。半衰期长，其代谢产物共轭奥沙西泮，半衰期为 30~100 小时，5~14 天达稳态血药浓度。经肾脏排泄，由于活性代谢物蓄积，消除缓慢。

（三）适应证

抗惊厥。

（四）用法用量

口服。

1. 12岁以上青少年和成人常用量 一次7.5mg,一日3次,需要时每周增加7.5mg,每日剂量最大不超过90mg。年老体弱者减量。

2. 小儿常用量 9~12岁,一次7.5mg,一日2次,以后每周增加7.5mg,每日总量不超过60mg。

（五）主要不良反应

常见精神错乱、情绪抑郁、头痛、恶心、呕吐及排尿障碍等。

（六）药物相互作用

抗酸药能减缓向去甲地西泮的转化,但不影响吸收速度。

（七）注意事项

1. 老年、体弱、幼儿、肝病和低蛋白血症患者,对本类药物的中枢性抑制作用较敏感,注射用药时易引起呼吸抑制、低血压、肌无力、心动过缓或心跳停止；高龄衰老、危重、肺功能不全以及心血管功能不稳定患者等,静脉注射速度过快或与中枢抑制药合用时,发生率更高。

2. 药物过量可出现持续的精神紊乱、嗜睡深沉、震颤、持续的说话不清、站立不稳、心动过缓、呼吸急促或困难及严重的肌无力。

3. 突然停药可能发生停药症状,较多见的为睡眠困难、异常的激惹状态和神经质。严重的停药反应多见于长期服用过量的患者。

4. 对某一苯二氮䓬类药物过敏者,对其他同类药也可能过敏。

5. 下列情况慎用 中枢神经系统处于抑制状态的急性酒精中毒；有药物滥用或成瘾史；肝功能损害（使用本药可延长消除半衰期）；严重的精神抑郁（使用本药可使病情加重,甚至自杀倾向,应采取预防措施）；重症肌无力（可使病情可加重）；急性或易于发生的闭角型青光眼发作；严重的慢性阻塞性肺疾病（可加重通气衰竭）；肾功能损害（可延迟本类药物的消除半衰期）。

二、非尔氨酯

（一）药效学

非尔氨酯的作用机制尚不清楚。目前认为其抗惊厥作用与 *N*-甲基-D-门冬氨酸受体有关。动物实验表明,本品能明显抑制大鼠及小鼠最大电休克作用,提示可能对全面强直-阵挛性发作和部分发作有效；对戊四氮诱发的癫痫发作具有保护作用,提示本品可提高发作阈值,对癫痫小发作有效；对印防己毒素诱发的癫痫发作有保护作用。

（二）药动学

本品口服吸收良好,1~4小时达到血药浓度峰值,吸收不受食物影响。表观分布容积为0.76~0.85L/kg,蛋白结合率为22%~25%。单用时消除半衰期为13~23小时,合用苯妥英或卡马西平时半衰期缩短。本品通过肝脏主要以羟化和结合的方式代谢,代谢物无药理活性,剂量的 90% 以上经尿排出,其中 40%~49% 为原型药物。

(三)适应证

单用或辅助治疗用于伴或不伴全身性发作的癫痫部分性发作。

(四)用法用量

口服。

1. 14 岁以上儿童及成人 初始剂量为 1.2g/d,分 3~4 次服用,每隔 1~2 周可增加剂量 0.6~1.2g,通常剂量为 2.4~3.6g/d。治疗 Lennox-Gastaut 综合征,须与其他抗癫痫药物联合应用。

2. 2~14 岁儿童 每日 15mg/(kg·d),分 3~4 次服用,隔周增加剂量 15mg/kg,最大剂量为 45mg/(kg·d)。

(五)主要不良反应

1. 最常见恶心、呕吐、畏食、头晕、失眠、嗜睡和头痛等。偶见皮疹、光敏性增加。少见流感样症状、异常步态、视物模糊、复视、呼吸困难、手足麻木、心悸、震颤和尿失禁等。

2. 可能发生再生障碍性贫血及肝脏损伤,因此需定期进行血液学检查及肝功能检查。美国食品药品管理局(FDA)曾发出警告,本品可能引起自杀行为,应对患者进行严密监测。

(六)药物相互作用

1. 本品可减慢丙戊酸、苯巴比妥的代谢,后两者剂量应减少 20%。

2. 与中枢神经系统抑制药(酒精、抗组胺药、巴比妥类、苯二氮䓬类、肌松药、镇静药、麻醉药或吩噻嗪类)或三环类抗抑郁药合用,可造成过度嗜睡。

3. 苯妥英钠、卡马西平加快本品代谢,降低疗效。

(七)注意事项

1. 对本品过敏、血液异常及肝功能障碍史者禁用。

2. 孕妇和哺乳期妇女不宜使用。

3. 肾功能不全、青光眼及心血管病患者慎用。

4. 用药期间避免驾车以及从事机械操作。

三、噻 加 宾

(一)药效学

噻加宾(tiagabine)通过阻滞神经元和神经胶质细胞对 GABA 的再摄取,增加突触部位 GABA 水平而达到抗惊厥效果。

(二)药动学

噻加宾盐酸盐口服后迅速吸收,0.5~2 小时血药浓度达峰值。食物可减慢吸收但不减少吸收量。生物利用度 90%~95%，血浆蛋白结合率 96%，平均消除半衰期为 5~8 小时。本品主要经细胞色素 P450 酶系统代谢，合并使用酶诱导剂可能加速本品的消除，使其半衰期缩短。肝功不全患者代谢降低。约 63% 经粪便排出，25% 经尿排出。

（三）适应证

用于成人及 12 岁以上儿童难治性部分性癫痫发作。

（四）用法用量

口服。初始剂量为每日 12mg，分 2 次服用，每周可增加剂量 12~24mg。通常有效剂量为每日 24~60mg，分 2~4 次服用。

（五）主要不良反应

可见困倦、头晕、疲乏、咽炎、呕吐、腹泻、易怒或注意力不集中。少见弱视、口炎、肌无力、肌痛、失眠、精神错乱、抑郁、瘙痒、共济失调或感觉障碍。罕见健忘、情绪不稳、兴奋、眼震或皮疹等。

（六）药物相互作用

有文献指出，本品各剂量均不影响肝脏单胺氧化酶系统。本品在曾单用丙戊酸治疗的患者中的药动学与未用药治疗者一样。与其他肝药酶诱导剂合用对本品的药动学也无影响。在体外本品可被萘普生、水杨酸盐、丙戊酸钠从结合部位取代。但英文说明书指出服用有酶诱导作用的抗癫痫药物时，本品血药浓度降低。

（七）注意事项

1. 有肝脏疾病的患者以及 12 岁以下儿童禁用。
2. 慎用于孕妇、哺乳期妇女。
3. 用药期间不宜突然停药。

四、氨己烯酸

（一）药效学

氨己烯酸（vigabatrin）通过不可逆抑制 GABA 转移酶而增加抑制性神经介质 GABA 在脑中的浓度。

（二）药动学

本品口服吸收迅速，1~2 小时血药浓度达峰值。生物利用度为 60%~80%，食物不影响本品吸收。表观分布容积为 0.8L/kg。本品不与血浆蛋白结合，不诱导肝药酶，在体内不代谢，消除半衰期为 5~7 小时。本品主要通过肾脏排泄，24 小时内约口服剂量的 79% 以原型随尿排出。

（三）适应证

用于部分性癫痫发作，也可与其他抗癫痫药物合用治疗难治性癫痫发作。

还可用于儿童 Lennox-Gastaut 综合征和婴儿痉挛症。

（四）用法用量

口服。

1. 成人初始剂量为 1g，一日 1 次或一日 2 次，可逐渐增加剂量，每周可增加 0.5~1g；通常有效剂量为 1~3g/d，一般不超过 4g/d；婴儿痉挛症 100mg/（kg·d）。

2. 儿童初始剂量为 40mg/（kg·d），必要时可增至 80~100mg/（kg·d），不能超过 100mg/（kg·d）。老年人、肾功能损害者初始剂量为 0.5g/d。

（五）主要不良反应

可见嗜睡、头晕、头痛、疲倦、体重增加、易激惹、神经质，偶见失眠、恶心、呕吐、共济失调、抑郁、行为异常、精神错乱、攻击性、焦虑等。有研究表明，服用 2 年以上的患者，有 40% 发生视野缺损。因此，服用本品每 6 个月应做 1 次视野检查。

（六）药物相互作用

与苯妥英合用时，可使本品血药浓度下降 20%。

（七）注意事项

1. 全面性癫痫和有精神病史患者禁用。

2. 孕妇和哺乳期妇女不宜使用。

3. 老年和肾损伤患者慎用。

4. 停药时应逐渐减量，一般需 2~4 周。

五、拉 考 沙 胺

（一）药效学

拉考沙胺（lacosamide）是一种新型 NMDA 受体甘氨酸位点结合拮抗剂，具有全新双重机制的抗惊厥作用，可选择性促进钠通道缓慢失活，并调节脑衰反应调节蛋白 -2（collapsin response mediator protein-2，CRMP-2），可稳定神经元细胞的过度兴奋，抑制神经元放电，有效缩减通道的长时程有效性，且不会对患者身体功能造成损伤。

（二）药动学

本品口服完全吸收，且不受食物影响，无首关效应，口服绝对生物利用度接近 100%，血浆蛋白结合率低于 15%，口服后约 1~4 小时达最高血药浓度，半衰期约为 13 小时，主要经肾脏排泄和肾脏生物转化被消除。

（三）适应证

用于 16 岁以上部分性癫痫患者（有或无继发性全面发作）的加用治疗。

（四）用法用量

口服。初始剂量为50mg，一日2次，3天后达稳态血药浓度。轻至中度肾功能损害患者无须调整剂量，严重肾功能损害、晚期肾病和轻至中度肝功能损害时最大推荐剂量为300mg/d。

（五）主要不良反应

可见头晕、恶心等，在稳定期多数患者症状减轻或消失。导致患者停药的最常见不良事件为头晕和共济失调。

（六）药物相互作用

由于药动学相互作用的研究缺乏，不能排除本品与其他药物相互作用的可能性，特别是与影响心脏传导系统的药物之间的相互作用。

（七）注意事项

1. 严重肝功能损害患者不推荐使用。

2. 心、肾功能异常患者慎用。

3. 孕妇和哺乳期妇女慎用。

（齐晓涟　张永莉）

第三章　癫痫全面性发作与局灶性发作药物治疗的药学监护

第一节　全面性发作

一、药学监护要点

1. 用药适宜性监护　首先要选择适宜的药物，不仅要根据发作类型选择指南推荐的抗癫痫药物，如丙戊酸钠、托吡酯等，还要注意患者的性别和年龄等。对于肌阵挛发作可以选择氯硝西泮。然后，根据患者的体重选择适宜的给药剂量，从小剂量开始，逐渐加量。在加量过程中，要注意加量速度以及药物的极量，如丙戊酸钠一般剂量为 1.2g/d，托吡酯的剂量一般不超过 400mg/d，氯硝西泮的极量为 20mg/d。在给药频次上，要注意尽量等间隔给药，以保证体内药物浓度的恒定。丙戊酸钠普通片为每 8 小时 1 次给药，丙戊酸钠缓释片为每 12 小时 1 次给药，托吡酯片为每 12 小时 1 次给药。另外，鼻饲患者不能应用缓释片。患者在饮食方面要避免刺激性饮料，如咖啡。服用丙戊酸钠的患者发热时尽量避免使用阿司匹林。

2. 用药有效性监护　要了解患者的发作类型、发作频率和发作持续时间。在每次调整用药后，要注意观察患者的发作类型是否有变化，发作频率是否减少，发作持续时间是否缩短，必要时监测患者的血药浓度。患者的用药调整应以发作控制情况为主要观察指标，适当结合血药浓度监测数据解读。如果发作控制良好，血药浓度未达标，可以暂时不调整剂量。如果血药浓度超过治疗窗，但减少药物剂量发作控制欠佳，则要保持原有剂量，加强药物不良反应（ADR）监测。

3. 用药安全性监护　服用丙戊酸钠应至少每 3 个月监测一次肝功能、血常规、血氨、凝血功能等指标，如发现肝药酶异常、血小板和白细胞降低、纤维蛋白原下降、血氨升高，应及时治疗。托吡酯用药安全性监护，包括多饮水防止肾结石，注意观察患者是否出现焦虑症状；密切观察患者体温变化；观察患者是否有记忆明显减退和话语较少。如果患者不能耐受，可与医师沟通，调整给药方案。氯硝西泮的安全性监护不仅要注意成瘾性,还要注意意识障碍患者的流涎问题,防止导致误吸。

二、案例分享

1. 病例摘要

患者,女性,15岁,57kg。因"反复发热,头痛伴发作性肢体抽搐,意识不清 3 年"就诊。

患者于 3 年前感冒后出现发热,最高体温 37.8℃,伴头痛,呈后枕部及双颞部胀痛,伴恶心呕吐 1 次,呕吐物为非喷射性胃内容物。后出现双眼上翻并双上肢抖动发作 2 次,每次持续 2~3 秒后缓解,在当地医院行头颅磁共振成像(MRI)及腰穿检查(具体结果不详),考虑"病毒性脑炎",给予"激素及相关对症治疗"(具体不详),住院治疗半个月后症状好转,复查颅脑 MRI 示病灶消失。2 年前患者再次出现类似发作,伴右手无力,持续 4~5 天后缓解,行"激素及相关对症治疗(具体不详)"半个月后好转。4 个月前,患者感冒后又出现上述症状,当地医院行腰穿检查脑脊液(CSF):无色透明,压力不详,白细胞计数 0;颅脑 MRI 示双颞叶及左枕叶异常信号;按"病毒性脑炎"给予"甘露醇、阿昔洛韦、奥拉西坦、地塞米松"等治疗半个月后好转出院。14 天前感冒后上述症状又一次出现,表现为发作性双眼上翻并四肢强直 - 阵挛性发作,持续约 1 分钟后缓解,共发作 2 次;外院行腰穿 CSF 检查示"压力 290mmH$_2$O,无色透明,白细胞计数 4×10^6/L,氯 89.7mmol/L,葡萄糖 2.8mmol/L,蛋白 724mmol/L"。颅脑 MRI+ 核磁共振弥散加权成像(diffusion weight imaging,DWI)+ 核磁共振波谱分析(magnetic resonance spectroscopyanalysis,MRS)示"右侧颞顶叶、丘脑、基底节区异常信号影",考虑"病毒性脑炎",给予"甘露醇、更昔洛韦、灯盏花素、还原型谷胱甘肽、丙戊酸镁"等治疗,头痛好转,未再有癫痫发作,为进一步诊疗收住我科。

既往病史:否认高血压和糖尿病史,否认手术外伤及输血史,预防接种史不详。否认食物及药物过敏史。

诊断:线粒体脑肌病。

2. 治疗经过

入院第 1 天

生命体征:体温(T)37.2℃,脉搏(P)78 次 /min,呼吸(R)18 次 /min,血压(BP)100/50mmHg。

查体:神清语利,定向力及记忆力可,计算力及理解判断力差;伸舌居中,双侧瞳孔等大等圆,直径约 3mm,光反应灵敏,双侧鼻唇沟对称,舌居中,余颅神经查体无异常;四肢肌力 V 级,肌张力正常,双侧腱反射等叩(++),感觉及共济查体无异常,右侧病理征(－),左侧巴宾斯基征(±),颈无抵抗,克尼格征(－),内科查体无异常。

乳酸:3.5mmol/L。

脑脊液(CSF)压力 290mmH$_2$O,无色透明。

CSF 常规:白细胞计数 $4×10^6$/L,氯 89.7mmol/L,葡萄糖 2.8mmol/L,蛋白724mg/L。

颅脑 MRI 示:右侧颞叶、顶叶、丘脑及基底节区异常信号影。

医师查房分析:线粒体脑肌病是由线粒体 DNA 或核 DNA 缺陷引起线粒体的结构和功能障碍,ATP 合成不足所致的多系统疾病,其共同特征为轻度活动后即感到极度疲乏无力,休息后好转,病变累及中枢神经系统。线粒体脑肌病 MELAS 型常于 40 岁以前发病,儿童期和青少年期发病最多,临床表现有癫痫发作、卒中样发作及亚急性脑功能障碍,可致神经功能衰退和痴呆、间断呕吐、乳酸中毒及近端肌无力性肌病等其他异常。该患者少年起病,有反复发作性头痛、肢体抽搐及意识不清、血乳酸增高达到中毒浓度水平,不能除外线粒体脑肌病。目前患者颅压高,给予甘露醇脱水降颅压治疗,同时行线粒体基因检查以明确诊断。

药物治疗方案:

(1)20% 甘露醇注射液 125ml,每 8 小时 1 次,静脉滴注。

(2)氯化钾注射液 1.5g+0.9% 氯化钠注射液 500ml,一日 1 次,静脉滴注。

药师分析:

(1)患者线粒体脑肌病诊断待明确,但患者目前颅压高,需对症给予脱水降颅压治疗,甘露醇为组织脱水药,在体内不被代谢,经肾小球滤过后在肾小管内很少被重吸收,从而起到渗透性利尿作用。本患者 CSF 压力 290mmH$_2$O,具有脱水降颅压的适应证。甘露醇治疗高颅压的剂量是每次 0.25~2g/kg,30~60 分钟内静脉滴注完毕。患者体重 57kg,甘露醇每次的用量应为 14.25~114g,20% 甘露醇 125ml 相当于甘露醇 25g,单次剂量适宜。甘露醇的脱水降颅压作用可维持 3~8 小时,故每 8 小时给药一次适宜。

(2)理论上,注射 100g 甘露醇可使 2 000ml 细胞内水转移至细胞外,并丢失一定的电解质,为避免患者脱水,在给予脱水处理的同时静脉补液 500ml 生理盐水和 1.5g 氯化钾适宜;本组含氯化钾输液的配制浓度为 3g/L,符合 ≤ 3.4g/L 的要求,配制浓度适宜。

药学监护要点:

(1)注意监测患者颅压以及血压的变化,可提醒医师监测眼底水肿症状的变化。

(2)甘露醇注射液应于 0.5 小时内滴完,同时注意监测甘露醇脱水治疗过程肾功能及电解质的变化。

（3）氯化钾注射液稀释组的滴注时间应＞2小时。

入院第2天

主诉：未再有肢体抽搐及意识不清发作，头痛较前减轻。

生命体征：T 36.6℃，R 20次/min，P 84次/min，BP 100/50mmHg。

查体：神清语利，定向力、记忆力可，计算力及理解力、判断力差；双侧瞳孔等大等圆，直径约3mm，光反应灵敏；伸舌居中，余颅神经查体无异常；四肢肌力Ⅴ级，肌张力正常，双侧腱反射等叩（++），感觉及共济查体无异常，左侧巴宾斯基征（±），右侧病理征（-），颈无抵抗，克尼格征（-），四肢散在出血点及瘀斑。

实验室检查：血常规 WBC 5.49×10^9/L，RBC 3.88×10^{12}/L，HB 116g/L，PLT 15×10^9/L，NEUT% 62.3%，LY% 35.9%。

血生化检查：GPT 24IU/L，GOT 16IU/L，TBIL 5.99μmol/L，DBIL 3.09μmol/L，GLU 3.75mmol/L，CR 51μmol/L，BUN 5.72mmol/L，K^+ 4mmol/L，Na^+ 138mmol/L。

医师查房分析：患者系青年女性，反复急性起病，表现为反复发热，头痛伴发作性肢体抽搐，意识不清，影像学异常定位于右颞叶、顶叶、丘脑、基底节及脑膜，定性诊断首先考虑线粒体脑肌病。入院第2天行线粒体基因检查以明确诊断。另患者入院第2天查 PLT 为 15×10^9/L，复查结果示 PLT 为 13×10^9/L，血液科会诊意见：血小板减少原因待查。考虑患者入院前有长期口服丙戊酸镁抗癫痫治疗用药史，该药有血小板减少副作用，但患者入院后已停用丙戊酸镁，为此嘱患者卧床休息，避免碰撞及情绪激动；申请输血小板1U，注意观察、护理口腔，并且查尿常规、便常规，查腹部B超，必要时骨穿检查，监测其血常规。

药物治疗方案调整，在原输液基础上，加用下列口服药物：

（1）托吡酯片，25mg，每12小时1次，口服。

（2）左卡尼汀口服液，10ml，一日3次，口服。

（3）维生素 B_1 片，10mg，一日3次，口服。

（4）维生素 B_2 片，10mg，一日3次，口服。

（5）甲钴胺片，0.5mg，一日3次，口服。

（6）醋酸泼尼松片，10mg，一日1次，口服。

（7）吉法酯片，100mg，一日3次，口服。

药师分析：

（1）抗癫痫治疗：托吡酯为广谱抗癫痫药物，对部分性发作和全面性发作均有效。该患者为颅内病变继发四肢抽搐，为全面性发作，可以选用丙戊酸、托吡酯、拉莫三嗪等。该患者血小板计数低，可能与患者入院前服用丙戊酸镁有关；托吡酯对血液系统影响较小，故给予托吡酯控制发作，选药得当。托吡酯初始剂量为 25mg，一日 2 次，用药医嘱用法用量正确。

（2）补充能量治疗：左卡尼汀为体内能量代谢的必需物质，可以将长链脂肪酸带进线粒体基质，并促进其氧化分解，为细胞提供能量。该患者线粒体脑肌病可能性大，可给予左卡尼汀，通过增加能量产生而提高组织器官的供能，改善组织缺血缺氧。左卡尼汀剂量 1~3g/d，分 1~3 次服用；医嘱左卡尼汀口服液规格为 10ml∶1g，用法用量适宜。

（3）营养神经治疗：根据中国抗癫痫协会相关指南，线粒体脑肌病一般给予支持和对症治疗。该患者发病以来，智力较同龄人差，给予口服 B 族维生素营养神经治疗，维生素 B_1 片、维生素 B_2 片和甲钴胺片用法用量适宜。

（4）激素序贯治疗：患者入院前长期使用地塞米松，如果减量过快或突然停药可使原发病复发或加重，因此给予口服序贯治疗合理。之前患者使用地塞米松 5mg/d 静脉滴注给药，相当于泼尼松 33.35mg，现给予口服泼尼松 10mg，约为原用量的 1/3，考虑患者目前无激素治疗指征，该减量方案合理。

（5）保护胃黏膜治疗：吉法酯可用于治疗胃溃疡和十二指肠溃疡。但该患者目前口服激素剂量较小，吉法酯预防用药无指征，适应证不适宜。

药学监护要点：

（1）提醒医师停用吉法酯。交代患者托吡酯按医嘱每 12 小时服药 1 次。

（2）密切观察患者癫痫发作变化，注意血常规监测。

（3）嘱患者多饮水，注意观察有无出现黑便。

入院第 4 天

主诉：昨晚 7 点左右开始头痛。

生命体征：T 37.4℃，R 20 次 /min，P 84 次 /min，BP 110/60mmHg。

查体：双上肢抽血处见散在瘀斑，双腿紫癜消失，余查体无异常。

实验室检查：血常规 WBC 3.23×10^9/L，RBC 3.62×10^{12}/L，HB 109g/L，PLT 8×10^9/L，NEUT% 62.3%，LY% 35.9%。

医师查房分析：患者入院第 4 天急查血常规回报 PLT 8×10^9/L，远低于正常值，为此尽量避免有创性操作，申请输注血小板 1U；停用甘露醇及氯化钾注射液，加用利可君片 20mg，一日 3 次，口服，密切关注患者病情变化。

药物治疗方案调整：

（1）停用甘露醇注射液、氯化钾注射液。

（2）利可君片 20mg，一日 3 次，口服。

药师分析：

（1）甘露醇的常见不良反应包括心血管系统、神经系统、内分泌 / 代谢系统、消化系统、泌尿系统及眼科等副作用，血液系统不良反应未见报道。该患者出现血小板计数异常停用甘露醇缺少循证依据,而且,骤然停用甘露醇会引起颅压反跳。患者头痛再发,可能与高颅压有关,建议恢复使用甘露醇脱水降颅压治疗。

(2)原先治疗方案中给予氯化钾注射液是为了预防甘露醇脱水可能引起的低血钾,如停用甘露醇的同时停止补钾是正确的。

(3)利可君用于各种原因引起的白细胞减少、血小板减少、再生障碍性贫血等。患者目前白细胞数,血小板数均降低,适应证适宜。利可君成人口服剂量10~20mg,一日3次,用法用量得当。

药学监护要点:

(1)持续监测血常规,关注头痛等病情变化趋势。

(2)嘱患者多饮水,尽量避免肢体磕碰损伤,注意保暖,预防感冒。

入院第5天

主诉:头痛,全身乏力。

生命体征:T 37.3℃,R 20次/min,P 78次/min,BP 110/60mmHg。

查体:神清语利,计算力及理解力判断力差,双侧瞳孔等大等圆,直径约3mm,光反应灵敏,伸舌居中,余颅神经查体无异常,四肢肌力Ⅴ级,肌张力正常,双侧腱反射等叩(++),感觉及共济查体无异常,左侧巴宾斯基征(±),右侧病理征(−),颈无抵抗,克尼格征(−),全身无明显出血点。

血常规检查:WBC 2.13×10^9/L,RBC 3.55×10^{12}/L,HB 106g/L,PLT 77×10^9/L,NEUT% 19.3%,LY% 78.4%。

医师查房分析:患者血小板计数降低仍然严重,近两日又出现白细胞计数降低,不能除外血液系统疾病所致,拟行骨髓穿刺术以明确诊断。患者头痛仍考虑高颅压引起,接受药师建议给予甘露醇联合甘油果糖降颅压。向患者家属沟通,分析病情及诊疗措施。

药物治疗方案调整:

(1)甘油合剂(50%甘油盐水)40ml,一日3次,口服。

(2)20%甘露醇注射液125ml,每8小时1次,静脉滴注。

药师分析:

(1)该患者颅压高头痛,高渗性脱水药作用相对缓和且较持久,是脱水治疗的主要用药。快速静脉滴注甘露醇配合口服甘油合剂降颅压治疗,措施得当,但甘油合剂(40ml,一日3次)剂量偏低。

(2)患者出现的白细胞和血小板计数降低可能与应用丙戊酸镁有关,今停用丙戊酸镁第7天,白细胞和血小板的功能尚未恢复正常,可继续观察。

药学监护要点:

(1)建议将甘油合剂量增加到100ml,一日3次,饭后服用。

（2）继续血常规监测，观察头痛转归，警惕癫痫发作。

入院第6天

主诉：头痛、发热，无恶心呕吐。

生命体征：T 39℃，R 20次/min，P 100次/min，BP 100/80mmHg。

查体：咽部略充血，双肺呼吸音粗，未闻及干湿啰音，余无变化。

血常规检查：WBC 0.62×10^9/L，RBC 3.68×10^{12}/L，HB 109g/L，PLT 139×10^9/L，NEUT% 3.2%，LY% 88.7%。

骨穿检查报告：骨髓增生活跃 G=6%，E=31.5%，粒系抑制，红系增生，巨核细胞 159个。颅脑CT：病灶较前增大，中线结构移位明显。主任医师查房分析：目前患者病情较重，血白细胞计数低，极易合并感染，发热原因考虑存在感染；昨日颅脑CT复查示病灶范围较前增大，并且中线结构移位明显，水肿严重。给予加强脱水，停用甘油合剂，静脉给予甘油果糖，增加甘露醇给药频数；患者入院第6天进食较少，给予补充液体并预防电解质紊乱，继续观察病情。血液科会诊意见：患者骨穿示骨髓增生活跃，G=6%，E=31.5%，粒系抑制，红系增生，巨核细胞 159个，考虑系粒细胞缺乏合并感染。建议予保护性隔离，予粒细胞刺激因子 150μg 皮下注射，一日1次，并加强抗感染治疗；复方氯己定含漱液漱口，注意复查血常规，密切观察病情。

临床药师参与会诊，建议选用头孢吡肟抗感染，医师采纳。

药物治疗方案调整：

（1）甘油果糖氯化钠注射液 250ml，每12小时1次，静脉滴注。

（2）氯化钾注射液 1.5g+5% 葡萄糖注射液 500ml，一日1次，静脉滴注。

（3）维生素C注射液 1g+0.9% 氯化钠注射液 500ml，一日1次，静脉滴注。

（4）重组人粒细胞刺激因子注射液 150μg，一日1次，皮下注射。

（5）头孢吡肟 2g+0.9% 氯化钠注射液 100ml，每12小时1次，静脉滴注。

（6）20% 甘露醇注射液 125ml，每6小时1次，静脉滴注。

（7）停用吉法酯和甘油合剂，其他口服药可继续使用。

药师分析：

（1）甘油果糖氯化钠注射液是长效脱水剂，起效较缓，但药效持续时间较长，可与甘露醇合用防止颅内压反跳；该药成人用量一次 250~500ml，一日1~2次；该患者用法用量合理。

（2）甘露醇和甘油果糖联用，可引起钾排出量增加而导致低钾血症，故需要补充氯化钾，一般每日补充氯化钾 3~4.5g。氯化钾静脉滴注给药的浓度不超过 3.4g/L，给药速度不超过 0.75g/h。该患者予氯化钾注射液 1.5g 加入 5% 葡萄糖注射液 500ml，浓度为 3g/L，用法用量得当。

（3）该患者入院后白细胞计数进行性降低，血液科会诊考虑粒细胞缺乏，重组人粒细胞刺激因子是调节骨髓中粒系造血的主要细胞因子之一,符合适应证;该药经皮下注射或静脉注射,开始剂量 2~5μg/(kg·d),根据中性粒细胞数升高疗效增减剂量或停止用药。患者体重 65kg,重组人粒细胞刺激因子初始剂量应为 130~320μg,采用 150μg 皮下注射,用法用量正确。

(4)该患者白细胞计数极低,体温高达 39℃,考虑粒细胞缺乏合并感染。头孢吡肟适用于中性粒细胞减少伴发热疾病的经验治疗,通常采用静脉给药,2g,每 8 小时 1 次,疗程 7~10 天;考虑到患者为 15 岁少年,感染程度尚不严重,2g,一日 2 次,给药可行。值得注意的是,2012 年美国 FDA 提出头孢吡肟与持续性痫样放电有关。该患者有既往癫痫发作史,使用头孢吡肟需警惕诱导癫痫发作的风险。鉴于患者控制粒细胞缺乏合并感染是关键因素,且入院以来无癫痫发作,为此可在密切监护癫痫发作的情况下慎重使用头孢吡肟。

药学监护要点:

(1)注意控制甘油果糖和氯化钾的静脉给药速度,甘油果糖氯化钠注射液 250ml 滴注时间不少于 1 小时,氯化钾输液组滴注时间不少于 2 小时。

(2)注意监测血常规,观察体温、头痛好转情况。

(3)密切警戒重组人粒细胞刺激因子的过敏反应及头孢吡肟可能诱发的癫痫。

入院第 11 天

主诉:咽痛,头痛,无发热。

生命体征:T 36.5℃,R 16 次/min,P 84 次/min,BP 115/74mmHg。

查体:咽后壁可见出血点,有脓性分泌物,双肺呼吸音粗,未闻及干湿啰音,心律齐,神经系统无特殊变化。

血常规检查:WBC 9.72×10^9/L,RBC 3.51×10^{12}/L,HB 102g/L,PLT 311×10^9/L,NEUT% 45.9%,LY% 33.6%。

医师查房:患者病情平稳,血常规基本恢复正常,继续观察。

药物治疗方案调整:停用重组人粒细胞刺激因子。

药师分析:中华医学会《临床诊疗指南:血液学分册》指出,中性粒细胞绝对值计数(白细胞总数 × 中性粒细胞百分比)> 1.0×10^9/L 时停用粒细胞刺激因子。根据患者血常规监测结果,停药措施得当。

药学监护要点:

(1)停用粒细胞刺激因子后,仍应密切监测血常规,若中性粒细胞绝对值< 0.5×10^9/L,应继续使用粒细胞刺激因子对症治疗。

(2)关注头痛及其他病情是否好转。

(3)警惕癫痫发作迹象。

入院第 13 天

主诉: 咽痛明显好转, 无发热。

生命体征: T 36.5℃, R 20 次 /min, P 88 次 /min, BP 124/81mmHg。

查体: 神清语利, 远近记忆力可, 理解判断力差, 咽部略充血, 余颅神经反射未见明显异常; 四肢肌力 V 级, 肌张力正常, 四肢腱反射正常对称, 深浅感觉基本正常对称, 左侧巴宾斯基征(±), 右侧病理征(−)。

血常规检查: WBC 36.92×10^9/L, RBC 3.55×10^{12}/L, HB 106g/L, PLT 346×10^9/L。

胸部、腹部及盆腔 CT 平扫: 未见明显异常。

副主任医师查房指出, 患者目前无发热, 感染控制效果理想, 予停用头孢吡肟。

血液科会诊意见: 密切监测血常规, 保证 NEUT $> 0.5 \times 10^9$/L, 若 NEUT $<0.5 \times 10^9$/L, 可给予重组人粒细胞刺激因子对症治疗; 监测病情变化, 警惕感染再发。

药师分析:

(1)头孢吡肟用于中性粒细胞缺乏引起的感染, 疗程为 7~10 天, 患者启用该药已 6 天, 体温正常 3 天, 病情稳定, 有停药指征。

(2)重组人粒细胞刺激因子刚停药 2 天, 白细胞计数仍高, 继续观察。

药学监护要点:

(1)继续观病情变化, 监测血常规, 防止感染出现反复。

(2)观察头痛好转情况, 警惕癫痫发作迹象。

入院第 16~17 天

主诉: 无特殊不适。

生命体征: T 36℃, R 20 次 /min, P 80 次 /min, BP 120/75mmHg。

查体: 神清语利, 高级皮质功能减退, 四肢肌力 V 级, 肌张力正常, 四肢腱反射正常对称, 左侧巴宾斯基征(+), 右侧病理征可疑, 共济稳准。

血常规检查: WBC 22.79×10^9/L, RBC 3.4×10^{12}/L, HB 101g/L, PLT 227×10^9/L。

副主任医师查房指示: 目前患者病情好转, 停用甘油果糖注射液和口服甘油合剂, 调整输液方案, 密切观察白细胞变化。

药物治疗方案调整:

(1)停用 5% 葡萄糖注射液、甘油果糖和甘油合剂。

(2)氯化钾注射液 1.5g+ 维生素 C 注射液 1g+0.9% 氯化钠注射液 500ml, 一日 1 次, 静脉滴注。

(3)托吡酯片加量, 调整为早 25mg, 晚 50mg, 口服。

药师分析:

(1)患者近日未再诉头痛,判断可能颅压有所降低。目前患者病情趋稳定,可以适当减少脱水药和每日的补液量。

(2)托吡酯片 25mg,每 12 小时 1 次,口服已 2 周,现每晚予增加 25mg,符合托吡酯加量原则。

(3)今血白细胞计数仍高,可能与 G-CSF 停药不及时有关。

药学监护要点:

(1)提醒医师复查颅压,以便调整脱水药用量参考。

(2)注意监测托吡酯可能出现的不良反应,例如找词困难、无汗等。

(3)患者仍给予脱水降颅压治疗,日出量较多,嘱患者适当多饮水以保持液体出入量平衡。

入院第 21 天

主诉:无不适。

生命体征:T 36.2℃,R 20 次 /min,P 76 次 /min,BP 120/80mmHg。

查体:无特殊变化。

腰穿标本送检回报,CSF 压力为 250mmH$_2$O。

血常规检查:WBC 13.88×10^9/L,RBC 3.58×10^{12}/L,HB 105g/L,PLT 239×10^9/L。

主任医师查房分析:患者目前无头痛及发热,白细胞计数高开始逐渐回落。前日颅脑 MRI 复查报告提示,病灶水肿较前减轻;但入院第 21 天查 CSF 压力仍高,需要继续加强脱水降低颅压。会诊中心对患者的诊断意见为线粒体脑肌病,MELAS 型。指示:①眼科视野检查;②应用辅酶 Q10 等药物治疗;③等待线粒体基因检测报告。因辅酶 Q10 用于线粒体脑肌病属于超说明书用药且疗效不确切,暂时不用。

药物治疗方案调整:

(1)甘油果糖氯化钠注射液 250ml,每 12 小时 1 次,静脉滴注。

(2)维生素 C 注射液 1g+0.9% 氯化钠注射液 500ml,一日 1 次,静脉滴注。

药师分析:

(1)恢复使用甘油果糖以加强脱水降颅压治疗,用法用量正确。

(2)患者联合使用脱水药甘露醇和甘油果糖,每日出量较多,给予补液治疗,有利于维持体内液体量出入平衡。

药学监护要点:同前。

入院第 23~25 天

主诉:无不适。

生命体征:T 36.5℃,R 20 次 /min,P 88 次 /min,BP 120/80mmHg。

查体:无特殊变化。

血常规检查:WBC 8.99×10^9/L,RBC 3.42×10^{12}/L,HB 102g/L,PLT 278×10^9/L。

线粒体基因检测结果:未见突变。

腰穿检查结果:

CSF 常规:无色透明,白细胞计数 0;CSF 生化检查:糖及氯化物正常,蛋白 46mg/dl,IgA、IgM升高;CSF 涂片未找见细菌,镜下未见明确细胞成分。

主任医师查房分析:患者现在临床症状无明显变化,血常规基本正常,但腰穿脑脊液压力仍高,应继续脱水降颅压治疗;同时予补充能量、营养神经及相关对症治疗。由于线粒体基因检测未发现突变,诊断"线粒体脑肌病"仍证据不足,有必要行脑部组织活检。经与患者及家属协商,拟转神经外科行开颅病变活检术,以进一步查找病因。目前药物治疗继续。

药物治疗方案调整:停用醋酸泼尼松片。

药师分析:患者目前无激素治疗指征,开始序贯减药方案已经 20 余天,停药合理。

药学监护要点:同前。

3. 药物治疗总结与讨论

(1)关于线粒体脑肌病:线粒体脑肌病是泛指一组由线粒体 DNA(mitochondrial DNA,mtDNA)或核基因(nuclear gene)或核 DNA(nuclear DNA,nDNA)发生突变导致线粒体结构和功能异常的疾病。该病累及身体多种系统,以脑和肌肉受累为主要临床表现,通常是由电子呼吸链氧化磷酸化异常而导致的。需高能量供应的器官最易受累,如中枢神经系统和骨骼肌,其次为心、胃肠道、肝、肾等器官。例如,线粒体脑肌病伴高乳酸血症和卒中样发作(MELAS)较为常见。

MELAS 患者 MRI 可见颞枕叶皮质和皮质下多灶性病变,皮质萎缩和基底节钙化等,病变范围和主要脑血管分布区不一致,发作期 MRS 可见乳酸峰。该病多在 40 岁前起病,儿童期和青少年期发病最多,临床表现为慢性进行性脑病、癫痫、头痛、卒中样发作及其造成的亚急性脑功能障碍,可致精神衰退和痴呆、间发呕吐、乳酸酸中毒及近端肌无力性肌病等其他异常。

本例患者有反复发作性头痛、肢体抽搐及意识不清,颅脑 MRI 示左枕叶有层状坏死,病灶符合游走性特点,MRS 示乳酸(CHO)于病变处峰值增高,血乳酸水平增高,符合线粒体脑肌病之临床诊断。此外,肌肉活检及线粒体基因检测是确诊的重要手段。虽然该患者肌肉活检及线粒体基因结果均为阴性,但不能排除此类疾病的可能。为此该患者继续按线粒体脑肌病治疗,并转神经外科行颅脑病变活检术进一步确诊。

（2）线粒体脑肌病治疗：根据《临床诊疗指南：神经病学分册》，线粒体脑肌病尚无特殊治疗方法，一般予以支持和对症治疗，大剂量维生素特别是维生素 B_1、维生素 B_2 和维生素 C，左卡尼丁（L-肉碱），辅酶 Q_{10} 和艾地苯醌均可试用。MELAS 患者可试用二氯乙酸盐。

患者入院后首先考虑线粒体脑肌病可能性大，给予左卡尼汀口服液 10ml，一日 3 次，口服；维生素 B_1 片 10mg，一日 3 次，口服；维生素 B_2 片 10mg，一日 3 次，口服；甲钴胺片 0.5mg，一日 3 次，口服；符合以维持患者持续性能量代谢平衡的治疗目标。

（3）关于脱水降颅压药物的使用：该患者入院前腰穿 CSF 压力为 290mmHg，入院时诉头痛，给予甘露醇注射液 125ml，每 8 小时 1 次，静脉滴注脱水降颅压，头痛好转。接着由于发现血小板降低原因不明，停用了甘露醇，当天患者又诉头痛。经分析，血小板降低与甘露醇关联性不大，且甘露醇骤然停用可导致颅压反弹，遂重新给予甘露醇静脉滴注，并加服甘油合剂联合降颅压治疗，但患者头痛未好转；入院第 8 天又加用了甘油果糖氯化钠注射液 250ml，每 12 小时 1 次，静脉滴注，并将甘露醇给药频次由每 8 小时 1 次增加到 q.6h.，患者头痛症状开始明显好转，入院第 13 天之后患者未再诉头痛，入院第 17 天停用了甘油果糖和甘油合剂。但入院第 21 日患者腰穿 CSF 压力达 250mmH₂O，于是又重新启用了甘油果糖。在此期间，药物治疗方案对降颅压效果的影响可见一斑。甘露醇快速静脉滴注给药起效快，适用于高颅压初期快速脱水治疗，但缺点是药效维持时间短；甘油果糖静脉给药起效慢，但作用维持时间较长；两药联用可疗效互补。当患者高颅压逐渐降低，病情趋于平稳时，作用持久平稳的甘油果糖维持用药较为适宜，此时逐渐停用脱水药，应当首先停用甘露醇。在甘露醇用药期间，应监测血压、肾功能、血电解质浓度及尿量等。甘油合剂系高渗溶液，口服后能迅速提高血浆渗透压而产生脱水作用。

（4）该患者颅内病变继发四肢抽搐，为全面性发作，可以选用丙戊酸、托吡酯、拉莫三嗪等；血小板计数低，可能与患者入院前服用丙戊酸镁有关。托吡酯对血液系统影响较小，但可能出现找词困难、肾结石、无汗等不良反应，应加强监护。

（5）血小板减少和粒细胞缺乏原因分析：入院第 2 天，患者 PLT 15×10^9/L，入院第 5 天 PLT 15×10^9/L，WBC 2.45×10^9/L 且呈持续下降趋势。其间用药包括甘露醇、氯化钾、托吡酯、左卡尼汀、维生素 B_1、维生素 B_2、甲钴胺、泼尼松和吉法酯。左卡尼汀是人体内能量代谢必需的天然物质，引起白细胞和血小板减少的概率极低；维生素类是人体必需的物质，常规使用不良反应可以忽略不计；甘露醇和托吡酯对白细胞和血小板的影响未见报道；吉法酯片说明书中未提及血液系统不良反应；糖皮质激素可引起白细胞数增加而不会减少。

综上推测，该患者出现的白细胞和血小板减少与目前应用的左卡尼汀、维生素类、甘露醇、托吡酯、吉法酯和糖皮质激素缺少关联性。查阅既往病历发现，患者在入院前曾服用丙戊酸镁抗癫痫治疗 13 天。根据药品不良反应因果关系分析：①丙戊酸镁与该不良事件具有时间相关性；②丙戊酸镁可引起血液系统不良反应，多为血小板减少，罕见贫血、白细胞减少或全血细胞减少，为已知的不良反应类型；③停药后给予输注血小板和 G-CSF 治疗后，患者的血小板与白细胞计数均回升至正常水平；但由于未行"再激发"试验（再次给药）。结论是：该患者出现的血小板减少和粒细胞缺乏，"很可能"是由丙戊酸镁引起的。

（6）粒细胞缺乏的治疗：《临床诊疗指南：血液学分册》指出，中性粒细胞绝对值计数（白细胞总数 × 中性粒细胞百分比）低于 0.5×10^9/L，称为粒细胞缺乏。患者入院后第 7 天，WBC 0.62×10^9/L，中性粒细胞绝对值计数为 0.02×10^9/L（0.62×10^9/L × 3.2%），低于 0.5×10^9/L，符合粒细胞缺乏诊断标准。应用重组人粒细胞集落刺激因子治疗，用药 4 天后，患者中性粒细胞绝对值计数升高至 4.46×10^9/L（9.72×10^9/L × 45.9%），此时根据指南"中性粒细胞绝对值计数 > 1.0×10^9/L 时停用重组人粒细胞集落刺激因子"，应该停药。可是由于疏忽，未及时停药，导致出现 WBC 22.79×10^9/L。因此，提示我们在药物治疗中应当正确掌握停药指征。

粒细胞缺乏非常容易引起机体合并感染，治疗不及时可导致病情加重，应该高度警惕。该患者入院后白细胞计数进行性降低，最低达 0.62×10^9/L，体温 39℃，考虑粒细胞缺乏合并感染，首选广谱高效对革兰氏阴性菌（G⁻菌）作用较强的抗菌药治疗。头孢吡肟属于第四代头孢菌素类药物，抗菌谱广，且对 G⁻菌作用强，可用于中性粒细胞减少伴发热的患者。但是，头孢吡肟也可能诱发持续性痫样放电，且与剂量和肾功能有关。该患者自发病以来有过多次癫痫发作，鉴于粒细胞缺乏合并感染病情危重，且入院以来无癫痫发作，可以慎重使用头孢吡肟并加强临床监护。头孢吡肟常用剂量为 2g/ 次，每 8 小时 1 次，静脉给药，疗程 7~10 天。考虑到患者为 15 岁少年，应适当减少剂量，故予以静脉滴注头孢吡肟 2g，每 12 小时 1 次，用药后第 4 天，患者体温降至 36.5℃，后未再升高，感染得以控制，无癫痫发作，疗效满意。

第二节　局灶性发作

一、药学监护要点

1. 用药适宜性监护　首先针对选择的药物。根据中国抗癫痫协会相关指南推荐，局灶性发作的常用药物包括卡马西平、奥卡西平、苯妥英钠、拉莫三嗪和丙戊酸钠等。在选择药物时，不仅要根据发作类型参照指南的推荐，还要考虑患者的年龄、性别、病理、生理等个体因素。对于肌阵挛性发作，不可以选择卡马西平、奥卡西平、苯妥英钠或拉莫三嗪等，这些药物可能会加重肌阵挛性发作。此外，癫痫的药物治疗要特别注意从小剂量开始，逐渐加量；在加量过程中，要注意加量速度宜慢不宜快。卡马西平一般剂量为 0.6~1.2g/d；奥卡西平的剂量一般不超过 2 400mg/d；苯妥英钠的日极量为 500mg/d。在给药频次上，尽量采取等间隔时间给药，使体内保持稳定有效的药物浓度。卡马西平和苯妥英钠通常为每 8 小时给药 1 次，奥卡西平和拉莫三嗪为每 12 小时给药 1 次。在日常饮食方面，患者尽可能避免刺激性食物，包括酒类及咖啡、可乐等含有兴奋性物质的饮料。服用卡马西平的患者，禁忌进食葡萄柚及其饮料。服用卡马西平、苯妥英钠和拉莫三嗪的患者，发热时慎用对乙酰氨基酚，以免发生相互作用影响药物的疗效或产生不良反应。

2. 用药有效性监护　首先要熟悉患者的发作类型、发作频率、发作持续时间等病情特点。治疗期间尤其在每次调整药物或给药剂量后，要注意观察患者的发作形式是否有变化，发作频率是否减少，发作持续时间是否缩短，必要时监测血药浓度。值得指出的是，临床疗效才是金标准，血药浓度测定可作为辅助手段。如果发作控制良好，血药浓度未达标，可以不调整剂量；如果血药浓度超过治疗窗，但减少药物剂量后，发作控制欠佳，则要维持原剂量，加强 ADR 监测。

3. 用药安全性监护　临床药师要承担起保障患者用药安全的责任，除了要掌握药物的禁忌证，还要熟悉药品不良反应的表现、注意事项及监护措施。例如，卡马西平的不良反应主要包括中枢神经系统方面的嗜睡、头痛、头晕等，多表现为治疗初期的一过性反应，随着用药时间的延长，多数可以自行缓解。此外，还要关注可能引起白细胞减少、严重皮疹以及低钠等不良反应。奥卡西平也可引起皮疹、低钠及白细胞减少等，可以建议患者平时饮食适当偏咸些，防治低钠血症。拉莫三嗪的皮疹发生率较高，苯妥英钠的安全性监护常引起牙龈增生、共济失调等，长期用药还应提醒患者定期监测血常规、肝功能和血钠水平等。

二、案 例 分 享

1. 病例摘要

患者，女性，25 岁，55kg。主因"发作性愣神、继发肢体抽搐 15 年"就诊。

患者 10 岁时无明显诱因出现发作性愣神，呼之不应，有时自言自语"不是我干的"，双上肢发僵，持续数秒至 1 分钟缓解；有时有"视物移动感"先兆，最多时每天发作 2~3 次,每个月发作十余次,发作前多有气温变凉或劳累等诱因;偶有继发四肢抽搐,双眼上翻,口吐白沫,呼之不应,并小便失禁,持续 3~4 分钟缓解,醒后不能回忆发作过程,每年发作 1~2 次。曾服用过卡马西平、托吡酯、左乙拉西坦及中药,目前服用奥卡西平片 0.45g,一日 2 次,仍有发作。2013 年 5 月份曾有一次漫无目的走动,呼之不应,持续约 1 分钟缓解。拟接受手术治疗,为行术前评估,以"癫痫"收住神经内科病房。

患者自发病以来,饮食可,睡眠欠佳,在校学习时成绩一般,体重无明显异常改变,二便无异常。

既往病史:出生时难产,出生 3 个月时有 1 次高热惊厥。否认食物及药物过敏史。

诊断:难治性癫痫(右侧海马硬化);复杂部分性发作继发全面强直 - 阵挛性发作。

2. 治疗经过

入院第 1 天

生命体征:T 36.2℃,P 76 次 /min,R 18 次 /min,BP 110/70mmHg。

查体:神清语利,记忆力、定向力、计算力正常,双侧瞳孔等大等圆,对光反射灵敏,眼动充分,未见眼震,双侧额纹、鼻唇沟对称,伸舌居中,四肢肌力 V 级,肌张力正常,共济运动、感觉检查未见明显异常,腱反射(++),病理征未引出,脑膜刺激征(–)。

头颅 MRI:考虑右前额叶局灶性脑皮质发育不良可能性大,右颞叶白质纤维明显稀疏减少,右侧海马硬化,左额叶小缺血灶。

视频脑电监测,示异常脑电图:①右颞区大量慢波活动;②癫痫样放电,右侧颞额区。

胸片:未见明显异常。

医师查房分析:患者反复发作性抽搐,以左手强直,之后四肢抽搐、双眼上翻、口吐白沫、呼之不应;愣神、双眼发直、持物落地、自言言语、漫无目的走动、呼之不睬,每次发作时间短暂,有时发作前有视物移动感,符合癫痫的发作性、刻板性、重复性、短暂性的特点,结合视频脑电图异常,符合癫痫的诊断标准。患者先后服用多种抗癫痫药物,效果欠佳,故诊断为难治性癫痫,复杂部分性发作继发全面强直 - 阵挛性发作。

药物治疗方案:奥卡西平片 0.45g,每 12 小时 1 次,口服。

药师分析:

(1)部分性发作也称局灶性发作,根据中国抗癫痫协会相关指南,一线药物包括卡马西平、拉莫三嗪、奥卡西平、左乙拉西坦和丙戊酸钠;添加药物包括卡马西平、左乙拉西坦、拉莫三嗪、奥卡西平、加巴喷丁、丙戊酸、托吡酯、唑尼沙胺和氯巴占;可以考虑的药物包括苯妥英钠和苯巴比妥。

（2）该患者为青年女性,未婚未育,可选用口服卡马西平或奥卡西平治疗。奥卡西平的半衰期为 8~25 小时,在胃肠道吸收快速而完全,1 小时内血药浓度达峰值。奥卡西平在肝脏中迅速还原成活性代谢物羟基卡马西平（MHD）发挥药理作用。血浆中 MHD 的平均浓度为原型药的 9~10 倍。根据奥卡西平的药动学特点,可一天给药两次,建议患者给药时间可设定为早 8:00 和晚 8:00。另外,奥卡西平对智力影响小,对肝药酶有弱诱导作用,且患者入院前已在服用奥卡西平片,暂维持目前用法用量 0.45g,每 12 小时口服 1 次。如效果不满意,可逐渐加量。

药学监护要点:

（1）提醒患者遵从等时间间隔服用奥卡西平,早 8:00,晚 8:00。

（2）观察患者的病情变化及表现,建议患者可适当减少睡眠,尝试喝少量兴奋性饮料如可口可乐和咖啡等,观察是否会诱发癫痫发作。

（3）注意观察患者是否出现疲劳、困倦、复视、头晕、恶心、共济失调等症状;定期复查血常规和生化电解质。

入院第 2 天

患者无肢体抽搐及愣神发作。

生命体征:T 36.7℃,P 78 次 /min,R 20 次 /min,BP 110/80mmHg。

查体:未见明显阳性体征。

实验室检查:

血常规检查:RBC 4.04×10^{12}/L,HB 118g/L,WBC 3.29×10^9/L,PLT 73×10^9/L,NEUT% 71.23%,LY% 16.7%。

尿常规检查:PH 6.5,PRO ++,GLU、KET、BIL 及 URO 无异常。

血生化检查:BUN 3.68mmol/L,CR 40μmol/L,TC 2.86mmol/L,TG 1.00mmol/L,GLU 4.14mmol/L,GOT 15IU/L,GPT 13IU/L,TBIL 8.69μmol/L,DBIL 3.17μmol/L,K^+ 3.93mmol/L,Na^+ 142.3mmol/L,Ca^{2+} 2.15mmol/L,TP 68.48g/L,ALB 46.21g/L,G 22.27g/L。

血清维生素 B_{12} 314.00pg/ml,叶酸 9.16ng/ml。

甲状腺功能检查全项:甲状腺素 4.20μg/dl,游离甲状腺素 0.61ng/dl。

粪便常规:正常。

医师查房分析:患者病情无特殊变化,继续给药,并完善相关检查。

药物治疗方案及药师分析:同前。

药学监护要点:患者血常规提示白细胞偏低,嘱患者注意预防感冒;提醒医师复查血常规。

入院第 5 天

患者饮食睡眠可,肢体活动自如。

生命体征:T 36.0℃,P 72 次 /min,R 20 次 /min,BP 110/80mmHg。

查体:同前。

实验室检查:血常规 RBC 4.02×10^{12}/L,HB 116g/L,WBC 3.61×10^9/L,PLT 72×10^9/L,NEUT% 59.80%,LY% 20.8%。

MRI:左侧海马硬化。

医师查房分析:诊断要点及定位定性诊断情况基本同前。目前可继续给予抗癫痫治疗,注意白细胞、血小板变化,必要时给予处理,同时向家属交代病情,住院期间有可能发生癫痫持续状态,并发多种并发症或危及生命。

药物治疗方案调整:加用利可君片 20mg,一日 3 次,口服。

药师分析:患者入院后查血常规示白细胞、血小板均低于正常值,中性粒细胞降低。通常,血白细胞减少的原因包括病毒感染、伤寒等,也有因为药物而引起的。该患者查体和实验室检查无病毒感染和伤寒证据,入院后单用奥卡西平药物治疗,且奥卡西平药品说明书中有可引起血液系统白细胞减少的不良反应的记载,故奥卡西平很可能是引起白细胞减少的原因。一般说来,当药物引起血液中白细胞减少时应立即停药,但癫痫患者不宜骤然停用药物或减量,否则可能会使癫痫发作频率增加。根据癫痫药物治疗临床经验,血白细胞低于正常值,但 $> 3.0 \times 10^9$/L 时,一般可以不立即停药,而是先观察一段时间;当白细胞 $< 3.0 \times 10^9$/L 时,要考虑减少剂量或停药。目前,该患者白细胞 $> 3.0 \times 10^9$/L,可维持奥卡西平用法用量暂不改变,加用升高白细胞的药物。利可君为半胱氨酸衍生物,服用后在十二指肠碱性条件下与蛋白结合形成可溶性物质迅速被肠道上皮细胞所吸收,增强骨髓造血系统的功能,可用于治疗白细胞减少症及特发性血小板减少性紫癜。一般口服一次 1 片(20mg),一日 3 次。

药学监护要点:

(1)注意监测患者癫痫发作情况。

(2)嘱患者保证充足休息,避免受凉,预防感冒。

入院第 6 天

生命体征:T 36.3℃,P 74 次 /min,R 20 次 /min,BP 110/80mmHg。

查体:神经系统检查无明显阳性体征。

医师查房分析:为捕捉发作期视频脑电图,减少奥卡西平剂量并密切观察临床反应;同时向患者及家属交代病情,减药后可能会发生癫痫发作甚至癫痫持续状态,告知试验诊断的必要性和注意事项,取得他们的理解与配合。

药物治疗方案调整:奥卡西平片减量为 0.3g,每 12 小时 1 次,口服。

药师分析：患者服用奥卡西平已 6 天，根据其半衰期为 8~25 小时，推测奥卡西平的血药浓度已达到稳态，患者无愣神及肢体抽搐发作，可能较好地控制了癫痫发作。此时减少奥卡西平的给药剂量，主要为了捕捉患者癫痫发作视频脑电监测信息，这是临床诊疗的需要；另一方面，也兼顾了患者服用奥卡西平后血白细胞数降低的可能不良反应。但是，要注意缓慢减量，避免减量过快导致癫痫频繁发作。

药学监护要点：

（1）准备好地西泮注射液，以应对可能出现的癫痫持续状态。

（2）密切观察患者在药物减量过程中随时可能出现的癫痫的发作类型、发作频率和发作程度。

（3）嘱咐患者家属注意照看好患者，不要随便走动，防止因减药导致的随时癫痫发作引起的误伤。

入院第 8 天

主诉：昨日发作一次，今无不适。

生命体征：T 35.6℃，P 60 次 /min，R 18 次 /min，BP 110/70mmHg。

查体：神清语利，神经系统检查无明显阳性体征。

单光子发射计算机体层摄影（single photon emission computed tomography，SPECT）：右额叶、顶叶、颞叶皮质局部血流灌注较对侧减低，双侧前额叶皮质血流灌注欠佳。

医师查房分析：患者昨日下午癫痫发作一次，愣神、双眼发直、叫之不应、双上肢强直，持续约 1 分钟缓解。患者目前血白细胞偏低，已给予利可君治疗，奥卡西平已减量，可复查血常规观察白细胞变化情况。继续视频脑电图监测，捕捉发作期脑电图。

药物治疗方案、药师分析及药学监护要点：同前。

入院第 10 天

主诉：今晨癫痫发作一次；夜间皮肤瘙痒。

生命体征：T 35.6℃，P 60 次 /min，R 18 次 /min，BP 110/70mmHg。

查体：神经系统查体未见明显阳性体征。

血常规检查：RBC 4.50×10^{12}/L，HB 121g/L，WBC 4.50×10^9/L，PLT 129×10^9/L，NEUT% 62.60%，LY% 29.8%。

医师查房分析：患者今晨有一次愣神发作，双眼发直、呼之不应、双上肢强直，并不自主言语"不是我干的"，持续约 1 分钟缓解。患者夜间有皮肤瘙痒，自述对洗衣皂过敏，拒绝口服抗过敏药物治疗。患者血常规白细胞、血小板处于正常范围，继续观察。

药物治疗方案调整：曲安奈德益康唑乳膏 15g，1g，一日 2 次，外用，少许涂患处。

药师分析：目前气温较高，患者可能因视频监测限制活动，卧床时间较长和头带脑电监测装备导致出汗较多，出现皮肤瘙痒为皮肤感染的可能性大。曲安奈德益康唑乳膏中硝酸益康唑为抗真菌药，对皮肤癣菌、霉菌和酵母菌（如念珠菌）等有抗菌活性，对某些革兰氏阳性菌（G^+菌）也有效。曲安奈德为糖皮质激素，具有抗炎、止痒及抗过敏作用。一般取适量该药品涂于患处，每日早晚各 1 次。

药学监护要点：

（1）提醒患者用药部位如有烧灼感、红肿等情况应停药，并将局部药物洗净。

（2）继续密切癫痫发作监护。

入院第 12 天

主诉：一般情况好，饮食睡眠可。

生命体征：T 35.6℃，P 60 次 /min，R 18 次 /min，BP 110/70mmHg。

查体：神经系统查体未见明显阳性体征。

医师查房分析：患者目前发作不频繁，为进一步监测与诊疗，可继续减少奥卡西平剂量，诱导发作，并向患者家属交代注意事项。

药物治疗方案调整：奥卡西平减量为 0.3g，每晚 1 次，口服。

药师分析：患者在入院第八天和第十天共发作两次，每次均以愣神发作为主；为尽快完善术前评估，再次减少奥卡西平的给药量并安排晚上再给药，希望患者白天体内奥卡西平血药浓度较低，诱发癫痫病灶局部放电，便于医护人员日间观察和处置癫痫发作。

药学监护要点：同上。

入院第 13 天

主诉：昨晚发作一次，今晨再次发作，两次表现相同。

生命体征：T 35.6℃，P 60 次 /min，R 18 次 /min，BP 110/70mmHg。

查体：同前。

医师查房分析：患者昨日夜间及今晨两次发作，表现为双眼发直，呼之不应，左上肢强直，右上肢摸索动作，持续约 1 分钟后缓解。根据病情、既往病史及当前视频脑电监测分析，患者颞叶癫痫诊断已明确，属于难治性癫痫。患者目前已完成术前评估项目，可以考虑择期进行手术治疗，为防止患者出现频繁发作。先调整奥卡西平口服给药方案为早晨 0.3g，晚上 0.45g；鉴于患者服用奥卡西平可能引起白细胞降低，而且患者是育龄女性，抗癫痫治疗宜转换为拉莫三嗪 25mg，每 12 小时 1 次，每 2 周增加 25mg，直至 50mg，每 12 小时 1 次；然后逐渐减停奥卡西平。患者病情平稳，近日出院，建议择期手术治疗。

3. 药物治疗总结与讨论

（1）关于癫痫和难治性癫痫的诊断：癫痫是一种以具有持久的致痫倾向为特征的脑部疾病。符合如下任何一种情况可诊断为癫痫：①至少两次间隔＞24小时的非诱发性（或反射性）发作；②一次非诱发性（或反射性）发作，并且在未来10年内，再次发作风险与两次非诱发性发作后的再发风险相当时（至少60%）；③诊断为某种癫痫综合征。一般地，2~3种抗癫痫药物联合使用后仍控制不佳的癫痫，被认为属于难治性癫痫。该患者病史持续15年，反复发作，发作时的主要表现有3种特征：其一，左手强直，之后四肢抽搐、双眼上翻、口吐白沫、呼之不应，并小便失禁，持续3~4分钟缓解；发作前有时有视物移动感先兆，意识恢复后有疲劳感，不能回忆发作过程；气温变凉或劳累等可能为诱发因素。其二，愣神、双眼发直、持物落地、有时自言自语"不是我干的"，持续数秒至1分钟缓解。其三，漫无目的走动，呼之不应，持续约1分钟缓解。患者的脑电图提示右颞区大量慢波活动，癫痫样放电颞叶癫痫诊断成立。颞叶癫痫属于难治性癫痫，服用抗癫痫药物效果差。患者曾服用过卡马西平、托吡酯、左乙拉西坦及中药，目前口服奥卡西平后仍不能很好地控制癫痫发作，且目前仍有每日两次发作；结合以上特点可诊断为患者为难治性癫痫。

（2）关于抗癫痫药物治疗选择：药物治疗是控制癫痫发作的主要手段。前文已经提及，可用于部分性发作（也称局灶性发作）的一线药物为卡马西平、拉莫三嗪、奥卡西平、左乙拉西坦、丙戊酸钠；添加药物有卡马西平、左乙拉西坦、拉莫三嗪、奥卡西平、加巴喷丁、丙戊酸、托吡酯、唑尼沙胺、氯巴占；可以考虑的药物为苯妥英钠和苯巴比妥。在一线治疗药物中，卡马西平、拉莫三嗪、左乙拉西坦可用于新诊断局灶性发作的患者；奥卡西平也可用于儿童新诊断局灶性发作的治疗。通常，上述一线治疗药物中，如果第一种药物无效或不能耐受，可依次选择另一种药物；如果单药治疗无效或不能耐受，可采用添加药物联合治疗；如果联合治疗无效或不能耐受，可考虑采用苯巴比妥和/或苯妥英钠治疗。

该患者为25岁的青年女性，未婚未育，丙戊酸钠可能导致多囊卵巢综合征，故不宜选用。拉莫三嗪初始剂量一般为50mg/d，每周加半片（25mg），达到维持剂量100~200mg/d需要近一个月的时间，故单药控制癫痫频繁发作一般不作为首选。卡马西平和奥卡西平均适用于该患者癫痫发作类型。与卡马西平相比，奥卡西平主要通过其活性代谢物MHD发挥药理作用，可口服给药，一天2次。该患者入院前口服奥卡西平片控制癫痫发作已经显效，根据患者的癫痫发作类型和个体情况，续用奥卡西平控制癫痫是合理的。

（3）针对奥卡西平引起白细胞减少不良反应的处理：患者入院后维持了入院前原给药方案，即奥卡西平 0.45g，每 12 小时 1 次，口服。入院第二天血常规检查示，WBC $3.29 \times 10^9/L$，N% 71.23%；第五天复查血常规示，WBC $3.61 \times 10^9/L$，N% 59.80%；白细胞计数低于正常值，中性粒细胞数降低。患者既往无明确的血液系统疾病及家族史，近期也无其他疾病影响，考虑该血象改变由药物引起的可能性大。虽然奥卡西平通常被认为是耐受性较好的药物，但临床也有报道引起全血细胞减少、白细胞减少及血小板减少等不良反应，而且患者近期服用奥卡西平片抗癫痫，无其他合并用药。一般地，按照药品不良反应的处理原则，此时可考虑予以减量或停用奥卡西平，观察血常规是否能恢复正常。由于减量或突然停药可能会引起癫痫发作，所以需要采取个体化的处理措施。如果出现严重不良反应或不能耐受，应立即停用相关的抗癫痫药物，改用其他适宜的替代药物。骤然停药或更换口服药物时，由于体内血药浓度未能达到有效水平，出现癫痫发作可临时给予静脉注射地西泮或苯巴比妥钠应急处理。如果为轻度不良反应，患者可以耐受，可暂停剂量滴定，在维持目前给药剂量的同时加用替代抗癫痫药物，待其达到有效治疗水平时才逐渐减量直至停用原药物。鉴于该患者白细胞和中性粒细胞降低尚属轻度，未立即停用奥卡西平。

据文献报道，奥卡西平诱导的血液系统不良反应大部分与剂量相关，且在停药后得以改善。这些不良反应可在服药后立即出现，也可在用药过程甚至持续用药几年后才发生。奥卡西平引起的白细胞计数降低，如果白细胞计数≥ 3.0G/L 时，一般不立即停药，而是先观察一段时间；当白细胞计数< 3.0G/L 时，要考虑减量或停药。目前，可以用于升高白细胞的口服药物包括利可君、维生素 B_4、鲨肝醇、地菲林葡萄糖苷和小檗胺等。利可君可以促使白细胞增生，一次 10~20mg，一日 3 次。维生素 B_4 可以刺激或促进白细胞增生，用于由放射或药物治疗引起的白细胞减少症和急性粒细胞减少症，一次 10~20mg，一日 3 次，一般用药 2~4 周可显效。鲨肝醇有促进白细胞增生及抗辐射作用，一次 20mg，一日 3 次，一般连续用药 4~6 周。地菲林葡萄糖苷具有升高白细胞和预防白细胞减少的作用，可促进骨髓细胞增生，作用较维生素 B_4 或鲨肝醇强，且波动小，对其他药物无效时，本品仍有效，一般口服一次 200mg（胶囊）或 50mg（微粒胶囊），一日 3 次。小檗胺能促进造血功能，增加末梢血白细胞和血小板的数量，适用于防治由放疗和药物引起的白细胞减少症，一次 50mg，一日 3 次。上述 5 种药物中，维生素 B_4 起效慢，鲨肝醇主要用于辐射引起的白细胞减少，利可君的适应证较广；如前三种药物无效时，可考虑后两种药物。该患者服用利可君片一次 20mg，一日 3 次，4 天后白细胞升高至 $4.50 \times 10^9/L$。

（曹　阳　齐晓涟　张小莉）

参 考 文 献

[1] 中国抗癫痫协会. 临床诊疗指南：癫痫病分册 [M]. 2015 修订版. 北京：人民卫生出版社, 2015.

[2] 中华医学会. 临床诊疗指南：癫痫病分册 [M]. 北京：人民卫生出版社, 2007.

[3] BIGATELLO L M, ALLAIN R M, HASPEL K L, 等. 麻省总医院危重病医学手册 [M]. 4 版. 杜斌, 主译. 北京：人民卫生出版社, 2009.

第四章 癫痫手术患者药物治疗的药学监护

第一节 概　　述

一些难治性癫痫患者，采用药物治疗包括多种抗癫痫药物联合治疗仍不能控制发作，此时，可以考虑手术治疗。这种手术治疗有特定的诊断技术或外科步骤。与所有接受手术的患者一样，癫痫手术患者必须经历术前评估、手术和术后康复阶段。

癫痫灶切除的目的是切除癫痫起源组织（发作区域）。为了达到这种目的，需要手术前精确的定位评估。如果不能精确定位，则应当采取其他选择性手术方式，包括破坏联系纤维的手术，如胼胝体切开术和软脑膜下横切术，也可以选择迷走神经电刺激。

癫痫手术前定位评估的检查手段可以分为无创性检查和有创性检查。无创性检查包括：头皮脑电图（发作期及间歇期）、CT、MRI、PET、功能磁共振、神经心理学评估和脑磁图等。有创性检查包括：蝶骨电极、颅内电极植入、颅内电极脑电图、和田测试（Wada试验）和皮质电刺激（脑功能定位）等。定位诊断应该是多学科领域检查的综合结果。显然，每一位患者不可能也没有必要进行所有的检查，但也不可能从一种检查手段就能得出结论。具体选择的检查手段，至少应包括发作期和间歇期的脑电图及发作症状的定位分析、颅脑MRI和神经心理学评估等。

发作期脑电图监测，一般要求监测记录到≥3次，与平时自然发作一致的发作表现。发作期大脑自然放电部位及患者发作的表现类型对致痫灶定位至关重要。间歇期脑电图是指在患者非发作期记录的脑电图，主要观察背景脑功能活动及非发作期的癫样放电，具有重要的定位价值，但需结合发作期的脑电图及症状表现（录像）进行综合定位分析。

如果各种无创性检查结果不一致，致痫灶部位较深，颅脑MRI病灶范围较广泛，有多个病灶或病灶涉及重要的脑功能区等，需要埋置颅内电极进行更精确的致痫灶定位。

在癫痫患者术前定位评估进行脑电图监测时，有的患者需要减停抗癫痫药物诱发发作，这应当在专科医师的指导下进行。因为减停药后可能导致癫痫放电部位及放电方式发生改变，甚至影响癫痫病灶的精准定位，最终影响手术效果。此外，减停药过程中还可能加重发作，甚至出现癫痫持续状态而造成患者伤害，所以必须加强监护。

还有，值得强调的是，癫痫患者术后还必须坚持服用抗癫痫药物，其目的在于控制由于癫痫这一慢性脑病造成的广泛性大脑神经放电及其诱发的癫痫发作危险，也可以控制脑内潜在的致痫区，防止有发作潜能的区域发展为新的致痫灶，从而达到根治的理想效果。再者，即使癫痫手术后无发作的患者，一般也要继续坚持服用抗癫痫药物 2 年以上，复查脑电图没有痫样放电时方可在专科医师的指导下逐渐减停药物。

第二节　捕捉发作期脑电图患者

一、药学监护要点

1. 用药适宜性监护　为了捕捉发作期脑电图，可以通过了解患者的既往病史和用药史、当前药物治疗效果及血药浓度监测数据，根据《癫痫手术前后抗癫痫药物应用共识（试行）》，制订减药或停药方案，以完成发作期脑电图监测。对于使用多种抗癫痫药物治疗的患者，首先考虑停用辅助治疗药物、血药浓度未达标的药物、副作用大或半衰期较短药物；一时不好确定需减停哪一种药物时，也可先将其中一种抗癫痫药物的剂量减少 1/3，观察 1~3 天，若无癫痫发作再继续减量。对于使用苯巴比妥及苯二氮䓬类药物的患者，切不可骤然停药或减量过快，否则可能出现加重发作、不典型发作或新的发作类型，影响准确诊断定位。另外，尽量避免在周末或医务人员人手不足时进行脑电图监测。

2. 用药有效性监护　对于捕捉发作期脑电图的癫痫患者，药物减量后，需要密切观察随时可能出现的癫痫发作，要注意观察其发作类型是否有变化，发作频率是否增加。一旦发现患者频繁发作，甚至出现癫痫持续状态，应及时给予紧急处理，终止发作。患者的用药调整应以发作控制情况为主要观察指标，适当参考血药浓度监测结果。

3. 用药安全性监护　一般可参照全面性发作和部分性发作的用药安全性监护，不同的是在捕捉发作期脑电图时，还应嘱咐患者不必紧张，放松心情。与陪护家属沟通，告诉陪护家属及时记录患者的发作情况，并在患者发作时，呼叫医务人员，千万不要遮挡摄像镜头。如果患者出现药物不良反应，应该评估是否需要减量或更换治疗药物。在更换治疗药物时，需根据患者的发作类型及特点选择用药。

二、案 例 分 享

1. 病例摘要

患者，女，34岁，49kg。主因"发作性尖叫，恐惧28年，加重6年"就诊。

患者约6岁时无明显诱因出现发作性恐惧、尖叫，每次持续约几十秒钟；无肢体抽搐及意识障碍，无舌咬伤及二便失禁，无幻视及幻嗅等；每年春、秋季各发作一次，发作前自觉心慌、压抑和不适。曾到医院就诊，未明确诊断，未用药治疗。入院前6年（约28岁时）患者发作性尖叫和恐惧症状较前频繁，尤其在月经前、劳累及生气后易出现，有时为夜间发作；到医院就诊，诊断为"癫痫"，口服卡马西平等药物后，上述症状未见好转，最多每日发作3~5次，连续发作10多天后可缓解。近2年来，患者一直口服奥卡西平片0.6g，每12小时1次，拉莫三嗪片75mg，每12小时1次，仍有间断性发作。为进一步评估能否手术治疗而入院。平素饮食尚可，睡眠欠佳，尿便正常。

既往病史：否认高热惊厥病史，剖宫产术后6年，阑尾炎术后6个月，否认高血压、糖尿病史，否认外伤及输血史，预防接种史不详。否认食物及药物过敏史。

伴发疾病与用药情况：入院前有咽部疼痛不适，未用药。

诊断：癫痫（单纯部分性发作）；低钠血症。

2. 治疗经过

入院第1天

生命体征：T 36.7℃，P 70次/min，R 18次/min，BP 120/70mmHg。

查体：神情语利，查体合作。计算力、记忆力、定向力正常。粗侧视力、视野正常。双眼眼动自如，双瞳孔正大等圆，光反射灵敏。面部深浅感觉正常，口角无偏斜，双侧额纹对称。伸舌居中。粗侧听力正常。悬雍垂居中，软腭抬举对称有力，双侧咽反射正常。耸肩、转头有力。四肢深浅感觉正常。双侧肱二头肌、肱三头肌反射正常，双侧膝腱反射正常。四肢肌力、肌张力正常。双手指鼻试验稳准，轮替试验正常，右侧跟-膝-胫试验欠稳准。颈部无抵抗，克尼格征阴性。内科查体未见阳性体征。

实验室检查：

头颅MRI（入院前2年）：左额叶内侧灰质形态，信号异常。

脑电图（入院前2年）：重度局限异常脑电图，间歇期左侧额极、额、前颞去尖形慢波频繁单个波暴发，发作期全脑区低波幅去同化快活动，提示额叶癫痫发作。

医师查房分析：患者系青年女性，临床主要表现为发作性尖叫及恐惧，持续几十秒钟，具有刻板性、反复性、短暂性和重复性特点，外院脑电图检查发现异常，考虑癫痫诊断，属于部分性发作类型。患者目前口服奥卡西平及拉莫三嗪，症状未能控制，符合难治性癫痫的范畴。除了予完善血尿常规、血生化、甲状腺功能检查全项、肿瘤全项、心电图及胸片等检查了解患者基本情况之外，行头颅 MRI+DWI+ 海马体冠状位扫描了解脑组织形态及功能，并预约视频脑电图检查，以了解发作时具体表现及脑电异常波起源。

药物治疗方案，维持：

（1）奥卡西平片 0.6g，每 12 小时 1 次，口服。

（2）拉莫三嗪片 75mg，每 12 小时 1 次，口服。

药师分析：该患者为癫痫部分性发作（也称局灶性发作），根据中国抗癫痫协会相关指南，可选择的一线治疗药物包括卡马西平、拉莫三嗪、奥卡西平、左乙拉西坦和丙戊酸钠；可作为添加治疗的药物为卡马西平、左乙拉西坦、拉莫三嗪、奥卡西平、加巴喷丁、丙戊酸、托吡酯、唑尼沙胺和氯巴占。奥卡西平和拉莫三嗪均为局灶性发作的首选治疗药物，该患者可以选用。奥卡西平主要是通过阻断电压敏感性的钠通道发挥作用，次要作用机制是钙通道阻滞作用。拉莫三嗪的主要作用机制是阻滞电压依赖性的钠通道和钙通道，次要作用机制是增加脑内或突触的 GABA 水平，还抑制病理性谷氨酸释放并抑制谷氨酸诱发的动作电位的暴发。由于两药在作用机制上有所不同，具有药效学协同和增强作用。在药动学方面，奥卡西平对拉莫三嗪葡糖醛酸化无明显抑制或诱导作用，不影响拉莫三嗪的代谢。对于该患者，两药联合治疗是适宜的，用法用量也与药品说明书相符。

药学监护要点：

（1）告知患者药物等间隔时间服用，如可安排早上 8 点和晚上 8 点服药。

（2）向患者交待抗癫痫药物可能引起头晕、嗜睡等不良反应，如不影响正常生活，可不必担心，有问题随时向医务人员报告。

（3）向患者耐心解释捕捉发作期脑电图对癫痫诊疗的意义，嘱咐患者放松心情，积极配合。

（4）脑电监护期间，需要患者家属陪护，协助观察记录患者的情况。告知陪护人员，如果患者癫痫发作，要立即呼叫医务人员，为了让医师清楚地观察到患者发作时的细节，千万不要遮挡摄像镜头。

入院第 2 天

主诉：咽部疼痛、不适，食欲差；无癫痫发作。

生命体征：T 37.1℃，P 82 次 /min，R 18 次 /min，BP 110/70mmHg。

查体：同第 1 天。

实验室检查：

血常规检查：WBC 8.56×10^9/L，RBC 3.78×10^{12}/L，HB 119g/L，PLT 120×10^9/L，NEUT% 79.4%，LY% 14.9%。

生化全项 - 同型半胱氨酸检查：GPT 9IU/L，GOT 14IU/L；GLU 4.13mmol/L，CR 41μmol/L，BUN 3.54mmol/L；K^+ 3.55mmol/L，Na^+ 130.4mmol/L，Ca^{2+} 2.12mmol/L；TCH 3.36mmol/L，TG 0.69mmol/L，LDL-C 1.32mmol/L，HDL-C 2.39mmol/L；TP 65.9g/L，ALB 45.21g/L，G 20.69g/L，PAB 203mg/L。

尿常规检查：白细胞（UF）10.8/μl，白细胞（高倍视野）1.9HPF，上皮细胞（高倍视野）4.0 HPF，细菌1758.5，余项正常。

血清叶酸、维生素 B_{12} 水平正常；粪便常规、甲状腺功能检查全套、肿瘤全项、乙肝五项检查结果均正常。

视频脑电图监测报告：全部导联显示无明显节律失调，两侧无明显波幅差。右侧蝶骨可见尖波，并波及右颞。在睡眠中，双侧峰波、锤波对称。异常波同背景。电生理诊断：癫痫样异常放电。

医师查房分析：根据患者的病史、临床表现、脑电图监测及外院脑电图分析，该患者癫痫诊断定位于额叶，定性为难治性癫痫。患者目前口服奥卡西平和拉莫三嗪，症状未能控制，为了捕捉发作期视频脑电图，予以减少拉莫三嗪剂量，诱导癫痫发作。患者咽痛不适伴声音嘶哑，可予对症处理。

药物治疗方案调整：

（1）拉莫三嗪片减量为50mg，每12小时1次，口服。

（2）双黄连颗粒（无蔗糖）1袋，一日3次，口服。

药师分析：

（1）根据主治医师分析，该患者符合难治性癫痫诊断。此次入院主要是为了完善癫痫发作视频脑电图监测，根据患者临床表现、发作类型评估是否适宜采用外科手术的方法治疗难治性癫痫。

《癫痫手术前后抗癫痫药物应用共识（试行）》指出，对于发作无规律或发作不频繁的患者，在视频脑电图监测24小时获得基本数据后，为了能监测到多次发作，可在充分告知并取得患者及家属知情同意的前提下，逐渐减少或停用抗癫痫药物。多药治疗者，首先考虑减量或停用被评估为添加治疗的、副作用较大的或半衰期较短的药物，然后再减（停）认为相对更有效的药物；密切观察 1~3 天，若未出现发作，在考虑到患者发作周期的情况下，提示该药可能对抑制该患者发作的作用较弱，日后（术后）不考虑再继续使用；如监测到发作，将来术后如必要可考虑继续使用该药。这种方法的优点是，可以考察和评价有关药物的相对疗效，为术后用药提供参考；缺点是逐个评估可能需要耗用较长的时间。多药治疗者也可参照单药治疗减药方案，每次将目前使用的抗癫痫药物剂量减少 1/3,观察 1~3 天,乃至观察和记录到发作过程。后一种方法对诱发发作简捷有效,缺点是难以评价在用的有关抗癫痫药物的相对疗效。

该患者当前服用奥卡西平和拉莫三嗪两种抗癫痫药物,未发现明显不良反应,也无法评估这两种药物的相对疗效。如果从药物半衰期考虑,奥卡西平的半衰期为 1.32 小时,其活性代谢产物 MHD 的半衰期为(9.3 ± 1.8)小时,拉莫三嗪的半衰期较长(24~35 小时),那么可以先将奥卡西平减量。由于奥卡西平的适应证是癫痫部分性发作,而拉莫三嗪不仅可作为癫痫部分性发作的治疗用药,还可作为癫痫部分性发作的添加治疗用药,现在将该患者的拉莫三嗪单次剂量从 75mg 减为 50mg,即减少所用剂量的 1/3,符合上述第二种减药方案。

(2)双黄连颗粒为中成药制剂,主要成分为金银花、黄芩、连翘,具有疏风解表、清热解毒作用,适用于外感风热所致的感冒,症见发热、咳嗽、咽痛。患者入院至今有咽痛不适,血常规中性粒细胞比例稍有增高,但患者体温正常、白细胞计数正常,无细菌性感染指征,可给予双黄连颗粒清热解毒,对症处理,用法用量适宜。

药学监护要点:

(1)患者咽痛不适,嘱少量多次饮水。

(2)拉莫三嗪减量后,患者发作次数可能会增加,告诉患者及陪护者不要紧张,患者不要随便下床活动;如有发作,立即报告医护人员。

入院第 3 天

主诉:凌晨 3 点癫痫发作 1 次;发作有先兆,有恐惧感。

生命体征:T 37.4℃,P 88 次 /min,R 20 次 /min,BP 120/75mmHg。

视频脑电监测:发作时全导低幅快波混有肌电伪差,16 秒后恢复背景脑电。

医师查房分析:患者于 3∶49 出现一次发作,视频记录显示,发作前患者从睡眠中转醒,躁动不安,发作持续时间约 16 秒。继续给予视频脑电监测,以明确发作起源,完善评估,判断是否适宜手术治疗。另外,昨日查血钠回报 130.4mmol/L,提示低钠血症,给予口服补充氯化钠。

药物治疗方案调整:

(1)拉莫三嗪片进一步减量为 25mg,每 12 小时 1 次,口服。

(2)10% 浓氯化钠注射液 10ml,一日 3 次,口服。

药师分析:患者昨日检查血钠 130.4mmol/L,为轻度低钠血症。欧洲低钠血症诊疗相关指南及文献指出,补充血钠速度不宜过快,否则可导致中心性高渗性脑桥髓鞘破坏,一般以血钠上升 0.5mmmol/h 的速度,24 小时血钠升高小于 10mmol/L 为宜。该患者为女性,根据补钠公式,补充氯化钠量(g)= 目标补钠值（mmol/L）×体重（kg）×0.5÷17，应补氯化钠14.4g。该患者现给予口服10%氯化钠溶液，30ml/d相当于额外补充3g氯化钠。患者为慢性低钠血症，符合缓慢补钠要求，适宜。

药学监护要点：缓慢补钠，嘱患者可适量多进咸类食物；注意复查血电解质。余同前。

入院第5天

主诉：无癫痫发作，咽痛好转。

生命体征：T 36.8℃，P 76次/min，R 20次/min，BP 120/75mmHg。

医师查房分析：查体无特殊，因周末不便监护发作，将药物加回原有剂量。

药物治疗方案调整：拉莫三嗪片75mg，每12小时1次，口服。

药师分析：患者近2日来无发作，由于周末医护人手紧张，考虑到患者安全，尽可能避免周末癫痫发作，暂时将药物回调至原有剂量。

药学监护要点：虽然药物加量，仍然要注意防范癫痫发作，嘱患者不要随意外出。其他注意事项同前。

入院第7天

主诉：无癫痫发作，无其他特殊不适。

生命体征：T 37℃，P 80次/min，R 17次/min，BP 120/70mmHg。

实验室检查：K^+ 3.91mmol/L，Na^+ 128.9mmol/L，Cl^- 91.3mmol/L，Ca^{2+} 2.18mmol/L。

医师查房分析：患者近3日多来无发作。复查血钠128.9mmol/L，仍低于正常值，同意药师意见，可能为奥卡西平的副作用所致，并接受药师建议将奥卡西平减量，择日复查电解质。入院第7天继续行视频脑电图监测。

药物治疗方案调整：奥卡西平片减量为0.45g，每12小时1次，口服。

继续使用拉莫三嗪片75mg，每12小时1次，口服10%浓氯化钠注射液10ml，一日3次。

药师分析：患者入院第2天查血钠130.4μmol/L，经口服浓氯化钠溶液治疗3天，入院第7天复查血钠128.9mmol/L，血钠水平似乎仍有降低趋势，疑与奥卡西平用药有关。由于上周将拉莫三嗪减量为原用剂量的1/3，患者仅发作一次，可能拉莫三嗪对控制患者癫痫发作不敏感。故建议尝试将奥卡西平剂量减少半片（0.15g），减少原剂量的1/4，符合共识推荐。

入院第9天

主诉：无癫痫发作，饮食睡眠可，无特殊不适。

血电解质复查结果：K^+ 4.43mmol/L，Na^+ 135.3mmol/L，Cl^- 97.6mmol/L，Ca^{2+} 2.26mmol/L。

医师查房分析：患者血钠水平已恢复正常水平，奥卡西平予继续减量，继续视频脑电监测。

药物治疗方案调整：奥卡西平片减量为 0.3g，每 12 小时 1 次，口服。

药师分析：奥卡西平剂量减少 2 天后，血钠水平明显回升，已达正常水平。根据 ADR 因果关系评价规则，该患者的低钠血症很可能为奥卡西平所引起。奥卡西平减量后仍未见发作，可继续减量，减量幅度适宜。

入院第 10 天

主诉：凌晨 2 点发作 1 次，发作前有心跳快和不适感，饮食睡眠可，无特殊不适。

生命体征：T 36.9℃，P 74 次 /min，R 18 次 /min，BP 120/70mmHg。

查体：同前，无特殊。

视频脑电图监测报告：描述与入院第 3 天监测结果相同。

医师查房分析：视频脑电图监测捕获入院第 10 天凌晨 2 点小发作一次，表现为四肢肌肉强直 4~5 秒，双眼凝视。患者昨日血钠水平已恢复正常，予停止补钠。

药师分析：患者血钠已经恢复正常水平，及时停止补钠措施得当。

入院第 11 天

主诉：无癫痫发作，无特殊不适。

生命体征：T 36.9℃，P 74 次 /min，R 18 次 /min，BP 120/70mmHg。

医师查房分析：患者无癫痫发作，饮食睡眠可。低钠血症考虑为奥卡西平的不良反应，故逐渐减量至停用。加用左乙拉西坦抗癫痫治疗，注意临床观察病情变化。

药物治疗方案调整：

（1）停用双黄连颗粒。

（2）奥卡西平片 0.15g，每 12 小时 1 次，口服。

（3）左乙拉西坦片 0.5g，每 12 小时 1 次，口服。

药师分析：

（1）患者咽痛不适症状已消失，停用对症治疗药物双黄连颗粒正确。

（2）患者入院后监测到癫痫发作仅 2 次，尚不足以完善手术评估信息。患者以往发作症状轻且发作次数少，故先出院回家继续口服抗癫痫药物观察，如不能控制，再门诊调药或再入院脑电监测术前评估。由于奥卡西平引起低钠血症不宜继续服用，现拟逐步过渡替换为左乙拉西坦联合治疗。奥卡西平予逐步减量至停用。

（3）左乙拉西坦为治疗单纯部分性发作的一线推荐药物。左乙拉西坦是一种吡咯烷酮类衍生物，其化学结构与现有抗癫痫药物无相关性。左乙拉西坦可选择性增强 $GABA_A$ 的介导作用，并可作为钙通道阻滞剂。左乙拉西坦可抑制海马癫痫样突发放电，而对正常的神经元兴奋性无影响，提示它可能选择性地抑制癫痫样突发放电超同步性和癫痫发作的传播。左乙拉西坦每日给药 2 次，2 天后达到稳态血药浓度，起效快，初始使用左乙拉西坦 500mg，每 12 小时 1 次，用法用量得当。

（4）为什么不考虑选用卡马西平或丙戊酸？奥卡西平在化学上是卡马西平的 10- 酮基结构类衍生物，其主要特点是减少了卡马西平的副作用。该患者由于出现低钠血症停用了奥卡西平，且卡马西平长期给药也可引起低钠血症，故不选用卡马西平。指南推荐，当卡马西平、奥卡西平、拉莫三嗪和左乙拉西坦不合适或不耐受时，可考虑丙戊酸治疗。然而，丙戊酸长期治疗的副作用包括体重增加、脱发、月经失调或闭经、多囊卵巢综合征。该患者为年轻女性，处于育龄期，为了避免可能出现上述不良反应，故不考虑选用丙戊酸钠。此外，托吡酯有注意力、语言及记忆障碍等常见不良反应，可能对该患者日常生活和工作产生不利影响，故也不推荐使用。综上分析，左乙拉西坦起效快，不良反应较少，适宜用于该患者。左乙拉西坦与拉莫三嗪的作用机制不同，而且，左乙拉西坦对拉莫三嗪的葡糖醛酸化无明显抑制或诱导作用，不影响拉莫三嗪的代谢，故两药适宜联用。

药学监护要点：

（1）奥卡西平按目前剂量继续服用，1 周后直接停用。

（2）左乙拉西坦常见嗜睡、乏力、头晕和皮疹等不良反应，告知患者服药期间不宜操作精密仪器或驾驶车辆，注意观察皮肤有无过敏反应；服药期间可能出现脾气改变、易激惹、情绪不稳或攻击行为，如果严重，应及时就诊。如果发生感染、流感样综合征症状长期绵延，应及时就医。

（3）出院后，若拉莫三嗪和左乙拉西坦联用不能控制发作或发作次数增加，可来院随诊或住院治疗。

（4）注意复查血电解质水平。

入院第 13 天

主诉：昨日癫痫发作 2 次。

生命体征：T 37℃，P 74 次 /min，R 18 次 /min，BP 120/70mmHg。

发作时症状及视频脑电图监测分析：共发作 2 次。第一次发生在 00：53：58，患者从睡眠中转醒，躁动不安，30 秒后开始喊叫，持续 18 秒后发作停止。发作时脑电全导低幅快波，混有肌电伪差数十秒后恢复背景脑电。第二次发作出现在 4：36：29，患者自觉胸闷、害怕，无明显肢体动作，脑电呈全导低幅快波，混有肌电伪差，50 秒后额中央混有中幅 4~6Hz 慢波，右侧为著，持续 45 秒后恢复背景脑电。

医师查房分析：患者视频脑电图监测已经捕获到 3 次以上发作，可以提供术前诊断评估。目前患者病情尚稳定，入院第 14 天可予出院，等待手术评估讨论结果。出院后门诊随访,继续口服抗癫痫药物治疗,定期复查血常规、肝肾功能及电解质。

药师分析及药学监护要点:

(1)同前。

(2)出院带药交代。

(3)依从性及健康教育。

3. 药物治疗总结与讨论

(1)关于癫痫发作的分类:主要根据发作的临床表现及脑电图(EEG)改变进行分类,即通常采用的二分法。如果发作起始症状及 EEG 改变提示"大脑半球某部分神经元首先受累",称为部分性发作,也称局灶性发作;如果 EEG 提示"双侧大脑半球同时受累",则称为全面性发作。不伴随意识障碍的部分性发作,称为单纯部分性发作,根据放电起源和累及的部位不同,单纯部分性发作可表现为 4 个类型:运动性发作、感觉性发作、自主神经性发作和精神性发作,后两者较少单独出现,常发展为复杂部分性发作。EEG 可以在相应皮质代表区记录到局灶性异常放电,但头皮电极不一定能记录到。

该患者为青年女性,发作性起病,慢性病程;表现为发作性尖叫、恐惧,每次持续几十秒左右;发作前自觉心慌、压抑不适,无肢体抽搐及意识障碍,具有发作性、短暂性、重复性及刻板性的特点。头颅 MRI 示左额叶内侧灰质形态,信号异常。脑电图呈重度局限性异常脑电图,间歇期左侧额极、额、前颞去尖形慢波频繁单个波暴发,发作期全脑区低波幅去同化快活动,提示额叶癫痫发作。既往曾用过卡马西平、托吡酯、丙戊酸钠治疗(剂量不详),控制效果不好。2013 年至今,服用奥卡西平、拉莫三嗪治疗,症状未能控制。患者发作时无意识障碍,脑电图提示额叶癫痫发作,符合简单部分性发作诊断。

(2)单纯部分性发作的药物治疗:根据发作类型和综合征分类选择药物是癫痫治疗的基本原则。选择用药时还需要考虑药物的禁忌证、可能的副作用、恰当的剂型、给药剂量及服药次数、起效及达稳态治疗浓度的时间,及特殊治疗人群(如育龄或哺乳期妇女、儿童、老年人等)的特点、药物相互作用以及药物来源和费用等。

该患者诊断为单纯部分性发作,入院前长期使用奥卡西平和拉莫三嗪治疗,这两种均为中国抗癫痫协会相关指南推荐的一线治疗药物,用法用量适宜,但未能有效控制癫痫发作,故诊断为难治性癫痫。此次入院主要目的拟捕捉发作期脑电图,明确发作部位,决定下一步治疗方案,包括评估是否适合手术治疗。由于该患者入院检查过程中发现奥卡西平引起的低钠血症,且需要捕捉发作期脑电图,故将奥卡西平逐渐减量至完全停用。出院前,开始使用二线药物左乙拉西坦联合拉莫三嗪控制发作。临床观察和监测期间的药物减量、停药及替换，措施得当，符合中国抗癫痫协会相关指南推荐原则。

（3）视频脑电图监测期间，如何调整药物剂量？通过减量或停用抗癫痫药物并实施视频脑电图监测，是临床常用的定位诊断方法，其目的是通过观察和记录发作期典型的临床表现并获得实时脑电图监测资料，为癫痫源定位诊断、外科治疗术前评估及术后抗癫痫药物的选择提供依据。长期应用抗癫痫药物的患者，突然停药可导致发作间期痫样放电频率增加、范围扩大，局部起源的发作快速泛化为全面性发作，或激活潜在的其他痫样放电起源部位，产生新的发作表现，影响癫痫源定位的准确性。正确调整抗癫痫药物的给药方法，可以减少或避免这种现象的发生。

实施视频脑电图监测时，对于发作频繁的患者，通常容易监测到自然的发作，可以保持原来的用药状态，不需要减量或停用抗癫痫药物。对于发作无规律或发作不频繁的患者，在视频脑电图监测 1 天取得基本数据后，为能监测到多次发作，可在充分告知并取得患者及家属知情同意的情况下，逐渐减少或停用抗癫痫药物，以便于观察和记录发作期的情况。具体措施如下：单药治疗者，可以将现在所服用的药物剂量减少 1/3，如果 1~3 天未记录到发作，再继续减量 1/3，监测 1~3 天，如仍不能记录到发作，则全部停药继续监测。多药治疗者，首先考虑停用被评估为次要的、副作用大的或半衰期较短的药物，观察 1~3 天，若未能记录到发作，在考虑患者发作周期的情况下，提示该药对控制癫痫发作的作用较弱，将来术后不考虑使用；减量或停药后如能记录到发作，证明该药有效，将来术后用药可考虑继续保留。多药联合治疗的患者，也可参照单药治疗的减药方案，逐步每次将用药剂量减少 1/3，监测 1~3 天，以此类推。值得注意的是，减量过快或骤然停药，可能加重发作，也可出现不典型的发作或新的发作类型，甚至出现癫痫持续状态。尤其是长期服用苯巴比妥及苯二氮䓬类药物的患者，减量或停药操作过程中要非常小心谨慎。

该患者入院时难以判断正在服用的奥卡西平和拉莫三嗪的疗效差异，参照单药治疗的减量方法，先减少拉莫三嗪剂量的 1/3，出现癫痫发作 1 次，后因发现奥卡西平可能与低钠血症的不良反应有关，故改为采取奥卡西平减量措施，低钠血症既得到纠正，又较好地达到了视频脑电图监测的目标，可谓一举两得。

（4）关于低钠血症：低钠血症指血清钠浓度降低至 < 135mmol/L。根据发病急缓，可分为急性低钠血症和慢性低钠血症，前者是指 48 小时内，血清钠离子浓度降至正常水平以下，否则为慢性低钠血症。根据血浆张性不同，可分为等张性低钠血症、高张性低钠血症、低张性低钠血症。低张性低钠血症又可分为低容量性低张性低钠血症、高容量性低张性低钠血症、等容量性低

张性低钠血症。

当患者的血钠水平降低至 125mmol/L 时，可感觉疲倦、周身不适、表情淡漠、恶心、食欲减退，皮下组织肿胀感乃至水肿；血钠水平低至 115~120mmol/L 时，可出现头痛、嗜睡、神志错乱、癫痫或谵妄等明显神经精神症状；血钠水平≤110mmol/L，可发生抽搐或昏迷。如果患者的血钠水平在 48 小时内迅速降至≤108mmol/L，可致神经系统永久性损伤或死亡。

该患者入院前长期口服奥卡西平 0.6g，每 12 小时 1 次，联合拉莫三嗪75mg，每 12 小时 1 次治疗，入院后暂维持原治疗方案，入院第 2 天实验室检查报告血钠 130.4mmol/L，第 3 天起开始口服补充 10% 浓氯化钠溶液，第 7 天复查血钠 128.9mmol/L，考虑低钠血症与口服奥卡西平有关，遂将奥卡西平减量，第 9 天复查血钠 135.3mmol/L，恢复到正常水平。

奥卡西平可能直接抑制垂体后叶抗利尿激素的分泌，或者降低抗利尿激素分泌的平衡点，使抗利尿激素分泌不足，引起多尿，导致成人低钠血症。也有研究认为抗利尿激素分泌不足并非是奥卡西平导致低钠血症的原因，其对肾脏的直接作用是引起低钠血症的直接原因，包括直接作用于肾集合管或增强其对抗利尿激素的反应性等。

对于低容量或利尿药导致低钠血症的患者，可以补充生理盐水。如果患者血容量正常，限水措施是最佳治疗。高容量性低张性低钠血症患者需用利尿药，同时限制自由水摄入。预防水过多的发生和控制其程度的加重，应积极治疗原发病，控制水摄入及不适当的补液量。轻者限制进水量，严格记录24 小时出入水量，以供水少于尿量为目标；或适当加用利尿药，以依他尼酸和呋塞米等袢利尿药为宜。特别是已出现精神神经症状的患者，应迅速纠正细胞内低渗状态，除限水、利尿外，应使用 3%~5% 氯化钠高渗溶液，严密观察心肺功能，以调节剂量及滴速，一般以分次补给为宜。可同时并用利尿剂，以减少血容量。药物引起的低钠血症，一般为等容量性低张性低钠血症。欧洲低钠血症诊疗相关指南指出，抗利尿激素分泌失调综合征引起的低钠血症患者，一线治疗是限制液体输入。对于症状明显的低钠血症（恶心、呕吐、嗜睡、神志状态变化和癫痫发作）患者需要紧急处理。可以根据补钠公式计算需要的补钠量。血钠水平的纠正速度很重要，过慢或过快都可能引起神经病变，必须视患者个体情况而定。纠正速度过慢或过快可导致中心性脑桥髓鞘破坏，故应以血钠每小时升高或降低 0.5mmol/L 速度为宜。服用奥卡西平的患者，每 6 个月应检测一次血钠浓度；当血钠浓度 < 130mmol/L 时，应限制水摄入；轻症者可尝试减少奥卡西平的用量，重症者在排除其他精神药物（如典型抗精神病药锂盐）烦渴引起的低钠血症后，应停用奥卡西平，改用其他适宜的抗癫痫药物。

第三节 埋置电极患者

一、药学监护要点

1. 用药适宜性监护 癫痫患者术前评估捕捉发作期脑电图的用药及监护要点如同上一节所述。患者在埋置电极围手术期及术后第 2 天起应规律服用抗癫痫药物,同时采取密切临床观察及脑电图监测。如果术后连续 3 天没有癫痫发作,可以参照减药原则,适当减少抗癫痫药物的使用,继续捕捉发作期脑电图。如果患者埋置电极后仍频繁发作,可根据临床资料结合脑电图监测结果分析,尽快明确定位,进行致痫灶切除术。如果患者出现癫痫持续状态,应采取有效措施尽快终止发作。由于患者通常在 2~3 周内接受埋置电极、取电极及致痫灶切除两次手术,切口及手术部位存在感染风险,其围手术期需要预防性应用抗菌药物,这与常规一类手术切口有所区别,可以选择头孢曲松或头孢呋辛作为预防用药,如果患者术后体温正常、血象正常,状态平稳 2 天即可停止使用抗菌药物。埋置电极的癫痫患者术后可能由于颅压高,出现恶心、呕吐、头痛等症状,可给予甘露醇脱水降颅压,减轻头痛等症状。如患者频繁呕吐,可给予 5- 羟色胺受体拮抗剂(如托烷司琼等)对症治疗。如果患者因呕吐进食少,可辅以肠内营养。

2. 用药有效性监护 要注意关注患者埋置电极后对所用抗癫痫药物的敏感性,为日后选择抗癫痫药物治疗做准备。此外,患者术后可能由于颅压高,出现恶心、呕吐、头痛等症状,可给予甘露醇、5- 羟色胺受体拮抗剂(如托烷司琼等)对症处理。

3. 用药安全性监护 要注意复查血常规,监测肝肾功能、血液电解质及相关生化指标、切口及手术部位是否感染,以及预防患者术后出现发作时跌倒。此外,还要注意患者可能因发作或手术影响食欲,导致营养不良、免疫力下降和引发感染。为此,要随时监测患者的体温变化、进食情况、排便情况和伤口出血情况,必要时对症处理。

二、案 例 分 享

1. 病例摘要

患者,男,28 岁,体重 101kg。主因"发作性意识丧失 18 年,癫痫术后 6 年"就诊。

患者于 18 年前无明显诱因出现愣神,双手乱动或打人,每日发作数次,发病时颜面潮红,无肢体抽搐、强直等,当地医院诊断为癫痫,药物治疗效果不理想(具体药名不详)。6年前患者表现为两种发作形式:①愣神,双手乱抓,口中出声,前仰后合状,站立时表现为乱走,持续不到1分钟缓解。②喉部紧缩感,脸红,继而口角向左,右手抹脸。为求进一步诊治,以"症状性癫痫"收入本院功能神经外科。

患者于6年前在我院行左侧额颞部癫痫病灶切除术,术后2个月无发作,随后发作次数又逐渐增多。有时,每日愣神、双手乱抓发作6~7次;喉部紧缩感、口角向左斜发作数十次,多集中于早上转醒时和晚间睡时发生。先后接受过口服奥卡西平片、拉莫三嗪片、左乙拉西坦片、丙戊酸钠片治疗,未能减少发作。2年前开始服用苯巴比妥片和加巴喷丁胶囊,发作次数有所减少。目前口服苯巴比妥片早90mg,午75mg,晚90mg;加巴喷丁胶囊1 200mg,每日3次;时有愣神、双手乱抓发作2~3次,喉部紧缩感,继而口角向左斜,右手抹脸发作7~8次。平时饮食、睡眠正常,二便正常,精神状态无异常,但发作后有时情绪烦躁。

既往病史:诊断为癫痫16年余,否认高血压、糖尿病史及冠心病史,否认输血史,否认药物和食物过敏史,预防接种史按计划进行。6年前接受左侧额颞部癫痫病灶切除术。无放疗、化疗及生物治疗史,否认肝炎、结核、SARS和禽流感等疾病及密切接触史。近期无服用阿司匹林等影响凝血功能的药物。

诊断:症状性癫痫;左侧额颞部癫痫病灶切除术后。

2. 治疗经过

入院第1天

主诉:发作性意识丧失18年。

生命体征:T 36.6℃,P 72次/min,R 18次/min,BP 120/80mmHg。

入院查体:神清语利,颅神经查体未见明显异常,四肢肌力Ⅴ级,肌张力正常,病理征阴性。心肺查体未见明显异常。

脑CT示左额颞术后改变,伴左额颞叶及左侧脑室后角旁软化灶,右侧颞叶软化灶,右侧基底节区异常信号,左侧海马萎缩。

医师查房分析:患者发作性疾病,且具有发作性、短暂性、重复性和刻板性癫痫发作的共同特征,可明确诊断为癫痫发作(复杂部分性发作)。患者出现反复发作的喉部紧缩感伴过度运动,这些发作形式高度提示为边缘系统癫痫。

药物治疗方案:

(1)苯巴比妥片,早90mg,午75mg,晚90mg,口服。

(2)加巴喷丁胶囊,一次1.2g,每8小时1次,口服。

药师分析:

(1)患者6年前行左侧额颞部癫痫病灶切除术,术后癫痫未能得到有效控制,仍然频繁出现部分性癫痫发作,服用多种抗癫痫药物效果不理想。目前服用苯巴比妥和加巴喷丁，发作较前减少。目前的抗癫痫用药符合中国抗癫痫协会相关指南精神。

（2）苯巴比妥为传统的广谱抗癫痫药物，为局灶性发作其他一线推荐用药无效时的可选药，对全面性发作也有效。根据药品说明书，本品用于抗癫痫口服给药维持剂量为一次 90mg，极量为一次 250mg，500mg/d，一日剂量分 3 次服用。该患者目前苯巴比妥的用量为早 90mg，午 75mg，晚 90mg，日剂量合计 255mg，但仍有发作。

（3）加巴喷丁为新型抗癫痫药物，也是局灶性癫痫发作可选药物。根据药品说明书，本品起始治疗剂量为每日 300mg，根据临床效果及耐受性，最大剂量可增至每日 2 400~3 600mg，分 3 次服用。该患者目前口服 1.2g，每 8 小时 1 次，用量已达最大日剂量上限。

（4）根据《临床诊疗指南：癫痫病分册》（2015 修订版），合理的多药治疗中的合理，指的是多药（联合）治疗选择用药时应当注意以下几个方面：①所选药物作用机制不同；②药效学具有疗效协同或增强作用；③药动学无不良的相互作用；④副作用无协同增强或叠加作用。苯巴比妥在作用机制方面，使神经细胞的氯离子通道开放，细胞过极化，并可降低谷氨酸的兴奋作用，加强 γ- 氨基丁酸的抑制作用，抑制中枢神经系统单突触和多突触传递，抑制病灶的高频放电及向周围扩散；加巴喷丁的作用机制可能与抑制 N 及 P/Q 型钙通道有关。二者的药效学作用机制不同，联合用药可以产生协同增效作用。在药动学方面，苯巴比妥口服后在消化道吸收完全但较缓慢，半衰期为 50~144 小时，药效持续时间较久；加巴喷丁口服吸收后起效较快，在体内主要以原型通过肾脏排泄从全身循环系统中消除，消除半衰期 5~7 小时；二者合用，在起效时间和作用维持时间方面可互为补充。苯巴比妥经肝脏代谢，对肝药酶有诱导作用，但加巴喷丁在体内不被代谢，不受肝药酶诱导剂的影响，两药联用无药动学相互作用。在不良反应方面，苯巴比妥可引起皮疹、肝炎等不良反应，加巴喷丁可引起感觉异常或健忘等，两药联用无不良反应叠加作用。

药学监护要点：

（1）两种抗癫痫药物均需要等间隔时间服用，以发挥最佳疗效。

（2）注意观察患者神志状态，特别要关注患者的发作迹象，注意发作形式、发作频率和发作持续时间是否有变化。

（3）苯巴比妥可引起肝损害，注意监测患者肝功能；加巴喷丁可引起感觉异常或健忘，注意查体，观察相关体征。

入院第 2 天

主诉：昨天发作 3 次，无其他特殊不适。

生命体征：T 36.6℃，P 76 次 /min，R 18 次 /min，BP 120/80mmHg。

查体：心肺查体未见明显异常。专科查体神清语利,颅神经查体未见明显异常,四肢肌力Ⅴ级,肌张力正常,病理征阴性。

血常规检查：WBC 7.83×10^9/L,LY 3.42×10^9/L,MONO 0.43×10^9/L,NEUT 3.54×10^9/L,LY% 43.7%,MONO% 5.5%,NEUT% 45.2%,EOS% 5.1%,BASO% 0.5%,RBC 4.67×10^{12}/L,HB 159g/L,ABO 血型 A 型,Rh 血型正定型(D 抗原)阳性。

血生化检查：GPT 33IU/L,TBIL 68μmol/L,DBIL 3.07μmol/L,IBIL 4.61μmol/L,TP 64.48g/L,ALB 42.84g/L,G 21.64g/L,A/G 1.98,PAB368mg/L,ALP 75IU/L,GGT 132IU/L,GOT 22IU/L,CK 98IU/L,CR 98μmol/L,BUN 3.75mmol/L,GLU 4.27mmol/L,TG 3.12mmol/L,TC 3.73mmol/L,K^+ 3.56mmol/L,Na^+ 139.3mmol/L,Ca^{2+} 2.19mmol/L。

凝血四项、尿常规、HIV P24 抗原/抗体-丙型肝炎病毒抗体-梅毒螺旋体特异性抗体-乙肝五项检查,均未见明显异常。

胸部 X 片：未见明确病变。

医师查房分析：患者有 18 年的癫痫病史,6 年前行左侧额颞部癫痫病灶切除术后,经口服抗癫痫药物治疗,症状得到一定程度的控制,但仍不时发作,每次发作持续时间数秒,说明效果不理想。患者目前生命征平稳,拟待完善相关检查及评估后,择期行丘脑前核电刺激(ANT-DBS)疗法。

药物治疗方案：同前。

药学监护要点：嘱患者遵嘱服药,不能私自停药或减量;不要饮用刺激性饮料,如咖啡;同时注意加强术前营养,避免着凉感冒。

入院第 3 天

主诉：昨天以来,又发作 3 次。

生命体征：T 36.8℃,P 72 次/min,R 18 次/min,BP 118/79mmHg。

查体：神清语利,查体合作。高级皮质功能正常,计算力、近记忆力、远记忆力、定向力大致正常。颅神经查体无异常。四肢肌力Ⅴ级,肌张力正常,腱反射对称活跃,病理征未引出。深浅感觉正常。共济运动稳准。颈部无抵抗,脑膜刺激征阴性。内科查体未见阳性体征。

医师分析：患者症状性癫痫诊断明确,发作频繁,严重影响生活质量,药物控制不满意,具有手术治疗指征。继续口服抗癫痫药物治疗,密切观察病情变化,抓紧时间尽快完善相关检查及术前评估。

药物治疗方案：同前。

药学监护要点：同前。

入院第 5 天

主诉：今天发作 3 次。

生命体征：T 36.3℃，P 76 次 /min，R 18 次 /min，BP 117/79mmHg。

PET-CT 检查报告：①左侧额叶、颞叶葡萄糖代谢重度减低；②右侧尾状核头、壳核及小脑半球葡萄糖代谢中重度减低；③左侧额颞部术后改变；④右侧脑室旁及室管膜下斑点状钙化灶。

医师查房分析：同上，继续完善相关检查，密切观察病情变化。

药物治疗方案：同前。

药学监护要点：同前。

入院第 8 天

主诉：今天发作 2 次。

生命体征：T 36.4℃，P 78 次 /min，R 18 次 /min，BP 117/80mmHg。

头颅 MRV 检查报告：未见异常。

头颅 MRA 检查报告：左侧大脑中动脉血流信号降低，脑内多发异常信号。

医师查房分析：患者近日仍有发作，继续抗癫痫治疗，密切观察病情变化。另发现患者入院以来脾气时有暴躁，有"迫害感"及极端行为倾向，入院第 8 天经过精神科会诊除外精神疾患，并予以奥氮平对症治疗，加强监护，防范意外攻击。

药物治疗方案调整：

加用奥氮平片，一次 5mg，一日 1 次，口服。

药师分析：该患者癫痫发作后易激惹，出现"迫害感"及极端行为精神症状，究其原因可能包括①患者出现的精神症状是否可以用抗癫痫药物的不良反应解释？由于患者长期服用苯巴比妥，苯巴比妥的不良反应主要有认知和记忆的缺损、叶酸缺乏和低钙血症、巨幼细胞贫血和骨软化、眼球震颤、共济失调和严重的呼吸抑制等，其主要作用为镇静，可基本除外精神症状。加巴喷丁的常见不良反应为嗜睡、疲劳、眩晕、头痛、恶心、呕吐、体重增加、紧张、失眠、共济失调、眼球震颤、感觉异常及畏食。偶有出现衰弱、视觉障碍、震颤、关节脱臼、异常思维、健忘、口干、抑郁及情绪化倾向。在 12 岁以下儿童的临床试验中观察到攻击性行为、情绪不稳定、多动、病毒感染、发热。加巴喷丁有可能引起情绪化和攻击性行为。因此，不能排除加巴喷丁引起的精神症状。②患者出现的精神症状是否可以用原发疾病的进展解释？患者诊断为症状性癫痫，病因为结构性脑部病变，影像学检查提示左额颞术后改变，伴左额颞叶及左侧脑室后角旁软化灶，右侧颞叶软化灶，右侧基底节区异常信号，左海马萎缩。因此，患者的精神症状很可能为脑部异常病变引起，选择奥氮平对症治疗是合理的。而且，奥氮平与苯巴比妥及加巴喷丁不存在相互作用，适宜联用。

按照药品说明书推荐，奥氮平用于精神分裂症、躁狂发作和双相情感障碍的预防治疗过程中,可根据个体临床状况不同,在 5~20mg/d 的范围相应调整每日剂量。建议仅在适当的临床再评估后方可使用超过推荐起始剂量的药物,且加药间隔不少于 24 小时。该患者在癫痫发作后出现精神症状,病情较轻,给予 5mg/d 起始治疗,用法用量适宜。

药学监护要点:

(1)观察患者精神状态,是否有好转。

(2)奥氮平最常见不良反应有嗜睡,体重增加,嗜酸粒细胞增多,催乳素、胆固醇、血糖和甘油三酯水平升高,糖尿,食欲增加,头晕,静坐不能,帕金森综合征,白细胞减少,中性粒细胞减少,运动障碍,直立性低血压,抗胆碱能作用,肝转氨酶短暂的无症状升高,皮疹,乏力,疲劳,发热,关节痛,碱性磷酸酶增高,高 γ- 谷氨酸,高尿酸,高肌酸磷酸激酶和水肿。告知患者服用奥氮平后可能出现嗜睡、头晕等,如有不适及时向医师报告。

(3)注意监测血常规及生化指标,重点观察血白细胞有无异常减少,转氨酶和血脂是否出现异常增高。

入院第 11 天

主诉:今天发作 4 次,均自行缓解,其余无特殊不适。

生命体征:T 36.9℃,P 78 次 /min,R 20 次 /min,BP 135/75mmHg。

查体:无变化。

医师查房分析:患者症状性癫痫诊断明确,发作频繁,严重影响生活质量,药物控制不满意,致痫灶部位、范围及其与周围功能区的关系不确切,经本院癫痫中心会诊,患者具有手术指征,建议行立体定向下双侧丘脑前核脑深部电极植入术。现术前检查已完备,无手术禁忌证。拟于之后一天进行手术,术前做好禁食、备皮及皮试等准备。

药物治疗方案:无变化。

药学监护要点:同前。

入院第 12 天

患者在全麻下行脑深部电极植入术 / 双侧丘脑前核。首先,局麻下安装 CRW 头架,行头 CT 扫描,与 MPR 影像融合;重建计算双侧丘脑前核坐标。全麻成功后,患者取仰卧位,常规消毒辅巾,双额中线旁头皮直切口,乳突拉钩牵开;左额颅骨钻孔,电灼并"十"字形切开硬膜;在 CRW 弧弓导向下植入刺激电极。同法行右侧电极植入,通过头皮下隧道,将颅内电极延长线引出;逐层缝合切口,术毕。术中出血约 10ml,未输血。

医师分析:手术过程顺利。术后继续抗癫痫,并给予抗感染、止血、脱水、止吐及对症补液治疗,密切观察病情变化。

药物治疗方案调整：

（1）注射用头孢呋辛钠 1.5g+100ml 生理盐水，一日 2 次，静脉滴注。

（2）注射用奥美拉唑钠 42.6mg+100ml 生理盐水，一日 1 次，静脉滴注。

（3）盐酸托烷司琼注射液 2mg/2ml，加入静脉小壶，一日 1 次。

（4）注射用矛头蝮蛇血凝酶 1 单位 +2ml 注射用水，加入静脉小壶，一日 2 次。

（5）维生素 C 1g+ 氯化钾 1.5g+5% 葡萄糖氯化钠 500ml，一日 1 次，静脉滴注。

（6）羟乙基淀粉（200/0.5）氯化钠 500ml，一日 1 次，静脉滴注。

药师分析与讨论：

（1）围手术期预防性应用抗菌药物。根据《抗菌药物临床应用指导原则》（2015 年版），清洁手术（Ⅰ类切口）通常不需预防性应用抗菌药物，但在下列情况可考虑预防用药：①手术范围大、手术时间长、污染机会增加；②手术涉及重要脏器，一旦发生感染将造成严重后果，如头颅手术、心脏手术等；③异物植入手术，如人工瓣膜植入、永久性心脏起搏器放置、人工关节置换等；④有感染高危因素如高龄、糖尿病、免疫功能低下（尤其是接受器官移植者）、营养不良等患者。具有以上指征患者，可使用第一、二类头孢菌素预防感染。该患者拟于全麻下行电极植入，为清洁的脑外科手术、有异物植入，符合上述②和③，有预防性应用抗生素的指征。头孢呋辛钠为第二代头孢菌素，成人预防手术感染可于术前 0.5~1 小时静脉注射 1.5g，若手术时间长，则每隔 8 小时追加 0.75g，静脉注射或肌内注射给药。静脉滴注应在皮肤、黏膜切开前 0.5~1 小时或麻醉开始时给药，滴注时间约 30 分钟，在滴注完毕后开始手术，以保证手术部位暴露时局部组织中抗菌药物已达到足以杀灭手术过程中沾染细菌的药物浓度，抗菌药物的有效覆盖时间应包括整个手术过程。该患者为脑深部电极植入手术，抗菌药物可延长使用至术后 48 小时，但头孢呋辛静脉给药一日 2 次宜改为每 8 小时 1 次。

（2）根据《应激性溃疡防治专家建议（2015 版）》，各种困难、复杂的手术是药物预防应激性溃疡的指征。质子泵抑制剂（PPI）是预防应激性溃疡的首选药物。奥美拉唑静脉给药时，常用剂量 40mg，加入 0.9% 氯化钠注射液 100ml 或 5% 葡萄糖注射液 100ml 中进行静脉滴注，每日 1~2 次。该患者用法用量适宜。

（3）托烷司琼是一种外周神经原及中枢神经系统 5-HT$_3$ 受体的强效、高选择性的竞争性拮抗剂，用于预防和治疗癌症化疗引起的恶心和呕吐，及外科手术后恶心呕吐。《2014 版中国麻醉学指南与专家共识》指出，确定患者发生术后恶心呕吐的风险后，对中危以上患者应给予有效的药物预防。5-HT$_3$ 受体拮抗剂、地塞米松和氟哌利多或氟哌啶醇是预防术后恶心呕吐最有效且副作用小的药物。无术后恶心呕吐危险因素的患者,不需要预防用药。对低、中危患者可选用上述一或两种药物预防。经评估,该患者年龄＜50岁,为低危患者,可以选择托烷司琼防治手术后恶心呕吐,常用剂量2mg,可溶于生理盐水、林格液或5%葡萄糖溶液,静脉滴注或缓慢静脉注射。

（4）矛头蝮蛇血凝酶可用于外科、内科、妇产科、眼科、耳鼻喉科、口腔科等临床科室的出血及出血性疾病;也可用来预防出血,如手术前用药,可避免或减少手术部位及手术后出血。根据《神经外科围手术期出血防治专家共识（2018）》,术后局部会有渗血,一般给予止血药物治疗3天,如注射用矛头蝮蛇血凝酶1~2单位,肌内注射或静脉注射/静脉滴注,1~2次/d。该患者术中出血10ml,为预防术后局部再渗血,给予矛头蝮蛇血凝酶止血,选药合理,用法用量适宜。

（5）合理的术后补液可以补充血容量,有助于促进肠道功能恢复,减少并发症,缩短住院时间。《外科病人围手术期液体治疗专家共识（2015）》指出,手术后应对患者进行评估,以确定补液策略,对于低血容量者予以液体复苏,对于不存在低血容量者则予以液体维持。低血容量的诊断可通过查体和体征判断,对于收缩压＜100mmHg,心率＞90次/min,呼吸加快者,可判断为低血容量。该患者术后安返病房,血压122/80mmHg,心率85次/min,呼吸18次/min,判断不存在低血容量,可给予维持性体液治疗。

根据《外科病人围手术期液体治疗专家共识（2015）》,维持性液体治疗,即补充生理需要量25~30ml/（kg·d）,对于肥胖病人,应根据实际体重计算,一般不超过3L/d。患者体重101kg,理论每日补液量为2 525~3 030ml。在补液方式上,以静脉补充为主,有吞咽能力者提倡自主摄入补足。在补液品种选择上,维持性液体治疗以晶体液为主,适当补充胶体液。因为晶体液可自由通过大部分的毛细血管,使毛细血管内外维持相同的晶体渗透压,但输注液体主要分布于细胞外液,仅约20%的输液量保留在血管内,大量输注可致组织水肿、肺水肿等。胶体液（如羟乙基淀粉）输注后能够维持循环血容量至少达6小时,但可能引起过敏,大量输注易造成凝血功能障碍。

氯化钾用于预防和治疗各种原因引起的低钾血症,如进食不足、呕吐、严重腹泻等。手术后的应激状态易造成内环境电解质紊乱,可适当补钾。一般用法为10%氯化钾注射液10~15ml加入5%葡萄糖注射液500ml中滴注。该患者术后补钾用法用量适宜。

维生素C除了用于治疗坏血病、特发性高铁血红蛋白症外,下列情况对维生素C的需要量增加时给予适当补充维生素C:胃肠道疾病（如长期腹泻、胃或回肠切除术后）、发热、感染、严格控制或选择饮食、因营养不良体重骤降、手术等。通常将维生素 C 注射液加入葡萄糖注射液、生理盐水或其他晶体类输液中静脉注射给药，成人每次用量 100~250mg，必要时每次 2~4g，每日 1~2 次，或遵医嘱。

羟乙基淀粉是支链淀粉经部分水解后，在其葡萄糖分子环的 C_2、C_3、C_6 位点进行羟乙基化后的产物，主要用于补充血浆容量。目前用量为 500ml 静脉滴注，不超过规定的用量，符合要求。该患者日输注补液量为：200ml（头孢呋辛组）+100ml（奥美拉唑组）+500ml（糖盐水组）+500ml（羟乙基淀粉组）= 1 300ml，达不到理论上每日所需的液体量，考虑患者吞咽功能及胃肠道正常，可以结合正常饮食及喝水补足。

药学监护要点：

（1）头孢呋辛应在手术前 0.5~1 小时给药，30 分钟内输注完毕；用法应改为 1.5g，每 8 小时 1 次，可持续应用至术后 48 小时。

（2）奥美拉唑在输液中不稳定，溶解后输注时间应 ≤ 1 小时。

（3）密切观察患者生命体征及意识状态，注意是否有恶心、呕吐、伤口渗血现象。

（4）癫痫发作监测及防范。

（5）托烷司琼给药后可能引起血压一过性升高，可不予以处理。

（6）神经外科手术后护理，患者头部需要抬高 30 度，以利于控制脑水肿，如术后超过 24 小时仍有恶心呕吐，应及时通知医师处理。

入院第 13 天（术后第 1 天）

主诉：发作一次，无其他不适。

生命体征：T 38.5℃，P 88 次 /min，R 18 次 /min，BP 120/80mmHg。

查体：同前，伤口敷料干燥固定。

血常规检查：WBC 12×10^9/L，NEUT 8.95×10^9/L，NEUT% 74.6%，余基本正常。

生化 20 项和钾钠 2 项检查，基本正常。

医师查房分析：患者颅内电极植入术后复查血常规，白细胞及中性粒细胞值均异常增高，继续抗炎，尽快复查头部 CT，警惕颅内出血、水肿等并发症。密切观察病情变化。

药物治疗方案：无变化。

药学监护要点：续前。

（1）密切观察体温变化，复查炎性指标，警惕感染指征。

（2）癫痫发作监测与防范。

（3）预防误吸。

（4）出现头晕、头痛及时报告医师。

入院第 14 天（术后第 2 天）

主诉：发作 2 次，无其他不适。

生命体征：T 38.1℃，P 84 次 /min，R 20 次 /min，BP 120/80mmHg。

查体：无变化。

颅脑（螺旋）CT 平扫报告：癫痫电极埋置术后改变，未见颅内出血。

主任医师查房分析：患者颅内电极植入术后状态正常，CT 平扫无颅内出血、水肿等情况。拟于入院第 14 天行脑电监测。治疗上继续补液支持、抗炎、止血、抗癫痫及对症处理，密切临床观察。

药物治疗方案调整：停用奥美拉唑钠、托烷司琼和矛头蝮蛇血凝酶输液组分，其他药物治疗方案不变。

药师分析：患者术后应用抑酸药、止吐药和止血药 3 日，未出现应激性溃疡、恶心呕吐及局部出血情况，无须继续使用，停药措施正确。

药学监护要点：

（1）注意观察患者癫痫发作情况及脑电监测设施。

（2）关注患者饮食起居，防止跌倒，嘱补充蔬菜水果，防止便秘。

入院第 15 天（术后第 3 天）

主诉：晨起后发作 4 次。

医师查房分析：患者生命体征稳定，查体无其他特殊异常。治疗上继续予补液、抗炎、抗癫痫及对症支持处理。继续脑电监测，密切观察病情变化。

药物治疗方案：无变化。

药学监护要点：同前。

入院第 18 天（术后第 6 天）

主诉：今天发作数次，发作形式同前，其余无特殊不适。

生命体征：T 37.3℃，P 80 次 /min，R 18 次 /min，BP 124/69mmHg。

查体：同前，无特殊变化。

医师查房分析：患者症状性癫痫诊断已明确，发作频繁，严重影响生活质量，药物控制不满意，由于致病病灶部位及范围难以确定，不宜选择切除性手术。已行立体定向下双侧丘脑前核脑深部电极植入术，经脑电监测与丘脑前核电刺激测试无不良反应，治疗组研究后征得患者及家属同意，决定实施颅内电刺激发生器埋置术。现术前检查项目已完备，无手术禁忌证，拟于入院第 19 天在全麻下行颅内电刺激发生器埋置术。

药师分析：患者日前在接受颅内电极植入术期间应用了抗菌药物头孢呋辛，但术后出现过血常规中的白细胞计数升高、中性粒细胞计数升高、体温升高，考虑安置的颅内电极及手术切口与外界相通，且多次监测发作期脑电图，患者频繁发作，不能排除误吸及感染的可能，为此术后保留头孢呋辛持续给药 7 天。此次患者接受颅内电刺激发生器埋置术,预计手术部位及切口暴露时间较长,感染机会增加,围手术期预防性应用头孢曲松加强抗感染,且该药可透过血脑屏障,选药合理。

入院第 19 天(第 2 次手术当天)

患者行颅内电刺激发生器埋置术。在手术室内,患者全麻成功后,取仰卧位,常规消毒辅巾,做耳后直切口及右侧锁骨下胸前皮肤切口,自耳后通皮下隧道,将电极线引入;打开双额原头皮切口,拆除连接外置延长线,将颅内电极引至耳后切口,与电刺激发生器相连,埋置刺激器;逐层缝合切口。术中出血约 50ml,未输血。

术后给予注射用矛头蝮蛇血凝酶止血、盐酸托烷司琼注射液止吐、羟乙基淀粉对症补液及抗癫痫治疗,密切观察病情变化。

药物治疗方案调整:

(1)注射用头孢曲松钠 2g 溶于 100ml 生理盐水中,一日 1 次,静脉滴注。

(2)卡马西平片 0.2g,一日 3 次,口服。

药师分析与讨论:

(1)作为颅脑手术预防性抗感染用药,可将头孢曲松 1~2g 溶于 100ml 生理盐水中,于手术前 0.5~1 小时静脉滴注,30 分钟内给药完毕。

(2)卡马西平片可用于治疗各种类型的部分性发作,包括复杂部分性发作或简单部分性发作、原发或继发性全面强直-阵挛性发作以及混合型发作,可单药或与其他抗惊厥药物合并服用。《临床诊疗指南:癫痫病分册》(2015 修订版)指出,手术后的早期(多指术后 1 周内),由于手术本身对大脑皮质的刺激以及手术导致的血液中卡马西平浓度的波动,可能会出现癫痫发作,甚至癫痫持续状态,因此需要给予抗癫痫药物治疗。

癫痫患者手术后并没有具体的药物选择标准,一般多参照抗癫痫药物的使用原则,可以继续使用术前的抗癫痫药物,也可以根据手术后可能出现的发作类型使用相应的抗癫痫药物。手术后即使发作得到完全控制,亦应坚持使用抗癫痫药物至少 2 年。手术后长期抗癫痫药物的使用原则要参照术前用药进行调整,术后效果良好的患者,可将术前应用的药物种类减少,一般首先停用副作用大及术前评估药效较差的辅助治疗药物。该患者为局灶性发作,手术后停用副作用相对较多的苯巴比妥和非一线抗癫痫药物加巴喷丁,选择使用一线药物卡马西平,是适宜的。通常,成人口服卡马西平初始剂量为每次 100~200mg,每日 1~2 次,逐渐增加剂量直至最佳疗效(一般每次 400mg,每日 2~3 次。有条件时,应监测卡马西平血药浓度,治疗窗为 4~12μg/ml)。卡马西平可在用餐时、用餐后或两餐之间用适量液体送服。该患者初始用法用量不符合说明书推荐,宜采用逐渐加量的方式给药。

药学监护要点：

（1）根据围手术期抗菌药物预防性使用指导原则，该患者头孢曲松使用疗程一般不超过 48 小时。

（2）卡马西平服用期间，初期可能出现头晕、视物模糊、困倦、恶心等不良反应，患者如难以耐受应及时通知医师；如出现皮疹，应及时报告；服用卡马西平期间避免进食葡萄柚及其饮料。服用卡马西平，7 日后测定稳态血药浓度。

（3）患者术后生命体征监测等。

入院第 20 天（第 2 次手术后第一天）

主诉：发作 6 次，发作形式同术前，小便正常，大便未解。

生命体征：T 37.6℃，P 88 次/min，R 18 次/min，BP 126/76mmHg。

查体：生命体征稳定，心肺查体未见明显异常，专科查体同前。伤口敷料干燥固定。

血常规检查：WBC 10.5×10^9/L，NEUT 7.88×10^9/L，NEUT% 71%，LY% 17.4%。

血生化检查：GPT 24IU/L，GOT 25IU/L，TBIL 11.13μmol/L，ALB 42.19g/L，G 22.15g/L，PAB 302mg/L，GGT 137IU/L，CR 90μmol/L，BUN 2.70mmol/L，GLU 5.20mmol/L，TG 2.55mmol/L，TC 3.21mmol/L。

医师查房分析：患者术后一般情况尚可，头部及腋部伤口敷料干燥。患者术后出现发作，开启电刺激器后发作减少。考虑颅内有植入物，入院第 20 天继续予抗感染及抗炎等处理。密切观察病情变化。

药物治疗方案：同前。

药学监护要点：

（1）同前。

（2）监测体温及血象变化，关注癫痫发作情况。

（3）嘱患者补充水分及多进食蔬菜水果，防止便秘，避免排便用力过猛，造成手术切口迸裂。

入院第 21 天（第 2 次手术后第 2 天）

主诉：无发作，未诉其他不适。

生命体征：T 37.0℃，P 78 次/min，R 18 次/min，BP 121/76mmHg。

查体：神清语利，四肢肌力 V 级，肌张力正常，病理征阴性。伤口敷料干燥固定。

医师查房分析：开启电刺激后，患者发作减少，或无发作，提示手术效果良好。患者术后恢复情况亦较好，继续予抗炎及对症处理。拟于入院第 22 天手术切口换药，若无明显异常即可出院。密切观察病情变化。

药物治疗方案调整：停用头孢曲松。

用药分析：患者体温基本正常，伤口敷料干燥，无感染指征，停用抗菌药物合理。

药学监护要点：同上。

3. 药物治疗总结与讨论

（1）根据《临床诊疗指南：癫痫分册》（2015修订版）对症状性癫痫及综合征的定义，癫痫发作是由一个或多个可辨认的结构性脑部病变引起的。该患者近18年来（自10岁左右开始）癫痫反复发作，长期多种抗癫痫药物治疗控制效果不佳，于6年前行左侧额颞部癫痫病灶切除术，结构性脑部病变明确，符合症状性癫痫诊断。但是，患者术后经持续抗癫痫药物治疗依然不能有效地控制发作。大量的实验证实，丘脑前核的作用点是控制癫痫样电活动的关键，在解剖关系上，丘脑前核连接额极和颞叶，参与癫痫发作过程，全面性发作可在双侧丘脑前核见到起始样痫样放电，部分性发作可在单侧丘脑前核监测到发作早期异常脑电图。通过抑制丘脑前核的电活动，可以抑制癫痫发作。因此，对于致痫灶不明确的药物难治性部分性发作或全面性发作患者，可以考虑选择丘脑前核深部脑刺激术（ANT-DBS）控制发作。该患者症状性癫痫诊断明确，发作频繁，严重影响生活质量，药物控制不满意，致痫灶部位、范围及其与周围功能区的关系不确切，经神经内外科专家会诊，建议行ANT-DBS术。

（2）本次住院的22天中，该患者经历了定位电极植入术和颅内电刺激发生器埋置术，共2次手术。相关的药物治疗包括抗癫痫治疗和围手术期用药。

在抗癫痫治疗中，由于第一次手术的目的是捕捉发作期脑电图，为此没有使用抗癫痫药物。患者的第二次手术后，予以卡马西平抗癫痫治疗。《临床诊疗指南：癫痫病分册》（2015修订版）指出，手术后抗癫痫药物的早期治疗：手术后早期（多指术后1周内），由于手术本身对大脑皮质的刺激以及手术导致的血液中抗癫痫药物浓度的波动，可能会出现癫痫发作，甚至癫痫持续状态，应该给予抗癫痫药物治疗。手术后抗癫痫用药没有具体标准可循，一般可参照抗癫痫药物的使用原则。可以继续使用术前在用的抗癫痫药物，也可以根据手术后可能出现的发作类型使用适宜的抗癫痫药物。癫痫手术效果理想的患者，可适当减少术前应用的药物品种数，一般先停用副作用大及药效差的药物。患者为局灶性发作，根据《临床诊疗指南：癫痫病分册》（2015修订版）推荐，选择一线药物卡马西平适宜。苯巴比妥相对副作用较大，加巴喷丁非一线用药，予以停用是合理的。

（3）预防感染：根据《抗菌药物临床应用指导原则》（2015年版），清洁手术（Ⅰ类切口）的手术脏器为人体无菌部位，局部无炎症、无损伤，也不涉及呼吸道、消化道、泌尿生殖道等人体与外界相同的器官。Ⅰ类切口手术部位无污染，通常不需预防用抗菌药物。但在下列情况可考虑预防用药：①手术范围大、手术时间长、污染机会增加；②手术涉及重要脏器，一旦发生感染将造成严重后果，如头颅手术、心脏手术等；③异物植入手术，如人工瓣膜植入、永久性心脏起搏器放置、人工关节置换等；④有感染高危因素如高龄、糖尿病、免疫功能低下（尤其是接受器官移植者）、营养不良等患者。

该患者的第一次手术为定位电极植入术，属于清洁的脑外科手术、有异物植入，符合上述②和③，有预防使用抗生素的指征，给予的头孢呋辛为第二代头孢菌素，选药合理。头孢呋辛用于成人预防手术感染，可在术前 0.5~1 小时或麻醉开始时静脉注射 1.5g 给药，保证手术部位暴露时局部组织中抗菌药物已达到足以杀灭手术过程中沾染细菌的药物浓度。若手术时间长，可每隔 8 小时静脉注射或肌内注射 0.75g。抗菌药物的有效覆盖时间应包括整个手术过程。该患者静脉给予头孢呋辛每日 2 次，宜改为每 8 小时 1 次。因为患者接受脑深部电极植入术，根据指南推荐，预防感染用药可延长至术后 48 小时。由于患者第一次手术时使用头孢呋辛，出现血象升高，不排除感染的可能，于是头孢呋辛用药疗程达 7 日。该患者第二次手术为颅内电刺激发生器埋置术，鉴于第一次手术应用头孢呋辛效果不理想，为此换用头孢曲松。头孢曲松可透过血脑屏障，抗颅内感染的效果优于头孢呋辛。用药 48 小时，患者体温基本正常，伤口干燥，没有感染指征，此时停药也是适宜的。

（4）补液：根据《外科病人围手术期液体治疗专家共识（2015）》，手术后应对患者进行评估，以确定补液策略，对于低血容量者予以液体复苏，对于不存在低血容量者则予以液体维持。该患者手术顺利，术后病情平稳，给予维持性液体治疗，即补充生理需要量：25~30ml/(kg·d)，肥胖患者应根据实际体重计算，一般不超过 3L/d。该患者体重 101kg，理论每日补液量 2 525~3 030ml/d，即 2.5~3L/d。此外，常规给予 5% 葡萄糖氯化钠注射液 500ml，加入氯化钾 1.5g 和维生素 C 1g，补充晶体，以及羟乙基淀粉氯化钠 500ml 补充胶体，均符合适应证及用法用量要求。

（5）预防应激性溃疡：《应激性溃疡防治专家建议（2015 版）》指出，具有以下一项高危情况者可使用药物预防应激性溃疡：①机械通气超过 48 小时；②凝血机制障碍（INR > 1.5，血小板 < 50×10^6/L 或部分凝血酶原时间 > 正常值 2 倍）；③原有消化道溃疡或出血病史；④严重颅脑、颈脊髓外伤；⑤严重烧伤（烧伤面积 > 30%）；⑥严重创伤、多发伤；⑦各种困难、复杂的手术；⑧急性肾功能衰竭或急性肝功能衰竭；⑨急性呼吸窘迫综合征（ARDS）；⑩休克或持续低血压，以及脓毒症、心脑血管意外、严重心理应激，如精神创伤、过度紧张等。若同时具有以下任意两项危险因素时也应考虑使用预防药物：① ICU 住院时间 > 1 周；②粪便隐血持续时间 > 3 天；③大剂量使用糖皮质激素（剂量＞氢化可的松 250mg/d）；④合并使用非甾体抗炎药。该患者接受颅脑手术，符合预防用药指征的"各种困难、复杂的手术"项。临床常用的药物包括质子泵抑制剂（PPI）、组胺 -2 受体拮抗剂、抗酸药和胃黏膜保护剂等。对严重创伤、高危人群的预防应激性溃疡，首选 PPI，推荐在原发病发生后以标准剂量 PPI 静脉滴注，每 12 小时 1 次，至少连续 3 日，当患者病情稳定可耐受肠内营养或已恢复进食、临床症状开始好转或转入普通病房后，可改为口服用药或逐渐停药。根据药品说明书，奥美拉唑一次 40mg，应溶于 0.9% 氯化钠注射液或 5% 葡萄糖注射液 100ml 中，静脉滴注，每日 1~2 次。

（6）防止术后恶心呕吐：托烷司琼为一种高效、高选择性 5-HT$_3$ 受体拮抗剂，可选择性拮抗周围神经元突触前膜中的 5-HT$_3$ 受体而抑制呕吐反射，还可直接拮抗中枢 5-HT$_3$ 受体而抑制极后区迷走神经刺激。可用于预防和治疗术后恶心呕吐。根据《2014 版中国麻醉学指南与专家共识》，女性、术后使用阿片类镇痛药、非吸烟、有术后恶心呕吐（PONV）史或晕动病史，是 PONV 的四种主要危险因素。Apfel 依此设计了成人 PONV 的风险度简易评分方法：每个因素为 1 分，评分为 0、1、2、3 和 4 分者发生 PONV 的风险分别为 10%、20%、40%、60%、80%。该患者男性，无吸烟史，评分 1 分，PONV 发生风险为 20%，属于低危险。对低、中危患者可选用一或两种药物预防，对高危患者可用 2~3 种药物组合预防。因此，该患者选用托烷司琼 2mg 肌内注射符合《2014 版中国麻醉学指南与专家共识》推荐。给药时机应该选择手术结束前给药，术后给药时机不适宜。

（7）止血：矛头蝮蛇血凝酶是从巴西矛头蝮蛇的毒液中分离、精制而得的一种酶类止血药，不含神经毒素及其他毒素。具有类凝血酶样作用，可促进血管破损部位的血小板聚集，并释放一系列凝血因子及血小板因子 3（PF$_3$），使凝血因子 I 降解生成纤维蛋白 I 单体，进而交联聚合成难溶性纤维蛋白，促使出血部位的血栓形成和止血。根据《神经外科围手术期出血防治专家共识（2018）》，该药可用于术中及术后止血，术前 12~24 小时肌内注射 1~2 单位或术前 30 分钟静脉注射 1~2 单位，可预防及减少术中及术后出血。该药品说明书也指出，对于各类外科手术，术前一日晚肌内注射 1 单位，术前 1 小时肌内注射 1 单位（2 支），术前 15 分钟静脉注射 1 单位，术后 3 日，每天肌内注射 1 单位。该患者选择本品预防出血合理，但宜在术前给药；在用法用量上，采取 1 单位加入注射用水 2ml 入小壶，一日 2 次，单次用量合理，但用药频率应为一日 1 次，并且采取"入小壶"给药；这样，在要求全面输注药物、不需要进一步严格控制剂量的情况下，效果类似静脉推注，但应注意于输注前后严格冲管，避免将本品与其他药物混合。

（8）抗躁狂治疗：该患者住院期间癫痫发作，发作时易激惹，有"迫害感"

及极端行为倾向。经神经内科会诊,诊断为冲动行为(脑器质性疾病所致)。需要给予抗躁狂治疗。

《临床诊疗指南:癫痫病分册》(2015 修订版)指出,易激惹、愤怒和攻击行为是癫痫合并双相情感障碍的突出症状。根据 2015 年《中国双相障碍防治指南》(第二版),双相情感障碍的躁狂样表现,其器质性因素与颞叶新癫痫有关。该患者诊断癫痫明确,并且左、右颞叶均有病变,临床表现典型,因此诊断双相情感障碍明确。《临床诊疗指南:癫痫病分册》(2015 修订版)推荐,双相障碍共病癫痫患者的治疗原则为,在适宜的抗癫痫药物基础上选择情感稳定剂治疗。

《中国双相障碍防治指南》(第二版)推荐,对于躁狂急性期发作的双向障碍患者,单药治疗首选为:锂盐、丙戊酸盐或抗精神病药(奥氮平、利培酮、喹硫平);次选卡马西平、奥卡西平或氯氮平。

该患者手术前出现躁狂发作,为了保障患者状态稳定以利手术,因此予以积极用药治疗。锂盐对癫痫阈值有潜在影响,并且治疗窗狭窄,不予选用;患者手术需停用抗癫痫药物,因此丙戊酸、卡马西平和奥卡西平也不宜选用;氯氮平易引起癫痫发作,利培酮和喹硫平是 CYP3A4 的底物,与卡马西平、苯巴比妥及苯妥英钠等抗癫痫药物存在相互作用,对患者后续治疗不利,同时,喹硫平常引起体重增加,患者属于肥胖体质,因此不适宜。奥氮平可用于治疗精神分裂症,治疗中、重度躁狂发作,用于预防双相情感障碍的复发。结合患者自身特点给予对症治疗,改善精神症状,选择奥氮平是合理的。在用法用量上:说明书推荐,在精神分裂症、躁狂发作和双相情感障碍的预防治疗过程中,可根据个体临床状况不同,在 5~20mg/d 范围相应调整每日剂量。建议仅在适当的临床再评估后方可使用超过推荐起始剂量的药物,且加药间隔不少于 24 小时。奥氮平给药不用考虑进食因素,食物不影响吸收。停用奥氮平时应逐渐减少剂量。该患者仅为发作后出现情绪暴躁,症状较轻,给予 5mg 起始治疗,用法用量是适宜的。后观察患者情绪稳定,加用卡马西平片后也未出现反复,因此未调整剂量。

第四节　致痫灶切除患者

一、药学监护要点

1. 用药适宜性监护

(1)抗癫痫药物的合理使用:手术前患者需要禁食,不能口服抗癫痫药物,一般静脉或肌内注射给予抗癫痫药物。这样既可以预防术后癫痫发作,又可以发挥一定术前镇静作用,防止患者情绪波动。当患者术后可以恢复饮水时,应及时给予口服抗癫痫药物。选用的药物应为对患者有效的、可控制部分发作的抗癫痫药物,可维持术前使用的药物和剂量,然后根据病情进行调整。

(2)围手术期用药的监护:致痫灶切除术往往伴有植入物,预防性应用抗感染药应根据《抗菌药物临床应用指导原则》(2015 年版),结合患者的具体情况确定适宜的药物和疗程。如果患者术后没有发热,血象正常,抗菌药物可应用 48 小时停药。如果患者术后体温升高,炎性指标异常,则应选择适宜的抗感染药物进行治疗。术后止血药的使用一般根据出血情况临时给予,大剂量应用止血药有可能造成凝血系统功能紊乱。因患者一般在术后第 2 天开始进食,预防应激性溃疡的药物在患者进食后可尽快停用。止吐药的使用应根据患者的症状对症处理,可选择 5- 羟色胺受体拮抗剂(如托烷司琼等)止吐。因患者术后需要脱水降颅压,所以要注意控制补液和保持电解质平衡。

2. 用药有效性监护 临床药师监护致痫灶切除术后患者疗效,要注意观察患者术后的发作形式、发作频率和发作时间与术前比较是否有变化。如果发作形式变化,应该分析是否与手术刺激有关。如果发作形式无变化,发作次数减少、发作持续时间缩短或发作幅度减轻都提示有效。另外,在术后特别是术后 12 小时内应当密切注意监护患者的生命体征变化,防止出现手术后再次出血等并发症。

3. 用药安全性监护 手术当日需要特别注意患者的神智变化、生命体征变化、引流管是否通畅、肌力是否有所改变及癫痫发作的情况。术后第 1~2 天,需要注意患者的饮食情况,是否出现呕吐及伤口出血,注意监测患者的肝肾功能和血象变化。术后第 3~5 天应持续监护患者癫痫发作情况,了解患者的体温、排便情况及精神状况。如果患者的体温偏高,需要进行分析,如是否为手术后的吸收热,是否与便秘有关,是否为托吡酯等药物引起的药物热或感染性发热。应根据不同原因给予对症处理。

二、案 例 分 享

1. 病例摘要

患者,女,19 岁,体重 63kg。主因"反复发作性意识不清,肢体抽搐 5 年"就诊。

患者于 5 年前无明显诱因出现反复发作性意识不清、肢体抽搐,开始表现为自感头部"嗡"一声响、恶心、喉部出现咕噜声,随后迅速意识不清、双上肢外展僵硬、口唇发绀、流口水,持续 1~2 秒缓解,约每个月发作 1 次。在当地医院行头颅 MRI 示"左侧颞叶内侧海绵状血管瘤",行血管介入治疗,但未成功,遂行γ射线立体定向放射治疗(γ刀治疗),治疗后癫痫发作较前频繁,一日发作数次。当地医院予以口服"丙戊酸钠片每次2片,每日2次"治疗,发作次数逐渐较γ刀治疗后减少,约每个月发作1次。2年前病情加重,每个月发作2~5次,均在1天内发作,和先前一样自感头部"嗡"一声响、恶心、喉部发出咕噜声,随后迅速意识不清、双眼球上吊、牙关紧闭、口吐白沫、四肢抽搐,有时小便失禁,每次持续1~2分钟。遂加服"拉莫三嗪片每次1片,每日2次"治疗,病情好转;7个月前自行停用上述两种药物,病情逐渐加重,1~2周发作4~5次,均在1天内发作,多于白天发作。为求系统诊治,患者在医院神经内科行视频脑电监测,结合影像辅助监测,经过癫痫会诊中心专家讨论后,考虑予以颅内致痫灶切除手术治疗。

患者平时饮食、睡眠正常,二便正常,体重无明显增减,否认食物药物过敏史,预防接种史按计划进行。15年前因不慎从约6m高处坠落在地,当时意识不清约30分钟,醒后无不适。

诊断:症状性癫痫(复杂部分性癫痫继发全面性发作)。

2. 治疗经过

入院第1天

生命体征:T 36.5℃,R 18次/min,P 84次/min,BP 106/64mmHg。

查体:神清,言语含糊欠清,记忆力、计算力、判断力及定向力等高级智力活动正常。双侧鼻唇沟对称,伸舌居中。四肢肌力、肌张力正常,四肢腱反射对称,双侧病理征未引出。感觉、共济运动检查无异常,脑膜刺激征阴性。

辅助检查:头颅MRI示左侧颞叶内侧异常信号影,考虑海绵状血管瘤。4小时视频脑电图监测报告示异常脑电图,睡眠期左侧颞区及左侧蝶骨导联可见尖慢波散发,有时可波及同侧额极。

医师查房分析:海绵状血管瘤是指由众多薄壁血管组成的海绵状异常血管团,是一种缺乏动脉成分的血管畸形,而非通常意义的肿瘤。有40%~70%颅内海绵状血管瘤患者伴发癫痫,首次癫痫发作通常在20~30岁,也有部分患者发生在儿童时期。γ刀治疗是海绵状血管瘤伴癫痫发作患者的治疗手段之一,术后癫痫缓解率约为75%,部分患者仍会存在癫痫发作。该患者MRI检查发现疑似左颞叶内侧海绵状血管瘤,结合临床症状及脑电图,考虑为症状性癫痫,致痫灶定位于左侧颞叶,并向双侧颞叶运动区传导。患者目前癫痫发作频繁,经癫痫会诊中心专家集体讨论,患者具有手术指征,拟行致痫灶切除术。

药物治疗方案:拉莫三嗪片75mg,每12小时1次,口服。

药师分析:根据《临床诊疗指南:癫痫病分册》(2015修订版),部分性发作(伴有或不伴有继发全面强直-阵挛性发作)的一线治疗药物有卡马西平、丙戊酸钠、奥卡西平和拉莫三嗪；二线药物有左乙拉西坦、加巴喷丁、托吡酯和唑尼沙胺（表4-1）。

表4-1　伴有或不伴有继发全面强直-阵挛性发作
抗癫痫药物的有关临床研究结果

药物	胎儿与母体药物浓度比	研究发现	意见与建议	
左乙拉西坦	0.56~2	11例中3例宫内发育迟缓	可能是治疗孕妇癫痫有前景的候选药物	
奥卡西平	接近1	3.0%，上市后报道的致畸类型为室间隔缺损、房室间隔缺损、腭裂伴唇裂、唐氏综合征、髋关节发育异常（双侧和单侧）、结节性硬化症和耳朵的先天畸形。其与卡马西平结构密切相关	多药疗法可增加致畸风险，妊娠期间用药数量应减少	
左乙拉西坦	0.56~2	2.8%，注册数据未显示重要畸形的风险显著增加	可能是治疗孕妇癫痫有前景的候选药物	采用分次给予最低有效量的单药治疗以最小化峰值，可以最小化风险
拉莫三嗪	接近1	注册数据未显示重要畸形的风险显著增加	采用分次给予最低有效量的单药治疗以最小化峰值，可以最小化风险	
加巴喷丁	1.7	有限的研究表明其活性成分转运到胎儿体内积聚		
托吡酯	接近1	3.9%，上市后报道的致畸类型为肢端骨骼异常、先天性心脏病、唇腭裂等畸形	妊娠期间建议避免选用	

注：表中百分比为严重先天畸形发生率。

从表4-1中可以看出，结合疾病治疗推荐及药物致畸的发生率角度考虑，左乙拉西坦、拉莫三嗪是相对安全有效的选择。左乙拉西坦价格偏高，如果患者限于经济承受能力，考虑给予拉莫三嗪是较恰当的选择。拉莫三嗪通常达到最佳疗效的维持剂量为100~200mg/d，每日1次或分两次给药。该患者

75mg，每 12 小时 1 次，口服给药方案是适宜的。由于该药物在妊娠不同阶段血药浓度会有明显改变，因此在治疗过程中应监测血药浓度变化，根据临床表现及时调整药物剂量。

药学监护要点：

（1）教育患者掌握等间隔时间服药，必要时监测血药浓度。

（2）注意患者癫痫发作时间是否与服药时间有关。

（3）拉莫三嗪皮疹发生率较高，注意观察不良反应。

（4）拉莫三嗪可抑制二氢叶酸还原酶导致的机体叶酸缺乏，如计划怀孕，孕前需要补充足够的叶酸制剂。

入院第 3 天

主诉：入院后未出现典型发作。

生命体征：T 36.7℃，R 18 次 /min，P 78 次 /min，BP 98/54mmHg。

查体：查体同前，未见特殊异常。

血常规检查：WBC 5.16×10^9/L，NEUT% 53.2%，LY% 38.8%，RBC 4.14×10^{12}/L，HB 127g/L，PLT 212×10^9/L。

血生化检查：GPT 16IU/L，GOT 17IU/L，ALB 41.04g/L，PAB 228mg/L，CR 45μmol/L，BUN 2.38mmol/L，TG 0.57mmol/L，TC 3.17mmol/L，GLU 4.39mmol/L，K^+ 4.13mmol/L，Na^+ 140.7mmol/L。

凝血功能 PT% 90%，INR 1.07，PT 14.1 秒，TT 15 秒，APTT 39.5 秒，FIB 3.42g/L。

医师查房分析：患者一般状态可，入院后未出现癫痫发作，实验室检查未见明显异常。患者癫痫诊断明确，无手术禁忌证，继续口服拉莫三嗪控制症状，择日行颅内致痫灶切除术。

入院第 6 天

主诉：未出现癫痫发作。

生命体征：T 37.2℃，R 20 次 /min，P 76 次 /min，BP 95/53mmHg。

医师查房分析：患者生命体征平稳，近几日未出现癫痫发作。为避开患者月经期，暂缓手术，手术日期待定。继续抗癫痫治疗，并做好术前准备。

用药监护要点：同上。有些患者在经期容易发作，嘱患者放松心情，防范发作，注意安全。

入院第 14 天

当日手术。

生命体征：T 37.3℃，R 18 次 /min，P 78 次 /min，BP 90/60mmHg。

血常规检查：WBC 12.38×10^9/L，NEUT% 67%，LY% 27.7%，RBC 3.88×10^{12}/L，HB 119g/L，PLT 251×10^9/L。

医师术后查房分析:患者入院第 14 天在全麻下行左侧颞部癫痫病灶切除术,术中出血约 260ml,未输血,手术顺利,术毕,患者清醒后安全返回监护病房,给予心电监护、吸氧、预防感染、抗炎、止血、补液等对症支持治疗,密切观察病情变化。

药物治疗方案调整:

(1)注射用头孢曲松钠 2g+0.9% 氯化钠注射液 100ml,一日 1 次,静脉滴注。

(2)注射用矛头蝮蛇血凝酶 2 单位,一日 2 次,入壶静脉滴注。

(3)托烷司琼注射液 2mg(2ml),一日 2 次,入壶静脉滴注。

(4)注射用泮托拉唑 80mg+0.9% 氯化钠注射液 100ml,一日 1 次,静脉滴注。

(5)苯巴比妥钠注射液 0.1g(1ml),每 8 小时 1 次,肌内注射。

(6)20% 甘露醇注射液 125ml,每 8 小时 1 次,静脉滴注。

(7)地塞米松磷酸钠注射液 5mg(1ml),一日 1 次,入壶静脉滴注。

(8)羟乙基淀粉注射液 500ml,一日 1 次,静脉滴注。

(9)氯化钾注射液 1.5g+5% 葡萄糖氯化钠注射液 500ml,一日 1 次,静脉滴注。

药师分析:

(1)颅脑手术围手术期抗感染用药:《国家抗微生物治疗指南》(第 2 版)指出颅脑手术属于清洁手术,可以选用第一、二代头孢菌素预防感染,若是 MRSA 感染高发的医疗机构,可用万古霉素或去甲万古霉素。但是,如果手术范围大、手术时间长、出血量多或其他特殊患者的颅脑手术,围手术期预防用药可选用头孢曲松。头孢曲松属于第三代头孢菌素,它的半衰期长,一日给药 1 次即可,使用方便;而且,头孢曲松能透过脑脊膜,脑脊膜有炎症时穿透率最高。通常取头孢曲松 1~2g,用 0.9% 氯化钠注射液 100ml 溶解,于术前 0.5~1 小时静脉滴注给药。

(2)术后呕吐防治用药:对于术后呕吐的中、高危人群,在手术结束后可以静脉给予止吐药物进行预防。该患者为女性、不吸烟、术后接受镇痛药物治疗,属于术后呕吐中危人群,可给予呕吐预防用药。托烷司琼可选择性地拮抗外周神经元突触前 5-HT$_3$ 受体或直接拮抗中枢 5-HT$_3$ 受体产生抑制呕吐作用,适用于治疗手术后的恶心和呕吐。托烷司琼一般推荐剂量为成人 2mg,静脉输注或缓慢静脉注射(30 秒以上);预防呕吐可用 2~5mg,在麻醉结束后 2 小时内缓慢静脉注射或静脉滴注 15 分钟以上。托烷司琼具有 24 小时持续的抗呕吐作用,因此适于每日 1 次应用。该患者术后托烷司琼 2mg 静脉给药,每日 2 次,使用频次不合理。

(3)应激性溃疡预防用药:该患者本次进行的颅脑手术属于较复杂、疑难的手术,存在诱发应激性溃疡的风险,根据《应激性溃疡防治专家建议(2015 版)》,可以给予药物预防治疗,首选 PPI 类药物。泮托拉唑属于第二代 PPI,药物间相互作用少，抑酸作用强，该患者选用适宜。泮托拉唑一次 40~80mg，每日 1~2 次，加入 0.9% 氯化钠注射液 100ml 中稀释后静脉滴注，15~60 分钟内滴完。但该指南指出，对于拟进行重大手术且估计术后会有应激性溃疡发生的患者应在术前给予药物预防。因此，应建议该患者于当天术前就开始应激性溃疡预防用药，术后恢复进食时即可改为口服给药，然后根据患者临床状况考虑是否需要继续使用或停止给药。

（4）围手术期止血用药：根据《神经外科围手术期出血防治专家共识（2018）》，患者术后手术部位局部有渗血，可以给予止血药物。注射用矛头蝮蛇血凝酶小剂量时可以通过促凝作用机制，在血管破损处促进止血，可以用于术中及术后出血。注射用矛头蝮蛇血凝酶药品说明书推荐的各类外科手术预防用药为：手术前一天晚上肌内注射 1 单位，术前 1 小时肌内注射 1 单位，术前 15 分钟静脉注射 1 单位，术后 3 天，每天肌内注射 1 单位。该患者的矛头蝮蛇血凝酶用药医嘱，经审核用法用量不合理，建议予以纠正。

（5）围手术期激素的使用：根据 2011 年《糖皮质激素类药物临床应用指导原则》，应用糖皮质激素可预防手术后反应性炎症的发生。地塞米松为长效肾上腺皮质激素，其抗炎、抗过敏、抗休克作用比泼尼松更为显著，对水钠潴留和促进排钾作用较轻，但对垂体 - 肾上腺抑制作用较强。该患者癫痫病灶手术涉及部分脑组织切除，选用地塞米松抗炎，有利于减轻创伤部位水肿，避免术后脑组织粘连，用法用量适宜。

（6）脱水降颅压用药：考虑到该患者手术时间较长，术后会出现脑水肿，给予脱水降颅压药是适宜的。甘露醇可以提高血浆渗透压，导致组织内（包括眼、脑、脑脊液等）水分进入血管内，从而减轻组织水肿，降低眼内压、颅内压和脑脊液容量及其压力。而且，甘露醇在体内不被代谢，经肾小球滤过后在肾小管内很少被重吸收，可以发挥渗透性利尿作用。因此，甘露醇是首选的脱水降颅压药物。其降低颅内压作用于静脉注射后 15 分钟内出现，达峰时间为 30~60 分钟，维持 3~8 小时，当存在急性肾功能衰竭时半衰期可从 100 分钟延长至 6 小时，因此需要每日多次给药，避免出现颅内压反跳现象。甘露醇常用日剂量为 0.25~2g/kg（相当于 20% 甘露醇 1.25~10ml/kg），分 3~4 给药，每次在 30~60 分钟快速静脉滴注给药。该患者体重 63kg，甘露醇日使用量为 15.75~126g，用药医嘱 20% 甘露醇 125ml，每 8 小时 1 次静脉滴注给药，即每日给予 20% 甘露醇 375ml（相当于甘露醇 75g），用量适宜；可调整静脉滴注速度约为 3 滴 /2s（1 滴约 0.05ml）。

（7）关于补液扩容用药：《麻醉手术期间液体治疗专家共识（2014）》指出，液体治疗是麻醉手术期间保证循环血容量正常，确保麻醉深度适宜，避免手术伤害性刺激对机体造成不良影响，维持良好的组织灌注，保证内环境和生命体征稳定的重要措施。由于全麻手术前患者需要禁食禁饮,为确保术中患者体内血容量维持正常,需要监测患者心率、血压、尿量、颈静脉充盈度、四肢皮肤色泽及血氧饱和度等指标,一般可在术中为患者进行补液治疗。该患者手术历时 4 个多小时,术中出血 260ml,术后血压 90/60mmHg,血压降低考虑与低血容量有关,故给予患者补液扩容治疗是适宜的。可以根据患者的年龄、性别、体重、疾病种类、术前全身状况、血容量状态及并发症等采取个体化补液方案。常用补液包括晶体液(如葡萄糖、氯化钠)和胶体液(羟乙基淀粉、右旋糖酐、浓缩蛋白溶液等)。相对而言,胶体溶液在体内维持时间长、作用强度大,通常要达到与胶体液在血管内产生相近的容量效果,需要补充 3~4 倍体积的晶体液方可完成。羟乙基淀粉快速输注后,其容量扩充效应为输注量的100%,可维持 3~4 小时,随后血容量持续下降。因此在输注后的 3~4 小时,血液容量、血流动力学及组织氧供给将得到改善。但是,对于严重充血性心力衰竭、肾功能失代偿期和肾功能衰竭(血清肌酐 > 177μmol/L)、脑出血、严重凝血障碍、液体负荷过重或液体严重缺失患者,禁用羟乙基淀粉输液。该患者血肌酐值正常,给予羟乙基淀粉注射液 500ml,一日 1 次,静脉滴注补液扩容,用法用量合理。通常成人每日液体摄入量为 2 000~3 000ml,羟乙基淀粉溶液 500ml 相当于晶体溶液 1 500~2 000ml,在此基础上联合 5% 葡萄糖氯化钠注射液 500ml 及其他相关输液,能够满足患者每日的液体治疗所需。

氯化钾可用于补充患者体内对电解质钾的需求,具体补钾剂量可根据血钾水平监测结果而定。正常成年人每天所需补钾量为 3~4g。该患者仅给予补充 1.5g 氯化钾,小于每日所需剂量,需要监测血钾水平。依据药品说明书,5% 葡萄糖溶液 500ml 中可以溶解 1.5g 氯化钾,滴注速度不超过 0.75g/h。

(8)术后抗癫痫药物治疗:该患者术后暂未见癫痫发作,但为预防术后癫痫发作,仍需继续给予抗癫痫药物治疗。目前患者处于禁食状态,应选择非口服给药途径,苯巴比妥钠注射液是常用的抗癫痫药物之一,相较于地西泮,对呼吸的抑制作用小,且可使患者安静入睡,减少因紧张和疼痛导致血压升高、加重出血的风险。肌内注射苯巴比妥钠注射液,成人一次 100~200mg,必要时可 4~6 小时重复一次。

药学监护要点:

(1)注意患者术后是否发生呕吐,密切观察神智变化及生命体征,监测血常规、血生化及癫痫发作情况。

(2)羟乙基淀粉开始给药时,应缓慢滴注 10~20ml,小心观察患者有无输液反应,未出现不良反应方可继续给药,并密切进行输液安全巡查。

(3)20% 甘露醇注射液宜采用快速给药,容量 125ml 的输注时间应小于30 分钟。

（4）本组含氯化钾输液的滴注时间应不少于2小时。

（5）苯巴比妥用药剂量如偏高可引起嗜睡，因此需要监测患者意识水平的变化。

入院第15天（术后第1天）

患者无癫痫发作，可进食少量流食。

生命体征：T 37.2℃，R 19次/min，P 82次/min，BP 110/60mmHg。

查体：头部切口换药，包扎完好；余同前，无特殊。

辅助检查：WBC 12.85×10^9/L，NEUT% 85.8%，LY% 6.7%，RBC 3.93×10^{12}/L，HB 121g/L，PLT 243×10^9/L。

血生化检查：GPT 8IU/L，GOT 25IU/L，ALB 38.81g/L，PAB 233mg/L，CR 41μmol/L，BUN 1.78mmol/L，TG 0.33mmol/L，TC 2.83mmol/L，GLU 5.52mmol/L，K^+ 4.2mmol/L，Na^+ 137mmol/L。

医师查房分析：患者术后第一天，神清，无明显不适主诉，无癫痫发作；硬膜外引流管通畅，引流出红色血性液体150ml，可拔除硬膜外引流管。患者开始恢复饮食，将肌内注射抗癫痫药物改为口服拉莫三嗪。

药物治疗方案调整：

（1）拉莫三嗪片75mg，每12小时1次，口服。

（2）停用苯巴比妥钠注射液。

（3）停用羟乙基淀粉注射液。

药师分析：

（1）该患者手术当日给予肌内注射苯巴比妥钠注射液0.1g，每8小时1次，未出现癫痫发作。入院第15天患者可以经口进食，遂予以停用苯巴比妥，恢复术前口服拉莫三嗪的给药方案，措施得当。

（2）患者虽然术后引流量150ml，但是鉴于患者目前血压已经恢复正常，无血容量不足的表现，且入院第15天可以自行进食了，故予停用羟乙基淀粉扩容合理。

（3）患者入院第15天查血白细胞计数偏高，不能排除感染，故有指征继续给予头孢曲松抗感染治疗。

药学监护要点：

（1）注意患者体温变化，关注头孢曲松的用药疗程。

（2）关注患者是否出现头痛、呕吐以及癫痫发作情况。

（3）监测拉莫三嗪服药时间。

（4）关注患者恢复饮食情况，嘱患者可进软食物，多饮水，避免出现低血容量症状。

（5）监测血压，监测血电解质水平。

入院第 16 天（术后第 2 天）

主诉：头部不适、胀痛，发热。

生命体征：T 38.4℃，R 18 次 /min，P 88 次 /min，BP 110/60mmHg。

查体：头部切口敷料干燥，包扎完好，余同前。

辅助检查：颅脑 CT 复查显示术后改变，无颅内出血及梗死灶。

医师查房分析：患者生命体征平稳，无癫痫发作。由于患者尚有发热，继续给予头孢曲松抗感染治疗。颅脑 CT 复查除了显示术后改变外，未发现颅内出血及梗死灶。患者的头痛原因，考虑可能是硬膜外引流管拔除后，出现颅内压波动而引起，可继续予以甘露醇脱水降颅压。嘱患者加强营养，积极进行肢体运动，预防血栓及肺部感染。

药物治疗方案调整：

（1）停用矛头蝮蛇血凝酶、托烷司琼注射液及泮托拉唑输液组。

（2）其他药物续用。

药师分析：患者术后第 2 天，无恶心、呕吐等症状，且能够正常进食，及时停用止吐药和抑酸药措施得当。术后给予止血药物治疗，一般用药 3 天，以防治术后局部渗血。入院第 16 天患者复查 CT 未见脑出血，且矛头蝮蛇血凝酶已经使用 3 天，停用合理。

药学监护要点：

（1）关注患者头痛和体温变化，注意颅压和血压变化。

（2）关注围手术期抗感染药物使用疗程。

（3）嘱咐患者宜先进食易消化的流食，如粥、蛋羹等流食，再逐渐恢复正常饮食，注意摄入富含纤维素的食物，适当给予蛋、奶、鱼、肉等，保证蛋白质供应。

入院第 20 天（术后第 6 天）

患者头痛减轻，无癫痫发作，但术后至今未排便。

生命体征：T 37.1℃，R 20 次 /min，P 82 次 /min，BP 94/54mmHg。

查体：同前，无特殊异常。

血常规检查：WBC 9.21×10^9/L，NEUT% 62.3%，LY% 28.3%，RBC 3.95×10^{12}/L，HB 122g/L，PLT 250×10^9/L。

医师查房分析：患者生命体征平稳，未见癫痫发作，患者目前神清，仍有低热。睡眠、精神、饮食可，小便正常，但大便未解，可继续观察，治疗上继续予以抗感染、抗癫痫及对症处理。

药物治疗方案调整：

（1）乳果糖口服液 15ml，一日 3 次，口服。

（2）停用 20% 甘露醇注射液、地塞米松磷酸钠注射液及氯化钾 +5% 葡萄糖氯化钠注射液。

药师分析：

（1）患者术后已 6 天，身体恢复良好，已无头痛，血压正常，头痛减轻，提示颅内水肿好转，颅压已恢复正常，停用甘露醇和地塞米松是适宜的。患者已经恢复正常进食，遂予停用静脉补液及补钾合理。

（2）乳果糖口服后在结肠内被细菌酶分解为短链脂肪酸（主要为乳酸和乙酸）、甲烷及氢，这种作用能够降低结肠内 pH 并提高渗透压，因而能够刺激肠蠕动并增加粪便中水分含量，发挥通便作用。乳果糖口服液用于成人治疗便秘，起始量每日 15~30ml（相当于 10~20g 乳果糖），维持量每日 10~15ml。该患者用药医嘱 15ml，一日 3 次，服用频次不适宜，应予纠正。

（3）患者入院第 20 天体温及血白细胞计数已恢复正常，建议停用抗菌药物。

药学监护要点：

（1）乳果糖口服液用于通便，每日给药 1 次，关注患者用药后排便情况。

（2）嘱患者多进食粗纤维食物和香蕉等水果，避免大便干燥；注意排便时不要过于用力，以免引起血压升高，引发颅内出血。

入院第 23 天（术后第 9 天）

主诉无明显不适，手术切口敷料干燥，已拆线。

生命体征：T 36.8℃，R 18 次 /min，P 84 次 /min，BP 94/54mmHg。

医师查房分析：患者手术切口愈合良好，已经停用围手术期所有药物，仅口服抗癫痫药物，近日无癫痫发作，入院第 24 天可出院。出院后继续口服抗癫痫药物，定期复查脑电图，门诊随访。

药学监护要点：

（1）嘱患者出院后遵医嘱坚持按时按量服用抗癫痫药物，不应该随意自行停药或增减剂量，建议定期进行专科门诊随访，如有发作或异常情况应及时就诊。

（2）拉莫三嗪可能导致血象异常、共济失调等症状，服药期间每 3 个月需要进行血常规检查。

（3）避免熬夜、过度劳累，避免饮用酒水、可乐、咖啡等刺激性饮料。

（4）出院回家后可以洗澡，但是为了避免头部手术切口感染，需要注意保持局部清洁干燥，一般术后 1 个月方可正常洗头。

3. 药物治疗总结与讨论

（1）关于癫痫的外科治疗：癫痫的外科治疗是应用神经外科技术手段，采用切除、离断癫痫灶或阻断癫痫电传导的方法来控制或缓解癫痫发作，主要适用于难治性癫痫以及起因与颅内病变有明确相关性的癫痫患者，如脑肿瘤、海绵状血管瘤、脑缺血后软化灶、先天性脑室畸形、灰质异位、错构瘤等。但是，存在以下情况的患者应禁止进行手术治疗：有进展性神经系统变性疾病或代谢性疾病者；合并严重的全面性疾病者；合并严重的精神障碍、严重的认知障碍者；由于身体某些器官问题和/或营养状况不能耐受手术者；确诊为良性癫痫的患者；患者及家属不同意手术者。

该患者有反复发作性意识不清，既往头颅 MRI 提示左侧颞叶内侧海绵状血管瘤，行血管介入治疗未成功，后患者癫痫发作频繁，考虑致痫灶为海绵状血管瘤，具有手术切除指征，且无手术禁忌证，故入院接受手术治疗。

（2）围手术期抗癫痫治疗：由于手术操作对大脑皮质的刺激以及手术出血等原因引起的血液中抗癫痫药物浓度的波动，可能导致癫痫发作甚至癫痫持续状态，因此外科手术术中和术后一段时间内均需要抗癫痫药物的维持与巩固治疗。《颅脑疾病手术后抗癫痫药物应用的专家共识（试行）》推荐，如果患者手术前癫痫发作频繁，可以不减停药物；如果癫痫发作不频繁则需要减量/减少药物服用种类诱发癫痫发作，以发现病灶再进行手术。手术前不能口服给药及手术后当日需要使用抗癫痫药物时，优先选择肌内注射用抗癫痫药物，可以进食后即恢复口服抗癫痫药物。癫痫手术治疗后并没有具体的药物选择标准，一般多参照抗癫痫药物的使用原则，可以继续使用术前在用的抗癫痫药物，也可以根据手术后可能出现的发作类型使用相对应的抗癫痫药物。

该患者手术前发作频繁，且致痫灶明确，手术当日停用拉莫三嗪，为了防止术中癫痫发作，手术当日给予苯巴比妥 0.1g，每 8 小时 1 次，肌内注射是适宜的。术后第 1 天，患者吞咽功能未见异常，予以恢复口服给药，续用术前应用的拉莫三嗪符合共识的推荐。根据《临床诊疗指南：癫痫病分册》（2015 修订版），即使患者手术后癫痫发作得到彻底控制，也应坚持服用抗癫痫药物至少 2 年，但是在此期间可以依据疾病控制效果进行药物剂量调整。所以嘱咐该患者出院后继续服用拉莫三嗪，定期随访，必要时可由专科医师进行药物剂量调整。

（3）围手术期抗感染用药：根据《国家抗微生物治疗指南》（第 2 版），颅脑手术可选用头孢唑林或头孢呋辛作为围手术期预防感染的药物，MRSA 感染高发的医疗机构，可选择万古霉素或去甲万古霉素。合理的给药方法，首次给药应在皮肤、黏膜切开前 0.5~1 小时内或麻醉开始时静脉给药。预防用药维持时间，抗菌药物的有效覆盖时间应包括整个手术过程。对于手术时间较短（＜2 小时）的清洁手术，只需要术前给药 1 次。如果手术时间超过 3 小时或超过所用药物半衰期的 2 倍以上，或成人出血量超过 1 500ml，需要在术中追加 1 次抗菌药物以预防术后感染。清洁手术的预防用药时间不超过 24 小时；涉及重要脏器如心脏、脑等手术，预防用药视情况可以延长至 48 小时。

感染患者抗生素需要应用至体温正常、症状消退后 72~96 小时。该患者接受的致痫灶切除术,属于清洁手术,但由于颅脑手术属于涉及重要脏器的手术,需要预防性使用抗菌药物。但是,头孢曲松属于第三代头孢菌素,不是指南推荐选用的药物,选用品种的适宜性尚值得商榷。由于术后患者血白细胞计数高于正常值,且体温升至 38.4℃,考虑不能排除感染风险,故预防用药策略转换为抗感染治疗,直至术后第 6 天患者体温恢复至 37.1℃,遂予停用头孢曲松,用药疗程适宜。

(4)围手术期止吐:根据术后恶心呕吐(PONV)的管理指南 *Consensus Guidelines for the Management of Postoperative Nausea and Vomiting*(2014),围手术期呕吐患者可分为低、中、高危人群,Apfel 评分主要根据以下四个 PONV 的危险因素即女性、PONV 和 / 或运动迟缓病史、不吸烟、术后使用吗啡类药物。具有 0~1 个危险因素的为低危患者,具有 2~3 个危险因素的为中危患者,具有 > 3 个危险因素为高危患者。中、高危患者可以预防性使用止吐药物如托烷司琼,手术结束后静脉给药以预防患者呕吐。该患者为女性,且不吸烟和术后给予止痛药物,存在 3 个 PONV 预测危险因素,属于 PONV 中危人群,可以给予止吐药物。托烷司琼预防术后呕吐的用法用量为 2mg/d,一次性静脉滴注或静脉推注。术后第 2 天,患者无呕吐,CT 未见明显脑水肿、出血等,所以停用托烷司琼是合理的。

(5)围手术期预防应激性溃疡:根据《应激性溃疡防治专家建议(2015 版)》,具有以下一项高危情况的患者可以使用药物预防应激性溃疡的发生:①机械通气超过 48 小时;②凝血机制障碍(INR > 1.5,PLT < 50×10^9/L 或 PT > 2 倍正常值);③原有消化道溃疡或出血病史;④严重颅脑、颈脊髓外伤;⑤严重烧伤面积 > 30%;⑥严重创伤、多发伤;⑦各种困难、复杂的手术;⑧急性肾功能衰竭或急性肝功能衰竭;⑨ ARDS;⑩休克或持续低血压以及脓毒症、心脑血管意外和严重心理应激,如精神创伤、过度紧张等。

该患者既往体健,现因癫痫行全麻下颅脑致痫灶切除术,术后当天禁食,所以可以使用药物预防应激性溃疡。PPI 是首选的预防用药,选用泮托拉唑是适宜的。指南指出,对于拟进行重大手术且估计存在术后应激性溃疡发生风险的患者,应在术前给予药物预防。但是,该患者术后才开始使用泮托拉唑,属于给药时期不适宜。术后第 2 天,患者可以恢复自行进食,及时停用泮托拉唑合理。

(6)围手术期止血:根据《神经外科围手术期出血防治专家共识(2018)》,神经外科手术过程中出血不可避免,止血不彻底会影响手术的治疗效果,重者可导致患者死亡。因此,应该对围手术期出血进行有效的防治,在术后应该严密观察并及时进行处理。该患者术后局部有渗血,可以选择给予注射用矛头蝮蛇血凝酶,但要注意合理的剂量和用法。术后第 2 天,患者 CT 未见脑出血,注射用矛头蝮蛇血凝酶从术前预防用药开始已经使用 3 天,故可以停用。

(7)围手术期脱水降颅压:由于致痫灶切除手术时间较长,术后发生脑水肿会比较严重,给予脱水降颅压药是适宜的。脱水降颅压可使用甘露醇静脉滴注,必要时也可选用甘油果糖或呋塞米等。该患者予以 20% 甘露醇 125ml 静脉输注,每 8 小时 1 次,术后第 6 天,已无头痛,适时停药是合理的。

(8)根据 2011 年《糖皮质激素类药物临床应用指导原则》,应用糖皮质激素可预防手术后反应性炎症的发生及某些炎性反应后遗症,如组织粘连、瘢痕挛缩等。糖皮质激素治疗还可有利于暂时缓解脑水肿,但治疗过程中应注意加强临床观察,避免掩盖病情,贻误术后出血和颅内血肿的诊断和治疗。通常首选地塞米松静脉给药,一般剂量 2~20mg。该患者给予地塞米松 5mg/d,入小壶静脉滴注,至术后第 6 天停药,用法、用量及疗程适宜。

(宋伟丹 崔学艳 杨 飞 孟庆莉 孙章皓 齐晓涟)

参 考 文 献

[1]《抗菌药物临床应用指导原则》修订工作组. 抗菌药物临床应用指导原则 [M]. 2015 年版. 北京:人民卫生出版社,2015.

[2] 中华医学会麻醉学分会. 2014 版中国麻醉学指南与专家共识 [M]. 北京:人民卫生出版社,2014.

[3] 中国抗癫痫协会专家组. 颅脑疾病手术后抗癫痫药物应用的专家共识(试行)[J]. 中华神经外科杂志,2012,28(7):751-754.

第五章　接受生酮饮食疗法治疗的癫痫患者药物治疗的药学监护

第一节　概　　述

生酮饮食(ketogenic diet, KD)是指一种含脂肪比例高,碳水化合物比例低,蛋白质和其他营养素适当的配方饮食,是将机体的主要代谢能量来源从利用葡萄糖转化为利用脂肪的饮食。在正常生理状态下,糖、蛋白质和脂肪是人体的三大能量来源。但是,当人体处于禁食或饥饿状态时,体内脂肪分解代谢成为主要的能量来源。脂肪代谢产生的酮体(包含丙酮、乙酰乙酸和β-羟丁酸)可以产生对脑部的抗惊厥作用。生酮饮食疗法模拟了人体对饥饿的反应,通过大量摄入脂肪,使脂肪分解产生酮体来治疗癫痫。

1921 年,美国梅奥诊所的医师 Wilder 首先提出一种生酮饮食(高脂肪、低碳水化合物饮食)可以模拟饥饿的代谢效果。1924 年 Peterman 医师应用该生酮饮食治疗的 17 例癫痫患者中有 10 例发作得到控制,其中 9 例仅用生酮饮食。但是,随着 1939 年苯妥英钠上市后,开始了癫痫新的药物治疗时期,人们对饮食治疗的兴趣就减退了。

1996 年以来,约翰霍普斯金医院报道了 150 例癫痫患儿采用生酮饮食治疗 3、6、12 个月以及 3~6 年的随访结果。后来发现,不同的国家报道的生酮饮食对不同的年龄组和不同的癫痫频率患者的疗效基本一致。于是,生酮饮食疗法治疗癫痫的研究在世界范围内已得到较广泛的开展。

由于新生儿、婴幼儿和儿童产生和利用脑部酮体是成年人的 3~4 倍,所以生酮饮食在癫痫患儿中的治疗效果更好。通常接受生酮饮食治疗的患儿年龄为 1~10 岁,但不排除其他年龄患者试用。生酮饮食疗法能使许多患者减少抗癫痫药物的应用,减少药物副作用,并能改善认知和行为障碍。

第二节　药学监护

一、药学监护要点

1. 用药适宜性监护　生酮饮食（KD）疗法的初始阶段，要继续维持抗癫痫药物治疗，根据患者的体重选择适宜的药物，从小剂量开始，逐渐加量。在给药频次上，要注意尽量等间隔给药，以保证体内药物浓度的恒定。饮食上需要循序渐进地增加脂肪类食物的比例，如不耐受可以分多次给予。同时，需补充左卡尼汀、维生素 B_1、维生素 B_2 和矿物质。左卡尼汀要在血糖正常情况下，与进餐同时服用；维生素 B_1 和维生素 B_2 餐后服用。然后生酮饮食治疗 3 个月后如果有效，再逐渐减少抗癫痫药物的剂量。患者服用的药物制剂最好不含糖或少含蔗糖或乳糖，静脉输液尽量用生理盐水代替含葡萄糖的制剂。在饮食方面要避免刺激性饮料和含糖较多的食物。服用丙戊酸钠的患者发热时避免使用阿司匹林。

2. 用药有效性监护　首先要了解癫痫患者的发作类型、发作频率和发作持续时间。在每次调整治疗方案后，要注意患者的发作类型是否有变化、发作频率是否减少、发作持续时间是否缩短。注意监测酮体和患者睡眠等情况，观察患者是否耐受生酮饮食。如果患者对生酮饮食不耐受，则可能出现酮症，出现低血糖，患者会出现睡眠增多、呕吐和血气分析 pH 降低等情况。如果出现过分低血糖，可口服适量碳水化合物（如 100~200ml 橘子汁）。

3. 用药安全性监护　为了减少低血糖的发生，在患者接受生酮饮食治疗的初期，每天凌晨 2~4 点要进行血糖监测，注意患者是否出现嗜睡、困倦或烦躁，防止过度的酮症。如有上述症状，可给予口服橘子汁 30ml 处理。出院后需要每周进行尿酮体和血糖测定 2~3 次；每个月复查血生化、血氨及血、尿常规一次；监护是否出现肝药酶异常、血小板或白细胞减少、纤维蛋白原含量下降及血氨升高等不良反应。生酮饮食还可能出现便秘、呕吐、腹泻和肾结石等症状，如果出现上述症状应及时治疗。对于癫痫患儿，还需注意目前市面上的多种儿童专用药物制剂含糖量高，并不适用于患儿。

二、案例分享

1. 病例摘要

患儿，女性，3 岁，体重 12kg。主因"发作性肢体抽搐 2 年余"就诊。

2 年多来，患儿无明显诱因反复出现肢体抽搐，表现为意识不清，双眼上翻，牙关紧闭，四肢屈曲、抖动；否认口唇发绀、口吐白沫，每次持续约 1 分钟后自行缓解,缓解后患儿哭闹明显,约半小时后完全缓解,每日发作 2 次。于儿童医院诊断为"症状性癫痫,脑发育畸形,支气管炎,先天性喉软骨软化"。曾在住院期间发作频率为每日 2~13 次,口服硝西泮 0.625mg,每晚 1 次;丙戊酸钠口服液,早 2ml,晚 1.5ml,效果欠佳。现发作类型主要有 2 种,其一为发作性头眼左转,口中发声,1 秒左右迅速恢复,每日发作十余次;其二为发作性肢体抽搐,表现为意识丧失,双眼上翻,牙关紧闭,双上肢屈曲抖动,右下肢强直屈曲,持续 3~5 分钟后,抽动幅度、频率逐渐减轻、减慢,持续 15 分钟左右完全缓解;发作后常有吞咽、长叹息、偶尔会发笑;发作频次无明显规律,有时一日发作 3 次,有时间隔 10 日无发作,此次住院前已 3 日无发作。为进一步治疗收住院。

既往病史:否认高血压、糖尿病史,否认手术外伤及输血史,预防接种史不详。否认食物及药物过敏史。

家族史:姨姥姥为癫痫患者。

诊断:难治性癫痫;全面强直 - 阵挛性发作。

2. 治疗经过

入院第 1 天

生命体征:T 36.5℃,P 100 次 /min,R 20 次 /min,BP 80/50mmHg。

查体:神清,对声音、图像刺激无反应,左眼睑下垂,右眼球内收位,右眼球可见各方向活动到位,双侧瞳孔等大等圆。对光反射灵敏,面纹对称,咽反射存在,颈软,脑膜刺激征(-),四肢可见自主运动。右下肢巴宾斯基征(+),左下肢疑似阳性。四肢肌张力稍低。双肱二头肌、肱三头肌、膝腱及跟腱反射存在,对称。心肺腹检查未见明显异常。

实验室检查:无。

医师查房分析:完善入院常规检查。拟给予生酮饮食,监测血糖,尿酮体检查。

药物治疗方案:

(1)丙戊酸钠口服液 4.5ml(180mg),每 12 小时 1 次,口服。

(2)维生素 C 片 0.1g,一日 3 次,口服。

(3)维生素 B_1 片 10mg,一日 3 次,口服。

(4)维生素 B_2 片 10mg,一日 3 次,口服。

(5)维生素 AD 滴丸 700IU,一日 1 次,口服。

(6)左卡尼汀口服液 1g(10ml),一日 2 次,口服。

药师分析:

(1)启动生酮饮食时,一般要求继续维持原有的抗癫痫药物治疗。该患儿体重 12kg,按照丙戊酸钠口服液说明书,最大剂量为每日 40mg/kg,相当于每日最大剂量 480mg,该患儿日剂量 360mg,分 2 次服用合理。注意把握丙戊酸钠等间隔时间服药,餐前餐后服用均可。

(2)生酮饮食为高脂饮食,易引起维生素缺乏,尤其是水溶性维生素缺乏,因此需补充维生素 C 和 B 族维生素。维生素 C 参与体内抗体及胶原形成、组织修补,苯丙氨酸、酪氨酸、叶酸的代谢,铁、碳水化合物的利用,脂肪和蛋白质的合成,以及维持免疫功能,保持血管的完整,并促进非血红素铁的吸收。维生素 B_1 参与体内辅酶的形成,能维持正常糖代谢及神经、消化系统功能。维生素 B_2 是辅酶的组成成分,参与糖、蛋白质、脂肪的代谢,维持正常的视觉功能和促进生长。维生素 A 和维生素 D 是人体生长发育的必需物质,尤其对婴幼儿的发育,上皮组织的完整性,视力,生殖器官,血钙和磷的恒定及骨骼与牙的生长发育有重要作用。本例各种维生素可于餐后服用,用法用量适宜。

(3)左卡尼汀是哺乳动物能量代谢中需要的天然物质,其主要功能是促进脂类代谢,还可以从酮类物质、丙戊酸、氨基酸中产生能量,调节血氨浓度。儿童起始剂量按体重 50mg/kg,根据需要和耐受性缓慢加大剂量,通常剂量为 50~100mg/(kg·d)(最大剂量一天不超过 3g)。该患儿体重 12kg,剂量应为 0.6~1.2g/d。考虑到患儿即将接受生酮饮食(KD)治疗,其饮食配方中脂肪与蛋白、碳水化合物的比例为 4∶1。同时考虑到该患儿长期使用丙戊酸钠,丙戊酸可与肉碱结合成水合物,导致肉碱通过尿液排泄增加,抑制肉碱的重吸收和转运可进一步影响肝脏内的尿素循环使得氨生成增加,容易引起高氨血症,因此,需增加左卡尼汀的用量,该患儿每日 2g,基本合理。

由于左卡尼汀可以改善葡萄糖的利用,可能引起低血糖现象,因此,要在进餐时服用,并监测血糖处于正常范围内。

药学监护要点:

(1)密切观察患者癫痫发作症状和时间等特点。

(2)服用左卡尼汀需要进行血糖监测。

(3)患者长期服用丙戊酸钠,应当进行血药浓度监测及复查肝功能和血氨等,根据结果调整剂量。

入院第 2 天

患儿家属诉:无癫痫发作,无恶心、呕吐。

生命体征:T 36.7℃,P 100 次/min,R 20 次/min,BP 80/50mmHg。

查体:神清,对外界刺激无明显反应,左眼睑下垂,左眼常处于内收位,双侧瞳孔等大等圆,对光反射灵敏。面纹对称,咽反射存在,颈软,脑膜刺激征(−),颈项肌力弱,不能自主抬头,四肢可见自主活动,四肢肌张力稍低,四肢腱反射对称,右侧巴宾斯基征(+),左侧疑似阳性。

血常规检查:WBC 6.00×10^9/L,RBC 3.46×10^{12}/L,HB 91g/L,PLT 144 ×

10^9/L，NEUT% 62.3%，LY% 31.4%。

血生化检查：GPT 30IU/L，GOT 18IU/L，TBIL 3.50μmol/L，DBIL 1.93μmol/L，TP 68.39g/L，ALB 39.30g/L，PAB 240g/L，GLU 4.82mmol/L，CR 17μmol/L，BUN 2.70mmol/L，K^+ 4.2mmol/L，Na^+ 143mmol/L。

血氨：64.31μmol/L（109μg/dl）。

丙戊酸血药浓度：52.60ng/ml。

医师查房分析：患儿起病年龄为 4 个月，发作无明显诱因，发作类型为全面强直 - 阵挛性发作。头部 MRI 示脑发育不良。根据起病年龄和药物治疗效果不佳，首先考虑为婴儿期起病的疾病，如婴儿痉挛症，但患者发作类型不符合典型婴儿痉挛发作，结合该患儿脑发育不全，考虑为继发性癫痫可能性大。鉴于药物控制欠佳，拟行生酮饮食疗法。

药物治疗方案：同前。

药师分析：患者血氨高可能与服用丙戊酸钠有关。丙戊酸钠引起无症状性血氨升高较为常见，需要对血氨水平进行严密监测。如果血氨持续增高，那么应该考虑停止丙戊酸钠治疗。若患者出现原因不明的昏睡和呕吐或者精神状态改变，应该考虑高氨血症脑病的可能性，应该停用丙戊酸钠。

药学监护要点：

（1）同上。

（2）观察和记录生酮饮食后发作类型、发作频率和发作持续时间。

（3）复查血氨，结合患者精神状态，考虑是否继续使用丙戊酸钠。

入院第 3 天

患儿家属诉：无发作。

生命体征：T 36.6℃，P 112 次 /min，R 20 次 /min，BP 80/50mmHg。

查体：神清，对鲜艳的物体有追随眼动，神经系统其他体检结果同前。余查体未及明显异常。

血糖：空腹 5.4mmol/L，午餐前 5.3mmol/L，晚餐前 4.3mmol/L，晚餐后 4.6mmol/L。

尿常规检查：URO（++），KET（+++），PRO（++），GLU（-），pH 6.0，SG 1.015，LEU（+），维生素 C（+++）。

医师查房分析：患儿年龄小，起病早，药物控制效果欠佳，考虑癫痫发作与脑发育不良相关，预后差。入院第 3 天患者给予生酮饮食第 1 天，脂肪与（碳水化合物 + 蛋白质）的比例为 1∶1。监测血糖、尿酮体等情况，观察病情变化。

药物治疗方案：同前。

药师分析：丙戊酸钠可增加生酮饮食不良反应的发生率，可能与丙戊酸干扰酮体生成，引起肉碱缺乏有关，表现为嗜睡、恶心、呕吐，严重者可发生肝功能衰竭和脑病。患儿尿常规示维生素 C(+++)，与服用维生素 C 片有关。此时，应客观地评价尿常规数据，必要时，应复查尿常规。

药学监护要点：

（1）观察患儿是否能适应生酮饮食，监测尿酮体。

（2）监测患儿精神状态、肝功能和血氨。如出现恶心时，可给予少量橙汁以减轻酮症反应。

（3）嘱患儿家属不要随便给患儿进食含糖的食物。

入院 4 天

患儿家属诉：患儿入院第 3 天至入院第 4 天偶有头眼向左转发作，否认肢体抽搐发作。

生命体征：T 36.5℃，P 100 次 /min，R 20 次 /min，BP 70/50mmHg。

查体：神清，对鲜艳物体有追随眼动，左眼睑下垂，双侧瞳孔等大同圆，对光反射存在；面纹基本对称，咽反射存在。颈软，脑膜刺激征(-)。颈项部肌肉力弱，不能竖头。四肢可见自主活动，四肢肌张力稍低，四肢腱反射对称存在。右侧病理征(±)，左侧病理征(±)。

血糖：凌晨 2 点 5.2mmol/L，空腹 5mmol/L，午餐前 5.0mmol/L，晚餐前 4.8mmol/L，睡前 5.5mmol/L。

尿常规监测：

7：12am：URO(±)，KET(+++)，PRO(±)，GLU(-)，pH 6.0，SG 1.020，LEU(+)，维生素 C(+++)。

9：04am：URO(+)，KET(+)，PRO(-)，GLU(-)，pH 5.5，SG 1.015，LEU(-)，维生素 C(++)。

11：44am：URO(±)，KET(+++)，PRO(-)，GLU(-)，pH 5.5，SG 1.015，LEU(-)，维生素 C(++)。

6：08pm：URO(±)，KET(+)，PRO(-)，GLU(-)，pH 6.0，SG 1.010，LEU(-)，维生素 C(+)。

8：47pm：URO(±)，KET(+)，PRO(-)，GLU(-)，pH 7.5，SG ≤ 1.005，LEU(-)，维生素 C(+)。

医师查房分析：患儿入院第 4 天生酮饮食第 2 天，饮食中脂肪与碳水化合物及蛋白质的比例为 2：1。继续观察病情变化，监测血糖及尿酮体等。

药物治疗方案：同前。

药师分析：患儿刚开始生酮饮食治疗，尿酮体检测值波动(+~+++)，提示酮体水平未达稳态。常规尿酮体检测一般在早晨留取尿样。由于膀胱中尿液的蓄积，尿酮体适时检测值只是反映了某个时段的平均水平。该患儿尿常规复查维生素 C 含量未超过 +++，提示检验值可信。

药学监护要点：同上。

入院第5天

患儿家属诉：无全面强直-阵挛性发作，头眼左转发作次数较前减少。

生命体征：T 36.3℃，P 98次/min，R 20次/min，BP 70/50mmHg。

查体：同前，无特殊变化。

血糖：凌晨2点4.9mmol/L，空腹4.4mmol/L，晚餐前4.2mmol/L，睡前4.8mmol/L。

尿常规监测：

6：51am：URO(±)，KET(++)，PRO(−)，GLU(±)，pH 7.0，SG 1.015，LEU(−)，维生素C(++)。

2：28pm：URO(±)，KET(++)，PRO(−)，GLU(−)，pH 6.0，SG 1.020，LEU(−)，维生素C(+++)。

粪便常规：正常。

医师查房分析：入院第5天为生酮饮食第3天，饮食中脂肪与(碳水化合物＋蛋白质)的比例调整为3：1。继续观察，注意监测血糖，警惕低血糖发生。

药物治疗方案：同前。

药师分析：生酮饮食已逐渐增加脂肪比例，嘱咐家属如患儿抵触进食，可分次喂食，尽可能达到全部食入。

药学监护要点：

（1）同前。

（2）注意观察患儿睡眠状况，观察癫痫发作病情变化。

（3）继续监测血糖、尿酮体和血生化等。

入院第6天

患儿家属诉：入夜早睡，睡眠时间较前延长，无全面强直-阵挛性发作。喂入全量生酮饮食。

生命体征：T 36.2℃，P 100次/min，R 20次/min，BP 80/50mmHg。

查体：神清，可见眼球自主活动，左眼睑下垂，双侧瞳孔等大同圆，对光反射存在；面纹基本对称，咽反射存在；颈软，脑膜刺激征(−)，四肢可见自主活动，四肢肌张力稍低，四肢腱反射对称存在。右侧病理征(±)，左侧病理征(±)。

血常规检查：WBC 11.58×10^9/L，RBC 3.66×10^{12}/L，HB 117g/L，PLT 189×10^9/L，NEUT% 62.3%，LY% 25.3%。

血生化检查：GPT 73IU/L，GOT 36IU/L，TBIL 3.05μmol/L，DBIL 1.61μmol/L，TP 65.40g/L，AlB 37.72g/L，PAB 221g/L，GLU 3.44mmol/L，CR 17μmol/L，BUN 4.3mmol/L，K^+ 4.2mmol/L，Na^+ 139mmol/L，Ca^{2+} 2.43mmol/L。

血糖监测：凌晨 2 点 4.2mmol/L，空腹 4.2mmol/L，午餐前 4.7mmol/L，晚餐前 4.6mmol/L，睡前 4.6mmol/L。

医师查房分析：病情分析同前。继续试行生酮饮食疗法，脂肪与碳水化合物及蛋白质的比例调整为 4：1，注意观察病情变化。患儿血象白细胞偏高，请儿科会诊。

药物治疗方案：同前。

药学监护要点：

（1）同前。

（2）患儿睡眠增多，建议复查血氨。

入院第 7 天

今晨 7：30 左右，发作一次。患儿无明显诱因突发双眼向左上方凝视，四肢有不自主活动，持续 10 分钟左右，给予吸氧后，症状缓解，未再发作。

生命体征：T 36.3℃，P 104 次 /min，R 20 次 /min，BP 80/50mmHg。

查体：神经系统查体同前，无特殊变化。

血糖：凌晨 2 点 5.0mmol/L，空腹 5.5mmol/L，午餐前 5.3mmol/L，晚餐前 5.3mmol/L，睡前 5.2mmol/L。

尿常规监测：

4：10pm：URO（±），KET（+++），PRO（−），GLU（−），pH 5.5，SG 1.020，LEU（+），维生素 C（+++）。

9：30pm：URO（±），KET（+++），PRO（−），GLU（−），pH 6.0，SG 1.015，LEU（−），维生素 C（++）。

血氨：63.72μmol/L（108μg/dl）。

医师查房分析：患儿生酮饮食治疗第 5 天，脂肪与碳水化合物及蛋白质的比例为 4：1，继续观察。儿科会诊后，诊断为小儿扁桃体炎，给予头孢地尼分散片抗感染。

药物治疗方案调整：增加药物，头孢地尼分散片 0.05g，一日 3 次，口服。

药师分析：该患儿昨日血白细胞计数 11.58×10^9/L，且咽部红肿，诊断为扁桃体炎。患儿已住院 7 天，有院内感染的可能，宜选用对 G^- 菌有效，兼顾 G^+ 菌的抗菌药物。头孢地尼属于第三代头孢菌素中对 G^+ 菌作用较强的抗菌药物，儿童常规剂量为每日 9~18mg/kg，分 3 次口服。该患儿体重为 12kg，每日给予 150mg，分 3 次服用，合理。头孢地尼分散片规格为 100mg/ 片，可以掰开使用。而且该分散片与常规儿童用颗粒剂（含糖）不同，基本不含糖，接受生酮饮食疗法的患儿可用。头孢地尼建议空腹服用。

药学监护要点：

（1）同上。

（2）服用头孢地尼，注意观察是否发生腹泻、腹痛、皮疹和瘙痒等不良反应；服药3日后建议复查血象。

入院第8天

患儿小发作1次，表现为双眼向左上转动，口中发声，持续2~3分钟左右。

生命体征：T 36℃，P 106次/min，R 20次/min，BP 80/50mmHg。

查体：神经系统查体同前，无其他特殊变化。

尿常规（8：50am）：URO（+++），KET（+++），PRO（–），GLU（–），pH 6.5，SG 1.015，LEU（–），维生素C（++）。

血糖：凌晨2点4.6mmol/L，空腹5.2mmol/L，睡前5.3mmol/L。

医师查房分析：患儿应用生酮饮食疗法以来，发作减少，继续给予生酮饮食。入院第9天复查血氨。

药物治疗方案：同前。

药学监护要点：同前。

入院第9天

早上9点左右，患儿出现发作性四肢抽搐，表现为四肢屈曲强直，持续1~2秒；随后右侧肢体强直，左侧肢体可见不自主活动，约3分钟后，四肢强直、屈曲幅度、频率逐渐减低减少，大约持续8分钟后缓解；遂给予10%水合氯醛5ml由肛门注入直肠，约1分钟左右症状缓解，患者入睡。

生命体征：T 36.2℃，P 110次/min，R 20次/min，BP 80/50mmHg。

查体：

血常规检查：WBC 14.40×10^9/L，RBC 3.88×10^{12}/L，HB 120g/L，PLT 195×10^9/L，NEUT% 68.7%，LY% 21.2%。

血生化检查：GPT 37IU/L，GOT 51IU/L，TBIL 4.25μmol/L，DBIL 2.29μmol/L，TP 65.62g/L，ALB 39.51g/L，PAB 213g/L，GLU 3.91mmol/L，CR 15μmol/L，BUN 2.94mmol/L，K^+ 3.8mmol/L，Na^+ 139mmol/L，Ca^{2+} 2.51mmol/L。

血糖：凌晨2点5.2mmol/L，空腹5.2mmol/L，午餐前5.3mmol/L，睡前4.8mmol/L。

尿常规（7：49am）：URO（±），KET（+），PRO（–），GLU（–），pH 6.5，SG 1.010，LEU（–），维生素C（++）。

血氨：95.58μmol/L（162μg/dl）。

医师查房分析：患儿尿酮体不稳定，继续生酮饮食，监测尿酮体水平，注意观察患儿癫痫发作情况。血氨监测回报95.58μmol/L（162μg/dl），考虑血氨升高与丙戊酸钠和生酮饮食治疗相关，予减少丙戊酸钠剂量。

药物治疗方案调整：丙戊酸钠口服液3ml（120mg），每12小时1次，口服。

药师分析：患儿血氨持续升高，一方面可能是生酮饮食改变了机体的内环境,另一方面可能与长期服用丙戊酸钠,导致血氨生成尿素和血氨清除两种代谢途径障碍有关。由于生酮饮食治疗禁忌使用乳果糖等糖类药物降血氨,应用精氨酸等静脉给药降血氨长期使用不方便,为此只好考虑停用丙戊酸钠。患儿年龄小,建议可选用奥卡西平口服液替换丙戊酸钠。

药学监护要点:

(1)抗癫痫药物减量,注意做好癫痫发作时的防护。

(2)3天后复查血氨。

入院第10天

患儿昨日至今晨有多次小发作,无发作性四肢抽搐。

生命体征:T 36.2℃,P 108次/min,R 20次/min,BP 80/50mmHg。

查体:神清,双眼球可见自主活动,双侧瞳孔对光反射存在,双侧瞳孔等大等圆,余神经系统查体同前。

尿常规检查:

10:45am:URO(±),KET(++),PRO(−),GLU(−),pH 8.0,SG 1.015,LEU(−),维生素C(++)。

6:02pm:URO(±),KET(++),PRO(−),GLU(−),pH 8.0,SG 1.015,LEU(−),维生素C(−)。

尿镜检:阴性。

血糖:凌晨2点血糖4.6mmol/L。

医师查房分析:该患儿血氨高,予将丙戊酸钠逐渐减量,改用奥卡西平。3日后复查血氨。丙戊酸钠减量过程中,如出现发作频率增加,可予以注射抗癫痫药物处理。

药物治疗方案调整:

(1)奥卡西平口服液0.5ml(30mg),每12小时1次,口服。

(2)丙戊酸钠口服液1.5ml(60mg),每12小时1次,口服。

药师分析:奥卡西平适用于治疗原发性全面强直-阵挛性发作和部分性发作伴有或不伴有继发性全面性发作,选药合理。奥卡西平口服液的起始治疗日剂量为8~10mg/kg,该患儿体重12kg,起始日剂量可服用96~120mg,目前给药30mg,每12小时1次,相当于日剂量60mg,逐渐加量方案适宜。此外,丙戊酸钠的半衰期为6~15小时,予分次逐渐减量,停药方案合理。

药学监护要点:

(1)同前。

(2)密切观察患儿发作情况,做好应对癫痫频繁发作的防护准备。

(3)观察有无出现皮疹等不良反应。

(4)注意监测血钠。

入院第 13 天

病情描述：患儿近 3 日饮食正常，大小便正常。昨晚 10:38 左右无明显诱因出现发作性四肢抽搐，表现为四肢屈曲、强直，持续 1~2 秒；随后右侧肢体强直，左侧肢体可见不自主活动，持续 1 分钟左右；四肢屈曲、强直，右侧肢体强直发作交替出现，大约 3 分钟左右；四肢强直、屈曲幅度、频率逐渐减轻，持续 5~6 秒；给予 10% 水合氯醛 5ml 入肛后缓解，入睡。

生命体征：T 36.7℃，P 98 次/min，R 20 次/min，BP 80/50mmHg。

查体：神清，双眼球可见自主活动，双侧瞳孔等大等圆，对光发射存在，余神经系统查体同前。

血常规检查：WBC 15.83×10^9/L，RBC 3.64×10^{12}/L，HB 118g/L，PLT 174×10^9/L，NEUT% 62.1%，LY% 26.4%；

血生化检查：GPT 17IU/L，GOT 25IU/L，TBIL 2.98μmol/L，DBIL 1.72μmol/L，TP 59.49g/L，ALB 36.47g/L，PAB 231g/L，GLU 3.91mmol/L，CR 17μmol/L，BUN 3.78mmol/L，K^+ 4.4mmol/L，Na^+ 142mmol/L，Ca^{2+} 2.43mmol/L。

血氨：68.44μmol/L（116μg/dl）。

医师查房分析：患儿病情相对平稳，继续目前抗癫痫药物及生酮饮食治疗，观察病情变化。监测血糖、尿酮体等。

药师分析：今天是丙戊酸钠口服液减量的第 4 天，血氨已由 4 天前的 162μg/dl 降至 116μg/dl，提示丙戊酸钠可能是导致血氨升高的主要原因。由于奥卡西平给药需要每周逐渐增加剂量，目前尚未达到有效稳态剂量，权衡血氨升高和癫痫发作的风险，暂缓继续减少丙戊酸钠用量。

入院第 14 天

患儿于上午 9:35 左右无明显诱因出现发作性四肢抽搐，表现为四肢屈曲、强直，持续 1~2 秒，随后右侧肢体强直，左侧肢体可见不自主活动；四肢屈曲、强直，右侧肢体强直发作交替出现，3~5 分钟后四肢强直、屈曲幅度频率逐渐减轻，持续 3 分钟左右，给予 10% 水合氯醛 5ml 入肛后缓解，入睡。

生命体征：T 36.6℃，P 96 次/min，R 20 次/min，BP 80/50mmHg。

查体：神经系统查体同前相比无特殊变化。

医师查房分析：据患儿家长反映，患儿大发作好像常在前一天晚上睡眠差的情况下发生，考虑发作与睡眠质量差有关联。应患儿家长要求，同意入院第 15 日出院，回家继续观察、治疗。嘱继续按计划方案增加奥卡西平剂量，一周后复诊再决定是否调整剂量。

出院带药：

（1）丙戊酸钠口服液 1.5ml，一日 2 次，口服。

（2）奥卡西平口服液 0.8ml，一日 2 次，口服。

（3）左卡尼汀口服液 10ml，一日 2 次，口服。

（4）维生素 C 片 0.1g，一日 3 次，口服。

（5）维生素 B_1 片 10mg，一日 3 次，口服。

（6）维生素 B_2 片 10mg，一日 3 次，口服。

（7）维生素 AD 滴丸 700IU，一日 1 次，口服。

药师分析：

（1）奥卡西平初始给药要逐渐增加剂量，加药速度不超过 10mg/（kg·d），该患儿服用奥卡西平 0.5ml（30mg），每 12 小时 1 次已 5 天，拟增加剂量至 0.8ml（48mg），每 12 小时 1 次，符合规范。

（2）抗癫痫药物联合生酮饮食疗法，常规补充维生素类及左卡尼汀，用法用量适宜。

药学监护（出院教育）：

（1）遵医嘱按时、按量服用药物：丙戊酸钠和奥卡西平应当等间隔时间服用；左卡尼汀在餐时与食物一起服用；维生素类于餐后服用。

（2）低血糖的处理：患者接受生酮饮食后，如果能产生酮症，一般都能耐受低血糖；如果出现神经系统症状的过分低血糖，如出现困倦、烦躁、出冷汗等症状时，成人可口服适量碳水化合物（如 100~200ml 橘子汁）。该患儿如出现低血糖反应，可给予喂食约 30ml 橘子汁。

（3）预防便秘：要区分由于进食量少导致的排便少不是便秘。便秘发生时，排出的大便质硬，像小球状（俗称羊屎样），有时候很难排便。日常补充富含纤维的蔬菜类可以预防便秘。便秘时，可使用"开塞露"缓慢挤入肛门，促使排便。

（4）预防呕吐和腹泻：生酮饮食期间出现呕吐时，可饮用无糖液体（水或菜汤之类）补充水分。严重呕吐或反复发生呕吐且伴有嗜睡，应及时就医，就医时告诉医师患儿正在实施生酮饮食。当呕吐停止后，先给予进食 1/3 正餐量的蛋奶饮料，在可以耐受的情况下再增加饮食量，直至达到正常的生酮饮食要求。

患儿呕吐或腹泻后如出现嘴唇和皮肤干燥、尿量减少、眼窝内陷和嗜睡等征兆，可能提示脱水现象，需要增加液体的入量来纠正，通常每天每千克体重增加液体入量 10~20ml，直到脱水问题被纠正。

（5）过分酮症的处理：住院患者可查血气分析，如果 pH 正常，继续生酮饮食。如果 pH 低（非代偿性酸中毒），降低生酮饮食的比例或口服适量碳水化合物（如成人 100~200ml 橘子汁）。该患儿居家治疗观察期间，如出现急促的喘气样呼吸、易激惹、心率增快、面部潮红、不正常的疲劳、嗜睡或者呕吐，可饮用两大汤匙（10~20ml）橘子汁，假如症状持续 20 分钟未缓解，可再次给予等量橘子汁,如果症状仍不能改善,应及时联系医师。

(6)日常生活指导:对于接受生酮饮食治疗的患者,凡是麦芽糖、果糖、葡萄糖、蔗糖、乳糖、右旋糖苷、山梨糖醇和甘露醇都属于糖类,包括供口服的咀嚼片剂,都不要服用。糖浆剂通常含有糖,也不宜服用。普通片剂通常均含有相关的碳水化合物类赋形剂,以及甜味的芳香剂,但因碳水化合物含量较少,患儿可以服用。面粉、大米、小米及各种杂粮都是碳水化合物,不能食用。富含淀粉的其他食物如土豆、板栗、红薯、藕、山芋以及南瓜、豆类(豌豆、绿豆、红豆等),也不要食用。

(7)发热的处理:可给予无糖退热药,首选阿司匹林泡腾片。发热时,不要限制患儿饮用无糖液体,如需服用抗菌药物,要选用无糖制剂。连续口服抗菌药物 7~10 天,有可能会影响酮症状态。抗菌药物最好采用注射给药,但要避免使用青霉素类和喹诺酮类抗菌药物。

(8)消化不良的处理:给予乳酸菌等口服微生态制剂,干酵母类制剂也可服用。

(9)做好癫痫日记及定期复查:坚持每天记录用药和发作情况(包括发作次数、表现和发作持续时间)。每周到当地医院检查尿酮体 2 次,发现尿酮体检查结果非"3+"时,应与医师联系,可能需要调整生酮饮食。

每个月做一次生化常规检查(项目包括血糖、血脂、电解质、尿钙和尿肌酐比值等),每个月测量一次体重和身高,发现异常应及时咨询医师。

平时应当至少每 3 个月复诊一次。

3. 药物治疗总结与讨论

(1)关于生酮饮食。按照约翰霍普金斯(Johns Hopkins)方案,改良的生酮饮食的配比计算方法是:①根据患儿年龄及理想体质量所推荐总热量的 75% 作为推荐热卡,活动量大的患儿,所需热卡适当增加。②脂肪与非脂肪食物比例为 4∶1,年龄 15 个月以下或肥胖儿童可为 3∶1。③液体入量应小于生理需要量。④补充不含蔗糖、乳糖等的钙剂、枸橼酸钾和维生素类。在生酮饮食初始阶段,需逐渐增加脂肪类食物的比例,也就是脂肪与碳水化合物加上蛋白质的重量比从 1∶1 开始,经过 4 天时间逐渐过渡到 4∶1,这样更易于被患儿接受,副作用也更少。

该患儿 3 岁,体重 12kg,不属于肥胖儿,实施生酮饮食过程符合上述方案。在生酮饮食疗法开始的阶段,应与患儿家属保持较密切的联系,直到家属对该疗法较有信心且可以稳定维持。

(2)生酮饮食疗法的药学监护

1)生酮饮食与用药的合理性监护:接受生酮饮食的患儿由于日常饮食结构改变,易引起维生素缺乏,尤其是水溶性维生素的缺乏。因此,需要常规补充维生素类药物。该患者每日口服补充维生素 C、维生素 B_1、维生素 B_2 和维生素 AD，用法用量适宜。左卡尼汀（左旋肉碱）的主要功能是促进并参与脂肪酸代谢，保护细胞膜的稳定性，具有多种重要的生理作用，还可以从酮类物质、丙戊酸、氨基酸中产生能量，去除过高辅酶 A 的毒性，调节血氨浓度。曾有文献报道，在生酮饮食中产生继发性肉碱缺乏症，出现虚弱、无力、肌张力降低等症状，虽然不多，但多数癫痫中心常规进行肉碱浓度监测或常规补充（100mg/kg·d）。该患者每日口服补充左卡尼汀用法用量适宜。

在启动生酮饮食的时候，一般要求继续维持原有的抗癫痫药物治疗。该患儿癫痫发作频繁，必须给予，同时维持使用抗癫痫药物。但由于患儿出现血氨持续升高，患儿年龄小，丙戊酸钠分剂量给药存在一定困难。临床科室主任提出是否有适用于儿童的制剂，临床药师根据对剂型的了解提出：奥卡西平口服液中不含糖，只是含有甜味剂，剂量比普通片剂容易把握。然后又根据患儿的体重，协助医师为患儿制定了给药剂量，即奥卡西平口服液 30mg（0.5ml），每 12 小时 1 次，口服；5 天后调整为 48mg（1ml），每 12 小时 1 次，口服的方案。

2）生酮饮食与用药的有效性监护：该患儿接受生酮饮食疗法的时间不足 2 周，尚无法对有效性做出评价，有待后续治疗的进一步观察和分析。为了保证患儿出院后生酮饮食疗法的持续性，在对患儿家属进行出院教育时，应该让患儿家属明白，通常生酮饮食要坚持服用 1~3 个月，方可较客观地评价是否有效，而且生酮饮食疗法还需要与持续的抗癫痫药物治疗相结合。因此，首先必须解决治疗和用药的依从性问题。

通常接受生酮饮食治疗的患儿年龄为 1~10 岁，但不排除其他年龄患者试用。生酮饮食能使许多患者减少抗癫痫药物的应用，减少药物副作用，并能改善认知和行为障碍。有关资料显示，生酮饮食对 50%~80% 的难治性癫痫儿童有效，30% 的儿童可减少 90% 的发作，10%~20% 的儿童可完全控制发作，甚至认为其疗效类似或略高于任何一种新型抗癫痫药物。

3）生酮饮食的安全性监护：如同其他药物治疗一样，生酮饮食的安全性问题也是药师必须关注的重点问题之一。生酮饮食常见的不良反应有低血糖、烦躁、嗜睡、腹泻、呕吐、畏食、电解质紊乱、酸中毒、肾结石、胆结石、脱水及胰腺炎等。有报道认为，生酮饮食和丙戊酸合用时的疗效和副作用与单用生酮饮食者并无显著性差异；但也有人认为丙戊酸可能干扰酮体产生，引起肉碱缺乏症，表现为嗜睡、恶心、呕吐、肝功能衰竭和肝性脑病。该患儿住院期间，加强了血糖和尿常规等监测，未发现低血糖，尿酮体含量也基本处于稳态。由于住院观察时间较短，该患儿生酮饮食的长期安全性尚有待后续的监测与评价。

（3）生酮饮食与抗癫痫药物联用：如前所述，生酮饮食疗法治疗癫痫，一般与原有的抗癫痫药物联用。该患儿接受生酮饮食疗法的同时，继续服用丙戊酸钠。丙戊酸钠是广谱抗癫痫药物，既可用于单药治疗，也可用于添加治疗。丙戊酸钠既可用于治疗全面性癫痫，包括失神发作、肌阵挛发作、强直-阵挛性发作、失张力发作、混合型发作及特殊类型综合征（婴儿痉挛症和Lennox-Gastaut 综合征）等；也可用于治疗部分性癫痫，包括局部癫痫发作伴有或不伴有全面性发作。该患儿血氨升高可能与长期服用丙戊酸钠有关，接受生酮饮食后血氨进一步升高，故采取逐渐减量措施，逐步过渡到以奥卡西平替换用药。奥卡西平适用于原发性全面强直-阵挛性发作和部分性发作伴有或不伴有继发性全面性发作。奥卡西平初始给药，同样宜采取小剂量缓慢增加的方式，直至达到理想的临床疗效。

（4）丙戊酸钠引起血氨升高问题：该患儿长期服用丙戊酸钠口服液，入院时查血氨 $109\mu g/dl$，生酮饮食第 7 日血氨升高至 $162\mu g/dl$，予减少丙戊酸钠剂量 4 天后，复查血氨降到 $116\mu g/dl$。这些提示丙戊酸钠与血氨升高存在因果关系，生酮饮食可能进一步加重丙戊酸钠引起的血氨升高。究其原因，可能可以从血氨生成尿素障碍和血氨清除障碍两个代谢途径得以解释。首先，氨的代谢主要是在肝脏中进行的，在氨基甲酰磷酸合成酶-1（CPS-1）的作用下，催化游离氨与活性 CO_2 生成氨甲酰磷酸，最终生成尿素，经肾脏排泄。N-乙酰谷氨酸（AGA）是 CPS-1 的激活酶，有研究表明丙戊酸可抑制体内 AGA 的合成，从而致使 CPS-1 活性降低，影响尿素合成，血氨升高。其次，谷氨酰胺在脑组织固定和转运氨的过程中起着重要作用。丙戊酸及其代谢产物经肾脏代谢时可刺激谷氨酰胺酶活性增加，谷氨酰胺酶作为谷氨酰胺分解代谢的关键酶，此时可使谷氨酰胺分解代谢增加，于是体内游离氨浓度升高。

此外，生酮饮食（通常脂肪与碳水化合物及蛋白质的比例达 4：1）中含有大量的长链脂肪酸，其中间代谢产物长链脂酰辅酶 A（CoA）酯进入线粒体（在线粒体内氧化）的转运过程需要肉碱参与。而丙戊酸是一种短链饱和脂肪酸，其代谢也需要肉碱的参与，且丙戊酸可促进肉碱经尿液排出，导致体内肉碱含量下降，乃至丙戊酸代谢时间延长，加剧了血氨升高的不良反应。

现有 3 种药物可以用于降低血氨。其一，精氨酸能通过促进尿素合成途径降血氨。将盐酸精氨酸注射液 15~20g，用 5% 葡萄糖注射液 1 000ml 稀释后静脉滴注，于 4 小时内滴完，每日 1 次。其二，乳果糖在小肠不被吸收，进入大肠后被细菌分解为乳酸和乙酸，使肠道酸化，进而使氨（NH_3）在酸性环境下转变为铵（NH^{4+}），铵不易被肠道吸收，因此减少了血氨来源。乳果糖口服液的起始剂量为 30~50ml，一日 3 次，维持剂量应调整至每日最多排 2~3 次软便（pH 5.0~5.5）。其三，谷氨酸能与氨结合形成无毒的谷氨酰胺，再经肾小管中的谷氨酰胺酶分解出氨,由尿路排出。将谷氨酸钠注射液 11.5g 加入 10% 葡萄糖注射液 500~1 000ml 中静脉滴注,每日 2 次。然而,由于该患儿正在接受生酮饮食治疗,饮食上对碳水化合物、蛋白质与脂肪的比例要求非常严格,不能摄入额外的碳水化合物。因此,接受生酮饮食治疗的患者,如果使用盐酸精氨酸注射液和谷氨酸钠注射液,必须从饮食中减去相应的碳水化合物和水的量。

(彭　惠　赵　晟　齐晓涟)

参 考 文 献

[1] FREEMAN J M, KOSSOFF E H, FREEMAN J B, 等. 癫痫生酮饮食疗法 [M]. 4 版. 王雪,
    刘民台, 王瑜, 译. 北京: 人民卫生出版社, 2009.
[2] 崔荣周, 詹彦, 谢延风, 等. 丙戊酸钠致高氨血症脑病性意识障碍(附 5 例报告)[J]. 中
    国神经精神疾病杂志, 2011, 37(7): 430-432.

第六章　癫痫持续状态患者药物治疗的药学监护

第一节　惊厥性癫痫持续状态患者

一、药学监护要点

1. 用药适宜性监护　癫痫持续状态的治疗原则为尽快终止发作。面对惊厥性癫痫持续状态患者，首先要沉着冷静，保持患者呼吸道通畅，维持生命体征（包括呼吸、心率、血压、血氧）平稳，如有意识障碍应予以吸氧；其次，立即使用起效快、作用强的抗癫痫药物尽快（一般要求 30 分钟内）终止发作。要迅速建立静脉给药通路，首选静脉注射给药，而不是口服给药或缓慢静脉滴注给药。癫痫持续状态首选药物为地西泮，静脉注射后 1~3 分钟即可起效，成人首次剂量为 10~20mg，注射速度不超过 2~5mg/min；如癫痫持续复发，可于 15 分钟后重复给药；如果有效，可用地西泮 50mg 加入 0.9% 氯化钠注射液 500ml 中，于 24 小时内缓慢静脉滴注。如果地西泮不能奏效，推荐使用丙戊酸钠或苯巴比妥钠。可以选择注射用丙戊酸钠，首剂 15mg/kg，5 分钟内静脉推注给药，然后以 1mg/（kg·h）的速度持续静脉滴注，观察 24 小时；如果癫痫持续状态得以控制，可逐渐减量，并同时加用口服抗癫痫药物。如果选择注射用苯巴比妥钠，其应用方法是将粉针剂 0.2g 溶于 10ml 注射用水，静脉推注给药（速度不超过 60mg/min），必要时 6 小时后重复给药 1 次；如果癫痫持续状态得以控制，可以改为肌内注射给药，采用苯巴比妥钠注射液 0.1g，每 6 小时 1 次 ~ 每 8 小时 1 次，肌内注射，同时加用口服抗癫痫药物。此外，如果同时应用丙戊酸钠和咪达唑仑，因两药之间存在配伍禁忌，必通过两条静脉通道输入体内。

2. 用药有效性监护　惊厥性癫痫持续状态的治疗，应当密切关注患者的血压、心率和呼吸的变化情况以及癫痫发作频率、发作持续时间和发作形式的变化，观察患者的意识状态变化及瞳孔变化，这些都是癫痫持续状态是否得到控制的临床表现。有条件时应监测抗癫痫药物的血药浓度，为下一步治疗提供依据。

3. 用药安全性监护　惊厥性癫痫持续状态患者常伴有意识障碍、流涎等症状,发生误吸的风险极高。为此,要注意让患者的头偏向一侧,以免引起误吸。癫痫持续状态控制后,要监测体温和血常规,谨防误吸引起的感染。为尽快终止发作,通常会向癫痫持续状态患者静脉推注地西泮等具有镇静作用的药物,此时用药不慎会加重意识障碍,出现心率、呼吸骤停等现象。为此,应当注意控制给药速度,在用药中及用药后需严密监测患者的生命体征及瞳孔变化,发现问题及时处理。对于应用丙戊酸钠的患者,发作控制后需进行血氨、凝血功能和血液生化检查,以便及早发现不良反应。

二、案 例 分 享

1. 病例摘要

患者,女性,42岁,因发作性左侧颜面、肢体抽搐24年,加重14小时入院。

患者在24年前发生头部外伤后出现反复发作性左侧颜面、肢体抽搐,偶有意识丧失,每次发作持续10~30秒后自行缓解。发作前有左侧肢体麻木感,发作后意识转清,无特殊不适,但不能回忆发作时情景。平均每2~3个月发作1次。患者曾接受门诊治疗,行脑电图检查,诊断为"癫痫"。目前服用氯硝西泮早1mg,晚4mg;丙戊酸钠缓释片0.5g,一日2次;卡马西平片200mg,一日2次;苯巴比妥片早60mg,晚90mg;仍有间断性发作。患者于14小时前无明显诱因出现意识丧失,双眼向左侧凝视,头向左转,左侧颜面部、左上肢抽搐,持续10~20秒,每5~10分钟发作1次,发作前有左侧肢体麻木感。急诊科予以苯巴比妥注射液0.1g,肌内注射,每8小时1次,地西泮注射液10mg,静脉注射,症状有所缓解。为进一步诊治,以症状性癫痫收治入院。

既往病史:面肌痉挛8年,2年前行手术治疗。否认高血压、糖尿病和冠心病史,否认输血史。24年前有头部外伤史。

诊断:症状性癫痫;癫痫持续状态;复杂部分性癫痫持续状态;脑外伤后遗症;肺炎。

2. 治疗经过

入院第1天

生命体征:T 37.4℃,P 80次/min,R 20次/min,BP 136/77mmHg。

查体:药物镇静状态,双侧瞳孔等大等圆,直径约4mm,对光反射存在,角膜反射、睫毛反射存在;双侧额纹对称,口角右偏,伸舌居中,左侧面部痛觉减退；右侧肢体肌力和肌张力大致正常，左上肢近端肌力Ⅲ级，远端肌力Ⅱ级，左下肢肌力Ⅳ级，肌张力低，左侧肢体痛觉减退，双侧膝腱反射（++），左侧巴宾斯基征（+），右侧巴宾斯基征（-），颈无抵抗，克尼格征（-），布鲁辛斯基征（-）。双肺底闻及少许湿性啰音。

血常规检查：WBC 10.20×10^9/L，RBC 3.99×10^{12}/L，HB 132g/L，PLT 183×10^9/L，NEUT 6.28×10^9/L，LY 3.02×10^9/L。

血气分析：pH 7.411，PO_2 102.0mmHg，PCO_2 38.7mmHg。

血生化检查：GPT 8IU/L，GOT 28IU/L，GLU 5.68mmol/L，CR 47μmol/L，BUN 2.90mmol/L，K^+ 3.94mmol/L，Na^+ 134.0mmol/L，Ca^{2+} 2.01mmol/L。

降钙素原（PCT）：0.026ng/ml。

C反应蛋白（CRP）：16.10mg/L。

医师查房分析：患者为中年女性，本次急性起病，逐渐进展，反复发作，已持续3天，主要表现为左侧颜面和肢体抽搐，左侧肢体痛觉减退。患者既往有24年前的头部外伤史，外伤后24年癫痫病史；头颅CT显示右侧额颞顶叶脑软化灶，脑电图监测有癫痫波。综上检查，结合患者有明确脑外伤病史，癫痫发作在脑外伤之后，长期刻板反复发作，对服用抗癫痫药物治疗显效，此次发作仍表现为刻板重复，拟诊为脑外伤后症状性癫痫，本次发作为复杂部分性癫痫持续状态。

药物治疗方案：

（1）地西泮注射液10mg，静脉注射，立即。

（2）注射用丙戊酸钠800mg+0.9%氯化钠注射液40ml，静脉注射（时间大于5分钟），st.。

（3）注射用丙戊酸钠400mg+0.9%氯化钠注射液40ml，微量泵入（70mg/h），一日1次。

（4）甘油果糖氯化钠注射液250ml，静脉滴注，每12小时1次。

（5）氨溴索注射液30ml+0.9%氯化钠注射液30ml，每8小时1次，入壶静脉滴注。

（6）醒脑静注射液20ml+0.9%氯化钠注射液250ml，静脉滴注，一日1次。

（7）氯硝西泮片1mg（早），4mg（晚），鼻饲。

（8）卡马西平片0.2g，一日2次，鼻饲。

（9）苯巴比妥片60mg（早），90mg（晚），鼻饲。

（10）0.9%氯化钠注射液5ml，雾化吸入，每4小时1次。

药师分析：

（1）本次抗癫痫药物治疗方案包括地西泮、丙戊酸钠、氯硝西泮、卡马西平和苯巴比妥。该患者处于复杂部分性癫痫持续状态，地西泮是治疗癫痫持续状态的首选药。地西泮的用量为 10mg 静脉推注，安全推注时间应不少于 5 分钟；给药后 1~3 分钟起效，观察 15~20 分钟，若癫痫持续状态未能终止，可追加给药，日最大剂量为 50mg。如果癫痫持续状态还没有控制，提示地西泮治疗不佳，需要换用丙戊酸钠或苯巴比妥治疗。丙戊酸钠为广谱抗癫痫药物，按照药品说明书，静脉给药以 15mg/kg 缓慢静脉注射，注射时间应不少于 5 分钟；然后以 1mg/(kg·h) 的速度静脉滴注，使血药浓度达到 75mg/L，应根据患者症状调整滴注速度。该患者体重 70kg，给予丙戊酸钠 800mg 静脉注射（时间大于 5 分钟），而后持续微量泵入（70mg/h，约相当于该组配伍溶液 7ml/h），用法用量合理。

氯硝西泮为苯二氮䓬类抗癫痫药物，具有广谱抗癫痫作用，可用于控制各型癫痫发作，对失神发作、婴儿痉挛症、肌阵挛发作、运动不能性发作均有效。氯硝西泮抗癫痫作用与地西泮相似，但抗惊厥作用较地西泮强，且起效迅速。

卡马西平是治疗癫痫简单部分性发作和复杂部分性发作的首选药物，对全面强直 - 阵挛发作亦有良好疗效。其作用机制为增强钠通道的灭活效能，限制突触后神经元高频动作电位的发散，也通过阻断突触前钠通道和动作电位发散，阻断神经递质的释放，从而调节神经兴奋性，产生抗惊厥作用。卡马西平初始剂量为每次口服 100~200mg，每日 1~2 次，以后逐渐增加剂量，直至出现最佳疗效；要注意剂量个体化，一般最高用量每日不超过 1 200mg。该患者用量为口服卡马西平片 0.2g，每日 2 次，用法用量适宜。

苯巴比妥的抗癫痫作用机制在于抑制中枢神经系统单突触和多突触传递，也增加运动皮质的电刺激阈值，从而提高了癫痫发作的阈值，抑制放电冲动从致痫灶向外扩散。苯巴比妥还具有抗惊厥作用，对大发作、局灶性发作及癫痫持续状态有效，对精神运动性发作及小发作疗效差。苯巴比妥用于抗癫痫，口服给药每次 15~30mg，每日 3 次，极量为每次 250mg，每日 500mg。该患者苯巴比妥用量为早 60mg、晚 90mg，鼻饲给药，属个体化治疗，用法用量可根据临床需要适当调整。

（2）患者反复癫痫发作，现处于癫痫持续状态，可伴有颅压增高，故选用甘油果糖注射液降低颅压。甘油果糖是一种高渗脱水剂，其渗透压约相当于血浆的 7 倍，降颅压作用起效较慢（约 30 分钟），但持续时间较长（6~12 小时）。可用甘油果糖 250~500ml 静脉滴注，每日 1~2 次，其脱水作用温和，一般无反跳现象，并可提供一定的热量，肾功能不全者也可使用。

（3）醒脑静注射液是中药制剂，含麝香、冰片、栀子、郁金等中药成分，有清热解毒、凉血活血、开窍、醒脑的功能。有报道针对醒脑静注射液辅助抗癫痫药物治疗难治性癫痫持续状态的疗效进行了分析，结果显示，80 例患者总有效率达 92%，提示醒脑静联合抗癫痫药物治疗癫痫持续状态可发挥协同效应,可提高抗癫痫药物的敏感性。也有报道观察研究了醒脑静注射液对 74 例癫痫持续状态患者神经元特异性烯醇化酶(NSE)及血清基质金属蛋白酶 -9(MMP-9)的影响,结果显示,癫痫持续状态患者发病后血清 NSE 及 MMP-9 迅速升高,醒脑静注射液联合抗癫痫药物治疗能更好地降低血清 NSE 及 MMP-9,提示醒脑静注射液对脑组织有一定的保护作用。根据说明书,醒脑静注射液 20ml 加入 0.9% 氯化钠注射液 250ml,静脉滴注,一日 1 次,用法用量适宜。

(4)氨溴索能增加呼吸道黏膜浆液腺的分泌,减少黏液腺的分泌,减少和断裂痰液中的黏多糖纤维,使痰液黏度降低,痰液变薄,易于咳出。该患者反复癫痫发作,痰多,呼吸道分泌物多,使用氨溴索可使呼吸道分泌物稀薄,易于吸出,减少误吸,预防肺部感染。此外,0.9% 氯化钠 5ml 雾化吸入,可湿化呼吸道,有利于痰液及分泌物的稀释和排除。

药学监护要点:

(1)注意控制地西泮和丙戊酸钠的静脉推注速度不宜太快。

(2)监测苯巴比妥、卡马西平、丙戊酸的血药浓度。

(3)密切观察发作类型、发作频率及药物治疗的反应。

(4)观察有无出现皮疹、瘙痒等过敏症状。

(5)监测血常规、血生化、电解质。

(6)注意卡马西平可能导致白细胞减少和血钠降低,丙戊酸钠可能引起肝功能异常。

(7)甘油果糖静脉滴注过快会引起溶血,注意控制给药速度,250ml 需要滴注 2~3 小时。

入院第 2 天

患者发作 1 次,间断性口角、颜面部和左上肢抽搐,持续 20~30 秒。

生命体征:T 37.4℃, P 88 次 /min, R 20 次 /min, BP 139/66mmHg。

查体:嗜睡,双侧瞳孔等大等圆,直径约 4mm,对光反射存在,角膜反射、睫毛反射存在,双侧额纹对称,口角右偏,伸舌居中,左侧面部痛觉减退,右侧肢体肌力和肌张力大致正常,左上肢近端肌力Ⅲ级,远端肌力Ⅱ级,左下肢肌力Ⅳ级,肌张力低,左侧肢体痛觉减退,双侧膝腱反射(++),左侧巴宾斯基征(+),右侧巴宾斯基征(-),颈无抵抗,克尼格征(-),布鲁辛斯基征(-)。双肺底闻及少许湿性啰音。

血常规检查:WBC 11.22×10^9/L, RBC 4.0×10^{12}/L, HB 128g/L, PLT 199×10^9/L, NEUT 7.79×10^9/L, LY 2.46×10^9/L。

血气分析:pH 7.463, PO_2 71.3mmHg, PCO_2 37.2mmHg。

血生化检查:GPT 6IU/L, GOT 25IU/L, GLU 5.99mmol/L, CR 47μmol/L,

BUN 3.90mmol/L，K$^+$ 3.95mmol/L，Na$^+$ 135.9mmol/L，ALB 38.98g/L，PAB 246mg/L。

甲状腺功能检查全项：三碘甲腺原氨酸（T$_3$）0.00847nmol/L，游离三碘甲腺原氨酸（FT$_3$）2.90pmol/L，游离甲状腺素（FT$_4$）8.39pmol/L，甲状腺摄取率（TU）16.90%。

血药浓度：苯巴比妥 37.36μg/ml，丙戊酸钠 106.14μg/ml，卡马西平 4.08μg/ml。

脑电图监测示：全导广泛 8~10Hz 中幅 α 波背景，叠加较多药物性快波，右侧波幅较左侧低 30~40μV，左顶导联可见少量散在尖波。

胸片示：双肺纹理重。

医师查房分析：患者癫痫发作主要表现为左侧颜面、肢体抽搐，持续约 10~30 秒，2~3 个月发作 1 次，发作前有左侧肢体麻木；频繁发作时，每 5~10 分钟发作 1 次；其特征具有发作性、短暂性、刻板性和重复性；脑电图示异常放电，口服抗癫痫药物有效。予继续抗癫痫治疗，加用左乙拉西坦，调整氯硝西泮剂量和给药间隔；患者入院时存在肺炎，加用头孢他啶抗感染治疗。予肠内营养，以保证足够热量供给。监测癫痫控制效果，维持水、电解质、酸碱平衡；继续观察。

药物治疗方案调整：

（1）左乙拉西坦片 0.5g，每 12 小时 1 次，鼻饲。

（2）氯硝西泮片 2mg，每 6 小时 1 次，鼻饲。

（3）注射用头孢他啶 2g+0.9% 氯化钠注射液 100ml，每 8 小时 1 次，静脉滴注。

（4）肠内营养混悬液（TPF）500ml，一日 1 次，鼻饲泵（80ml/h）。

（5）肠内营养乳剂（TP-HE）500ml，一日 1 次，鼻饲泵（80ml/h）。

药师分析：

（1）抗癫痫药物血药浓度治疗窗为：苯巴比妥 10~40μg/ml，丙戊酸 50~100μg/ml，卡马西平 4~12μg/ml。目前，该患者血药浓度监测数据显示，苯巴比妥适宜，丙戊酸处于治疗窗上限，卡马西平处于治疗窗下限，可维持治疗方案，继续观察。

左乙拉西坦为吡咯烷酮衍生物，其化学结构不同于传统抗癫痫药物，具有较强抗癫痫作用。美国癫痫协会惊厥性癫痫持续状态的相关治疗指南推荐，左乙拉西坦可用于癫痫持续状态（ⅡB 级证据，C 级推荐）；对部分性发作和无惊厥的全面性发作有效。该患者表现为复杂部分性发作，选用口服左乙拉西坦，起始用药从小剂量开始，根据临床效果和耐受性逐渐增加剂量，最大剂量 1.5g，一日 2 次；用法用量适宜。

（2）该患者癫痫持续状态，不能自主进食，有必要给予肠内营养，保证热量供应和蛋白质供应。该患者身高 160cm，计算能量需要：（160–105）× 30=

1 650kcal（1kcal=4.186kJ）。TPF 500ml+TP-HE 500ml 可提供热量 1 500kcal。TPF 适用于有胃肠道功能的患者，含碳水化合物、蛋白质、脂肪和微量元素等营养物质。TP-HE 适用于需要高蛋白、高能量、易于消化的脂肪及液体入量受限的患者，包括代谢应激患者，特别是烧伤患者及心功能不全患者的营养治疗。

（3）患者体温 37.4℃，双肺底可闻及少许湿性啰音，血常规示白细胞升高，胸片示双肺纹理重，考虑存在肺部感染。患者入院前曾留在急诊科治疗观察 14 小时，致病菌考虑院内常见革兰氏阴性杆菌（包括铜绿假单胞菌、肺炎克雷伯菌等）可能性大。头孢他啶为第三代头孢菌素类药物，其特点是：对革兰氏阴性杆菌抗菌作用强，对 β 内酰胺酶稳定；对铜绿假单胞菌的抗菌作用远比哌拉西林、阿洛西林、阿帕西林和羧苄西林强，亦优于庆大霉素和阿米卡星；对厌氧菌也有不同程度的抗菌作用。因此，头孢他啶适宜用于该患者的经验抗感染治疗，待痰培养结果回报后再评估是否需要调整。头孢他啶为时间依赖性药物，需要一日多次给药。因此，该患者头孢他啶的用法用量合理。

药学监护要点：

（1）判断疗效，观察癫痫发作时间、频率及发作状态，供调整治疗方案参考。

（2）观察抗菌药物治疗效果，复查痰培养及血常规。

（3）观察肠内营养鼻饲后是否出现腹胀、腹泻等不良反应。

入院第 5 天

主诉：剑突下针刺样疼痛。

生命体征：T 36.9℃，P 72 次/min，R 20 次/min，BP 126/54mmHg。

查体：嗜睡，双侧瞳孔等大等圆，直径约 4mm，对光反射存在，角膜反射、睫毛反射存在，双侧额纹对称，口角右偏，伸舌居中，左侧面部痛觉减退，右侧肢体肌力和肌张力大致正常，左上肢近端肌力Ⅲ级，远端肌力Ⅱ级，左下肢肌力Ⅳ级，肌张力低，左侧肢体痛觉减退，双侧膝腱反射（++），左侧巴宾斯基征（+），右侧巴宾斯基征（-），颈无抵抗，克尼格征（-），布鲁辛斯基征（-）。双肺底闻及少许湿性啰音。

丙戊酸钠血药浓度：63.63μg/ml。

医师查房分析：患者一般情况可，偶可见左侧口角抽搐。患者今晨自诉剑突下针刺样疼痛，按压时疼痛不减轻，大便潜血试验弱阳性，可能为应激性溃疡？加用硫糖铝保护胃黏膜，复查大便常规。

药物治疗方案调整：

（1）硫糖铝混悬液 10ml，一日 3 次，鼻饲。

（2）乳果糖口服液 15ml，一日 3 次，鼻饲。

药师分析：

（1）丙戊酸血药浓度测定结果比上次数据有所下降，处于较适宜的治疗范围，继续观察。

（2）硫糖铝为蔗糖硫酸酯的碱式铝盐，是一种胃黏膜保护剂，具有保护溃疡面，促进溃疡愈合的作用。其作用机制为：①在酸性环境下，可离解为带负电荷的八硫酸蔗糖，并聚合成不溶性胶体，保护胃黏膜；能与溃疡或炎症处的带正电荷的渗出蛋白质结合，在溃疡面或炎症处形成一层薄膜，保护溃疡或炎症黏膜抵御胃酸的侵袭，促进溃疡愈合。②能吸附胃蛋白酶，抑制该酶分解蛋白质。治疗剂量时，胃蛋白酶活性可下降30%。③有弱的中和胃酸作用。④吸附唾液中的表皮生长因子，并将其浓聚于溃疡处，促进溃疡愈合。⑤刺激内源性前列腺素E的合成，刺激表面上皮分泌碳酸氢根，从而起到保护细胞作用。该患者可能存在应激性溃疡征兆，给予硫糖铝保护胃黏膜，用法用量适宜。

（3）乳果糖口服液是一种渗透性轻泻药，口服后在小肠内不被水解吸收，其高渗性使水和电解质保留于肠腔，在结肠中细菌将其分解成乳酸、醋酸，使肠内渗透压进一步增高，使粪便的容量增大，刺激肠道蠕动，产生缓和的导泻作用，也有利于氨和其他含氮物质的排出。患者3天未解大便，予对症处理，乳果糖口服液用法用量适宜。

药学监护要点：

（1）硫糖铝需空腹摄入，餐前1小时与睡前服用效果最好，观察服药后胃局部疼痛是否缓解。硫糖铝最常见的不良反应是便秘，连续服用不宜超过8周。

（2）乳果糖口服液也可与饮料或食物混合服用，观察便秘是否得以改善。乳果糖治疗期间不宜与其他轻泻药联用。

入院第8天

患者一般情况好，无抽搐发作。

生命体征：T 36.7℃，P 72次/min，R 14次/min，BP 129/60mmHg。

查体：神清语利，高级皮层功能正常。四肢肌力肌张力正常，腱反射对称存在。双侧深浅感觉对称存在。

血常规检查：WBC 6.57×10^9/L，RBC 3.84×10^{12}/L，HB 123g/L，PLT 229×10^9/L，NEUT 4.13×10^9/L，LY 1.69×10^9/L。

血生化检查：GPT 11U/L，GOT 22U/L，GLU 7.09mmol/L，CR 42μmol/L，BUN 2.53mmol/L。

医师查房分析：患者病情较入院时明显好转。目前并发症已好转，癫痫发作得到控制，可转出监护室，到普通病房继续抗癫痫药物调整治疗。

3. 药物治疗总结与讨论

（1）癫痫持续状态的传统定义为癫痫持续发作 30 分钟以上或多次发作，发作期间意识不能恢复到正常水平。随着长程视频脑电图监测的应用，许多学者建议将癫痫持续状态发作的时间定义缩短至 20 分钟或 10 分钟。该患者癫痫发作表现为左侧颜面、肢体抽搐，偶有意识丧失，每次持续 10~30 秒后自行缓解，发作前患者有左侧肢体麻木感觉，每 5~10 分钟发作 1 次。脑电图监测示全导广泛 8~10Hz 中幅 α 波背景，叠加较多药物性快波，右侧波幅较左侧低 30~40μV，左顶导联可见少量散在尖波。根据发作类型及脑电图特点，诊断为复杂部分性癫痫持续状态。

（2）癫痫持续状态的治疗目的：尽快终止发作；保护脑神经元；查寻病因，去除促发因素。癫痫持续状态的一般治疗包括：①保持呼吸道通畅；②吸氧；③监护呼吸、心脏功能，及血压、血氧等生命体征；④建立大静脉输液通路；⑤对症治疗，维持生命体征和内环境的稳定；⑥根据具体情况进行实验室检查。该患者入院时处于复杂部分性癫痫持续状态，意识清醒，能自主呼吸，呼吸道通畅；给予鼻导管吸氧（3L/min），抗癫痫药物治疗方面，首先予以立即静脉注射地西泮，如果癫痫没有控制，立即给予丙戊酸钠紧急处理，控制发作；继而经股静脉持续泵入丙戊酸钠，并先后鼻饲氯硝西泮、卡马西平、苯巴比妥及奥卡西平，适时监测血药浓度以及进行血常规、血生化、电解质、凝血功能、血气分析等检查，及时调整药物或对症等处理，措施得当，效果良好，未发现明显药物不良反应。治疗过程中，患者生命体征平稳，出入量平衡，内环境稳定。

终止癫痫发作的治疗方面，根据美国癫痫协会惊厥性癫痫持续状态的相关治疗指南，癫痫持续状态的治疗建议可选用劳拉西泮（Ⅰ级证据，A 级推荐）、咪达唑仑（Ⅰ级证据，A 级推荐）、地西泮（Ⅱa 级证据，A 级推荐）、苯妥英钠（Ⅱb 级证据，A 级推荐）、苯巴比妥（Ⅱb 级证据，A 级推荐）、丙戊酸钠（Ⅱb 级证据，A 级推荐）、左乙拉西坦（Ⅱb 级证据，C 级推荐）。该患者用了地西泮静脉推注、丙戊酸钠静脉推注、丙戊酸钠持续泵入。

地西泮为癫痫持续状态的首选药物。其优点是起效快，静脉注射后 1~3 分钟即可奏效，缺点是作用持续时间短，主要副作用是呼吸抑制，因此静脉推注给药速度不能过快。成人首次可静脉注射地西泮 10~20mg，注射速度 2~5mg/min，如癫痫持续或复发可于 15 分钟后重复给药。丙戊酸钠用于癫痫持续状态的治疗剂量为首剂 15~30mg/kg 静脉注射，接着恒速静脉滴注 [1mg/（kg·h）] 维持。丙戊酸钠和地西泮作用机制不同，地西泮作用于苯二氮䓬受体，丙戊酸钠作用于 GABA 受体，二者联合使用可协同抗癫痫。咪达唑仑可供终止癫痫持续状态选用，但价格较贵。

（3）关于癫痫持续状态的维持治疗。根据《临床诊疗指南：癫痫病分册》（2015修订版），在应用上述方法控制发作后，应立即应用长效抗癫痫药物苯巴比妥0.1~0.2g，肌内注射，每8小时1次，以巩固和维持疗效。同时根据发作类型选用口服抗癫痫药物，必要时可鼻饲给药，达有效血药浓度后，逐渐停止苯巴比妥肌内注射。该患者长期服用苯巴比妥，入院时测苯巴比妥血药浓度为37.36μg/ml，已达到有效浓度，故继续口服给药。

根据我国2011年《抗癫痫药物应用专家共识》，症状性部分性癫痫的联合药物治疗配伍首选方案包括：卡马西平（奥卡西平）+托吡酯、卡马西平（奥卡西平）+左乙拉西坦、卡马西平（奥卡西平）+丙戊酸、丙戊酸+拉莫三嗪、拉莫三嗪+卡马西平（奥卡西平）及苯妥英+托吡酯。该患者入院前长期服用氯硝西泮、丙戊酸钠、卡马西平和苯巴比妥，未能控制发作，可能出现耐药，本次治疗参考美国抗癫痫指南及我国专家共识，予以加用左乙拉西坦。左乙拉西坦既可用于癫痫部分性发作，也可用于癫痫全面性发作，而且起效快，不良反应相对较少，也较少发生药物相互作用。鉴于癫痫发作频繁期间暂不减少抗癫痫药物，拟待该患者癫痫控制稳定、发作次数减少再考虑适当调整抗癫痫药物治疗方案。

（4）癫痫持续状态并发症的处理及病因治疗。如果患者有外伤或并发症，在治疗癫痫持续状态的同时或发作终止后，应即刻予以处理，如合并低血压、呼吸衰竭、吸入性肺炎、高热、酸中毒和横纹肌溶解等。同时，要积极寻找癫痫持续状态的病因，进行病因治疗。该患者有明确的外伤史，外伤后遗留症状性癫痫已24年之久，需长期口服抗癫痫药物治疗。本次入院，除了抗癫痫治疗外，该患者还接受了头孢他啶治疗肺部感染、肠内营养以及脱水降颅压、保护胃黏膜等对症治疗。

第二节 非惊厥性癫痫持续状态患者

非惊厥性癫痫持续状态是指缺乏全身惊厥表现的癫痫持续状态，它主要描述了一种持续性癫痫发作电活动和无抽搐的临床状态。非惊厥性癫痫持续状态的诊断必须结合临床表现和脑电图，包括：①明确和持久的（>30分钟）行为、意识状态或感觉改变；②通过临床或神经心理检查证实上述改变；③脑电图有持续或接近持续的阵发性放电；④不伴有持续性的惊厥如肌肉强直、阵挛等。非惊厥性癫痫持续状态的治疗，主要包括病因治疗、维持生命体征和药物治疗。不同类型、不同病因的非惊厥持续状态的治疗有所不同。所以，药物治疗的关键是针对病因。

一、药学监护要点

1. 用药适宜性监护　首先要确定患者的发作类型和病因。临床药师要亲自到床边,向患者及家属询问病史和用药史,观察发作的临床表现,认识典型症状,明确诊断,分析病因和发作类型,根据指南推荐选用药(表 6-1)。通常采用静脉注射给药,以尽快终止或控制癫痫持续状态,同时注意掌握给药剂量及控制给药速度。

表 6-1　不同类型非惊厥性癫痫持续状态的处置策略

处置步骤	失神发作持续状态		简单部分发作持续状态	复杂部分发作持续状态	轻微发作持续状态
	抗癫痫药物使用不当引发	非抗癫痫药物使用不当引发			
1	停用致病药物	苯二氮䓬类药物或丙戊酸钠　静脉注射	苯二氮䓬类药物　静脉注射	苯二氮䓬类药物或丙戊酸钠　静脉注射	苯二氮䓬类药物　静脉注射
2	苯二氮䓬类药物静脉注射	相同剂量苯二氮䓬类药物　静脉注射			
3	选择一种非苯二氮䓬类药物　静脉注射或肌内注射				
4	重复相同剂量苯二氮䓬类药物静脉注射	另一种苯二氮䓬类药物　静脉注射			
5	继续观察	苯二氮䓬类药物　静脉注射 + 一种非苯二氮䓬类药物　静脉注射			
6	另一种苯二氮䓬类药物　静脉注射	第 2 种非苯二氮䓬类药物　静脉注射或肌内注射			

苯二氮䓬类首选地西泮,常用剂量为 10mg,给药 10 分钟后仍未停止发作,可再次给同等剂量 1 次。丙戊酸钠为首选的非苯二氮䓬类药物,首剂 25~45mg/kg,静脉注射给药速度 6mg/(kg·min)。苯巴比妥剂量为 20mg/kg,给药速度 30~50mg/(kg·min),为保持生命体征平稳,最好在监护室完成。

2. 用药有效性监护　如同所有癫痫持续状态的治疗监护,对于非惊厥性癫痫持续状态患者,需要密切关注患者的血压、心率和呼吸变化,癫痫发作频率、发作幅度和发作类型的变化,观察患者的意识状态变化及瞳孔变化,这些都是癫痫持续状态是否得到控制的反映。有条件的话,整个治疗过程应该实施脑电图监测。临床药师应进行血药浓度监测和解读。

3. 用药安全性监护　为尽快终止发作,在急诊室内,通常对非惊厥性癫痫持续状态患者会给予静脉推注苯二氮䓬类(如地西泮)等有镇静作用的药物。本项操作除了要注意给药剂量,还要注意掌握给药速度,否则有加重意识障碍,出现心跳、呼吸骤停的可能。用药中及用药后需严密监测患者生命体征及瞳孔变化,发现问题及时处理。对于应用丙戊酸钠的患者,发作控制后需检查血氨、凝血功能和血液生化等项目,以便及早发现和处理不良反应。

二、案 例 分 享

1. 病例摘要

患者,女,27岁,体重51kg。主因"右口角及面部频繁抽搐28天"就诊。

患者于15个月前无明显诱因感到右手拇指、示指阵发性发麻,未予重视。间隔2天后,患者在睡眠中被家人发现双眼向上凝视、牙关紧闭、口唇发青、肢体抽搐,呼之不应,持续数分钟后缓解。予地西泮、苯巴比妥(剂量不详)治疗后未能控制发作;住外院治疗期间,反复发作十余次,后抽搐停止,予口服"拉莫三嗪25mg,每12小时1次"治疗。出院10天后于外院就诊,将拉莫三嗪调至50mg,每12小时1次,此后一直规律服用,未再出现肢体发麻、抽搐发作。2个月前,患者发现怀孕,自行停服拉莫三嗪。半个月前,出现右口角抽搐,继而双眼上翻、牙关紧闭、喉部发声,1~2分钟后缓解,无意识丧失及小便失禁。经住院予苯巴比妥、地西泮对症处理后发作得以控制,次日开始恢复口服拉莫三嗪50mg,每12小时1次。间隔5天后,患者再次感觉右手拇指、示指发麻,随后出现右口角及右面部抽搐,间隔10分钟左右发作1次,每次持续1~2分钟。多次予苯巴比妥及地西泮治疗,症状无改善。外院考虑"局灶性癫痫持续状态",继续予拉莫三嗪、苯巴比妥和地西泮治疗无效。1天前患者夜间构音困难加重并出现饮水呛咳,不能进食水。为进一步诊治,转入上级医院。

既往病史:3年前自2m高处跌落摔伤左前额;视力下降2年余;18个月前孕6周时行人工流产术;发作性右手发麻、抽搐伴意识丧失15个月。否认高血压、糖尿病史,否认外科手术及输血史,预防接种史不详,否认食物及药物过敏史。

诊断:线粒体脑肌病可能性大;癫痫持续状态。

2. 治疗经过

入院第1天

生命体征:T 37.6℃,P 80次/min,R 18次/min,BP 110/70mmHg。

查体:右口角及面部抽搐频繁,嗜睡,构音障碍,双肺呼吸音粗。定向可,判断力、计算力、理解力下降。双瞳孔等大等圆。右侧肢体肌力Ⅳ级,左侧肢体肌力Ⅴ级,右侧肢体深浅感觉减退,双侧巴宾斯基征阳性,指鼻试验、跟 - 膝 - 胫 - 试验稳准,颈无抵抗,不能下地行走。NRS2002风险评分4分。

血常规:WBC $10.22 \times 10^9/L$;N% 90.7%。

血生化检查:BUN 4.02mmol/L;CR 44μmol/L;GPT 9IU/L;GOT 15IU/L;PAB 249mg/L;ALB 40.88g/L,Na^+ 129mmol/L,K^+ 3.61mmol/L,GLU 5.15mmol/L。

乳酸血气分析加离子分析(动脉血):PO_2 112.0mmHg,Na^+ 129.0mmol/L。

超敏C反应蛋白:12.75mg/L。

脑电图检查:全部导联显示轻度节律失调,两侧有波幅差(左>右)。

头颅MRI平扫:脑内多发缺氧缺血性脑软化灶、变性灶,左侧额颞叶病灶较新。

医师查房分析:患者发作性右口唇抽搐及右手拇指示指麻木继发全面强直 - 阵挛性发作15个月,口服拉莫三嗪控制良好;停药后2个月再发23天,局灶性癫痫持续状态14天,拉莫三嗪、苯巴比妥、地西泮不能控制。

定位诊断:右侧口角抽搐,右手指及口唇麻木,右侧鼻唇沟浅,右眼闭目尚可,右侧肌力减低,定位于左侧额顶叶中央前、后回;构音障碍、吞咽困难、饮水呛咳、咽反射减弱,定位于脑干下运动神经元;双侧病理征阳性,定位于双侧锥体束。

定性诊断:

(1)患者目前症状性癫痫表现较明确,临床表现具有刻板性、重复性、短暂性、发作性等特点,昨日脑电图显示局灶性癫痫持续状态。

(2)患者孕16周,体内代谢及激素水平变化可能影响疾病病程及发展和转归,病程非单相,既往患者视力下降2年余,本院床旁眼底检查可见左侧视神经萎缩明显,不能除外视神经脊髓炎可能。

(3)患者1年前颅脑MRI可见左侧顶叶点状异常信号,5天前MRI复查可见左侧顶叶团块状异常信号,以皮质受累为著,不能排除遗传代谢疾病和自身免疫性脑炎等可能。

患者系青年女性,急性起病,慢性病程,加重1天;现孕期16周。拟予静脉滴注补钾,预防低血钾;拉莫三嗪在原常规用量基础上增加剂量;入院后观察到患者口周不自主抽动,局灶性发作症状明显,可考虑必要时给予苯巴比妥钠肌内注射对症治疗。急查电解质提示低钠血症,目前患者言语不能,进食困难,考虑真性延髓麻痹可能,拟放置胃管后给予鼻饲补钠对症治疗,同时鼻饲肠内营养液(TPF-D)以补充蛋白质、糖类、脂质等营养要素。患者目前病情严重,并且怀孕16周,胎儿安全性未知。告知患者家属目前为控制癫痫发作,需添加抗癫痫药物及镇静催眠类药物,这些治疗措施可能危害胎儿生长发育。患者和家属表示知情理解并已签字同意。因患者嗜睡,给予留置导尿。

药物治疗方案：

（1）拉莫三嗪片75mg，每12小时1次，鼻饲。

（2）苯巴比妥注射液0.1g，st.，肌内注射。

（3）氯化钾注射液1.5g+维生素C注射液2g+5%葡萄糖氯化钠注射液500ml，st.，静脉滴注。

（4）10%氯化钠注射液20ml，一日2次，鼻饲。

（5）肠内营养乳剂（TPF-D）500ml，一日1次，鼻饲。

药师分析：

（1）患者入院后频繁抽搐发作，主要表现为口周不自主抽动，给予口服拉莫三嗪，到夜间8点多抽搐未改善，患者处于癫痫持续状态，给予了苯巴比妥注射液0.1g，肌内注射。根据《临床诊疗指南：癫痫病分册》（2015修订版），部分性癫痫的一线用药推荐卡马西平、丙戊酸钠、奥卡西平和拉莫三嗪。拉莫三嗪可用于部分性发作的单药治疗。根据药品说明书，拉莫三嗪可用于简单或复杂部分性发作、全面强直-阵挛性发作。成人及12岁以上儿童，本品单药治疗的初始剂量是25mg，每日1次，连服2周；随后用50mg，每日1次，连服2周。此后，每1~2周增加剂量，最大增加量为50~100mg，直至达到最佳疗效。通常达到最佳疗效的维持剂量为100~200mg/d，每日1次或分2次给药。该患者曾自行停服拉莫三嗪2个月，不规律用药导致效果不佳。《临床诊疗指南：癫痫病分册》（2015修订版）推荐，卡马西平、拉莫三嗪或左乙拉西坦可作为一线用药，用于新诊断局灶性发作的患者。当一线治疗无效或不能耐受时，卡马西平、奥卡西平、拉莫三嗪、左乙拉西坦、丙戊酸、托吡酯、氯巴占、加巴喷丁、唑尼沙胺均可作为局灶性发作的添加用药。如果添加治疗无效或不能耐受，可考虑的其他抗癫痫药物有苯巴比妥和苯妥英钠。

（2）患者入院前一天摄入不足，且反复抽搐消耗较多，应当给予补液。葡萄糖氯化钠能够补充热能和体液，用于各种原因引起的进食不足或大量体液丢失。根据药品说明书，①累积损失量：指病后（如急性脱水）减轻之体重数量；轻度脱水为30~50ml/kg，中度脱水为50~100ml/kg，重度脱水为100~150ml/kg；②继续损失量：按实际损失补充，一般在禁食条件下为40ml/kg，非禁食状态是30ml/kg；③生理需要量：基础代谢60~80ml/（kg·d）。该患者按非禁食状态补充"继续损失量"：体重51kg，$51kg \times 30ml/kg = 1530ml$。该患者实际只补充500ml，用量偏少。

（3）下列情况对维生素C的需要量增加：胃肠道疾病（长期腹泻、胃或回肠切除术后）、发热、感染，严格控制或选择饮食，因营养不良体重骤降或手术等。维生素C注射液可肌内注射或静脉注射，成人每次100~250mg，每日1~

3次,必要时每次2~4g,每日1~2次,或遵医嘱。

(4)氯化钾用于预防和治疗各种原因引起的低钾血症,如进食不足、呕吐、严重腹泻等。手术后的应激状态易造成内环境电解质紊乱,可适当补钾。正常人每日补钾量为3~4.5g(相当于氯化钾6~9g)。一般用法将10%氯化钾注射液10~15ml加入5%葡萄糖注射液500ml中静脉滴注。静脉补钾注意事项:①浓度不宜过高,也就是配制输液时,氯化钾的浓度一般不要超过3g/L;②滴注速度不宜过快,每小时不超过1.5~3g氯化钾;③用量不宜过多,要根据血钾水平;④补钾不宜过早,一般原则是"见尿补钾",要在尿量达到40ml/h或24小时尿量500ml以上时才能补钾。静脉补钾过程中要注意观察患者的反应,监测血钾水平。

(5)肠内营养支持治疗:根据《神经系统疾病肠内营养支持操作规范共识(2011版)》,伴吞咽障碍和危重神经疾病住院患者尽早予以营养风险筛查(A级推荐),风险评分≥3分应给予肠内营养。轻症卧床患者和重症急性应激期患者:20~25kcal/(kg·d)(D级推荐)。该患者NRS2002风险评分4分,可以使用肠内营养。患者体重51kg,需要能量1 020~1 275kcal,实际给予450kcal,用量偏低。

(6)患者入院后查血钠129mmol/L,诊断为低钠血症,因此给予补钠治疗。每日补钠量(g)=目标补钠值[mmol/(L·d)]×体重(kg)×0.6÷17[纠正速度<10mmol/(L·d)],以最大理论值10mmol/(L·d)计算,该患者体重51kg,每日补钠量为10×51×0.6÷17=18g。当日给予10%氯化钠20ml鼻饲两次,补充氯化钠4g。另外,葡萄糖氯化钠注射液500ml含有氯化钠4.5g,肠内营养乳剂(TPF-D)500ml约含氯化钠1g。当日补钠量约为9.5g,低于日需氯化钠极量,用法用量适宜。

药学监护要点:

(1)注意观察患者意识状态,发作类型是否有变化,发作频率是否减少,发作持续时间是否缩短。

(2)注意监测呼吸、血压、心率、肝功能、生化指标以及瞳孔变化。

(3)警惕拉莫三嗪易出现皮疹不良反应。

(4)鼻饲肠内营养制剂应从低速开始,定时回抽胃液观察残留情况,观察是否有腹泻等不良反应。

(5)继续监测血钾、血钠,必要时测定抗癫痫药物血药浓度。

入院第2天

患者嗜睡,呼之可睁眼,右面部抽搐约5分钟1次,持续约1分钟后自行缓解,睡眠中仍有抽搐,时伴左面部抽搐。双肺呼吸音粗。

生命体征:T 38.7℃,P 90次/min,R 17次/min,BP 106/65mmHg。

医师查房分析：患者临床表现为症状性癫痫，头颅 MRI 可见右顶叶病灶；发病至今 1 年多，病灶部位可能呈现动态变化；非单向病程，曾缓解一年后复发，不能排除中枢神经系统脱髓鞘病变可能。但是，患者病灶局限于左大脑顶叶，需考虑先天发育不良或后天因素所致结构异常，不能排除抗 NMDA 受体脑炎。鉴于病灶位置在顶叶皮质，建议征求患者及家属意见，拟行脑组织活体病理检查，以助明确疾病性质。

药剂科会诊意见：

（1）复查痰培养，中段尿培养＋药敏试验，寻找病原学证据。必要时复查血培养。

（2）注射用头孢曲松 4g 加入 0.9% 氯化钠注射液 100ml，静脉滴注，一日 1 次。

（3）注射用苯巴比妥 200mg 加入灭菌注射用水 10ml，静脉注射（大于 10 分钟），密切观察病情变化，必要时 6 小时后重复给药 1 次。

（4）加强肠内营养，给予 TPF 1 000ml，鼻饲泵入（80ml/h），停用 TP-HE 和 TPF-D。

（5）复查血常规、尿常规，生化 20 项＋钾钠及降钙素原，3 天后复查苯巴比妥血药浓度。

予留置导尿管后导出尿液 700ml。医师同意药剂科会诊意见，患者于 14：45 静脉注射苯巴比妥 200mg 后，面部抽搐减轻，左面部停止抽搐，右面部抽搐间隔时间延长至约 15 分钟 1 次。

药物治疗方案调整：

（1）地西泮注射液 10mg，st.，静脉注射。

（2）左乙拉西坦片 0.5g，每 12 小时 1 次，鼻饲。

（3）注射用苯巴比妥 0.2g，st.，静脉注射

（4）苯巴比妥注射液 0.1g，每 8 小时 1 次，肌内注射。

（5）注射用头孢曲松钠 4g+0.9% 氯化钠注射液 100ml，一日 1 次，静脉滴注。

（6）醒脑静注射液 20ml+0.9% 氯化钠注射液 250ml，一日 1 次，静脉滴注。

（7）5% 葡萄糖氯化钠注射液 500ml，一日 1 次，静脉滴注。

（8）停用肠内营养乳剂（TP-HE）。

（9）肠内营养混悬液（TPF）100ml，一日 1 次，鼻饲。

（10）停用肠内营养乳剂（TPF-D）。

药师分析：

（1）该患者诊断为局灶性癫痫持续状态，意识不清，右面部抽搐频繁，每次发作间隔约 5 分钟，持续约 1 分钟，给予地西泮静脉注射符合中国抗癫痫协会的相关诊疗指南，但未能奏效。根据《惊厥性癫痫持续状态监护与治疗（成人）中国专家共识》（2014）和《马丁代尔药物大典》，苯巴比妥为惊厥性癫

痫持续状态二线治疗药物，在地西泮未能终止癫痫持续状态时可以使用。苯巴比妥可以控制部分发作和全面强直 - 阵挛性发作，通常有效血浆浓度为15~40μg/ml（65~170μmol/L）。苯巴比妥钠注射给药可以作为急性癫痫发作紧急用药的组成部分，成人癫痫持续状态可以给予 15~20mg/kg 静脉输注 [给药速度 2mg/（kg·min），最大 60~100mg/min]。通常，对苯二氮䓬类药物和苯妥英钠无效的癫痫持续状态病例，可使用苯巴比妥静脉给药。一些不能耐受苯妥英钠或使用了适当的苯妥英钠负荷剂量后不能终止发作的患者，苯巴比妥仍然有效。苯巴比妥用于成人也可肌内注射给药，但由于肌内注射吸收缓慢，不提倡用于急救治疗。苯巴比妥钠注射液不宜皮下给药，因刺激性大，可能引起局部组织坏死。治疗癫痫持续状态时，苯巴比妥首选静脉给药，一次200~300mg（静脉注射速度不超过每分钟 60mg），必要时 6 小时重复 1 次；肌内注射给药，抗惊厥与癫痫持续状态，成人一次 100~200mg，必要时可 4~6 小时重复 1 次。该患者苯巴比妥静脉注射有效，于是给予 100mg，肌内注射，每8 小时 1 次维持治疗，用法用量合理。

（2）根据 2016 年美国癫痫协会《循证指南：儿童和成人惊厥性癫痫持续状态的治疗》，左乙拉西坦的安全性和有效性与苯妥英钠相当，而且副作用更小。另外，左乙拉西坦起效迅速，且与其他抗癫痫药物相互作用少。左乙拉西坦起始治疗剂量为每次 500mg，每日 2 次；根据临床效果及耐受性，每日剂量可增加至每次 1 500mg，每日 2 次。

（3）该患者之前在外院住院，转入上级医院才 1 天，体温 38.7℃，WBC 10.22 × 10⁹/L；N% 90.7%，双肺呼吸音粗，医院获得性肺炎可能性大。根据欧洲《ERS/ESICM/ESCMID/ALAT 指南：医院获得性肺炎和呼吸机相关肺炎的管理》（2017），医院获得性肺炎推荐使用一种具有抗革兰氏阴性菌活性和抗甲氧西林敏感金黄色葡萄球菌活性的抗菌药物，建议选择厄他培南、头孢曲松、头孢噻肟、莫西沙星或左氧氟沙星。鉴于癫痫患者不应使用碳青霉烯类及喹诺酮类，所以使用我院用药目录内的品种头孢曲松治疗。头孢曲松通常剂量是1~2g，每日 1 次，静脉给药；危重病例或由中度敏感菌引起的感染，剂量可增至 4g，每日 1 次；该癫痫持续状态患者属于危重病例，使用 4g，每日 1 次，用法用量适宜。

（4）中药注射剂醒脑静可用于气血逆乱、脑脉瘀阻所致中风昏迷、头痛、神志昏迷等，一次 10~20ml，加入 250~500ml 溶媒稀释后静脉滴注给药。该患者体温 38.7℃，嗜睡，给予醒脑静辅助治疗，用法用量适宜。

（5）患者体重 51kg，每日需要能量 1 020~1 275kcal，昨日鼻饲肠内营养制剂可以耐受，今给予肠内营养制剂 TP-HE 与 TPF 各 500ml，可提供能量1 500kcal，符合患者需要。

药学监护要点:同前。

入院第 3 天

患者表现为嗜睡,呼之可应,对光反射灵敏,语言理解能力可,构音障碍,鼻饲饮食。右侧面部抽搐约 5 分钟 1 次,每次持续约 1 分钟。下午面部抽搐幅度减轻,发作时张嘴,舌抽搐。下颌及左侧肢体抖动较前加重。

生命体征:T 36.3℃,P 78 次/min,R 18 次/min,BP 110/70mmHg。

实验室检查:脑脊液免疫球蛋白 A 0.23mg/dl。

医师查房分析:患者目前局灶性发作频繁未控制,予增加左乙拉西坦剂量,继续观察。等待脑脊液其他项目检查回报,以帮助进一步明确诊断及调整治疗方案。

药物治疗方案调整:

(1)左乙拉西坦 0.75g,每 12 小时 1 次,鼻饲。

(2)枸橼酸钾颗粒 2.9g(2 袋),一日 2 次,鼻饲。

药师分析:

(1)左乙拉西坦起始治疗剂量为每次 500mg,每日 2 次,根据临床效果及耐受性,可增加至每次 1 500mg,每日 2 次。由于发作未得到有效控制,逐渐增加药物剂量,观察效果。

(2)正常人体每日需补充氯化钾 6g。市售枸橼酸钾颗粒每袋(1.45g)含有氯化钾 1g,口服枸橼酸钾颗粒 2.9g(2 袋),一日 2 次,相当于每日补充氯化钾 4g,再加上饮食中含有的氯化钾,基本符合每日所需补钾量。

药学监护要点:同前,继续监测抗癫痫疗效,保持水、电解质平衡。

入院第 4 天

癫痫发作控制稍有好转,右面部发作间隔及持续时间相比昨天无改善,但抽搐幅度减轻,发作时嘴角右偏、闭眼。

生命体征:T 37.5℃,P 88 次/min,R 16 次/min,BP 110/70mmHg。

血常规检查:WBC 6.53×10^9/L,NEUT% 80.5%。

血生化检查:GPT 8IU/L,GOT 12IU/L,PAB 175mg/L,ALB 34.91g/L,Na^+ 135mmol/L,K^+ 4.31mmol/L,GLU 3.61mmol/L,BUN 3.17mmol/L,CR 43μmol/L。

脑电图:局灶性癫痫持续状态。

痰常规涂片:革兰氏阳性球菌 4+,革兰氏阳性杆菌 2+,找到革兰氏阴性球菌和革兰氏阴性杆菌。

PCT:0.048ng/ml。

CRP:54.30mg/L。

血常规五分类:NEUT% 80.5%,RBC 3.2×10^{12}/L,HB 103g/L,LY 0.83×10^9/L,其余正常。

医师查房分析:

(1)继续予吸氧、导尿、心电监护、鼻饲饮食。

(2)继续抗癫痫抗感染等对症治疗,待脑脊液检查回报后进一步明确诊断及调整治疗方案。

(3)待入院第5天痰涂片复查结果考虑是否调整过更换抗感染方案。根据患者目前红细胞计数、血红蛋白及血细胞比容检测结果,可诊断为轻度贫血,必要时给予治疗。

药物治疗方案:同前。

药学监护要点:同前。

入院第5天

患者表现为嗜睡,易唤醒,理解语言;仍间断出现发作性面部抽搐、唇周不自主抽搐,随后出现双侧快速皱额动作及快速闭眼动作,伴不自主点头,每次间隔1~3分钟,持续约3分钟,发作间期意识尚清楚。

生命体征:T 37.3℃,P 90次/min,R 18次/min,BP 110/70mmHg。

实验室检查:抗核抗体谱、抗中性粒细胞胞浆抗体、副肿瘤抗体均为阴性。

正位胸片:双肺纹理增重。

医师查房分析:现有药物不能有效控制该患者癫痫持续状态。需要进一步查脑脊液排除自身免疫相关炎症,查血和脑脊液囊虫、莱姆病、布鲁氏菌标记物,排除特殊病原微生物感染,并行基因检测排除线粒体脑肌病。为避免长期发作引发的大脑缺氧等造成的不可逆损伤,经与家属沟通并签署知情同意书,拟采用丙戊酸静脉冲击加持续微量泵入疗法,强化抗癫痫治疗。

药物治疗方案调整:

(1)左乙拉西坦片1g,每12小时1次,鼻饲。

(2)注射用丙戊酸钠750mg+0.9%氯化钠注射液20ml,st.,静脉注射。

(3)注射用丙戊酸钠400mg+0.9%氯化钠注射液40ml,一日1次,微量泵入[1mg/(kg·h)]。

药师分析:

(1)根据《临床诊疗指南:癫痫病分册》(2015修订版),对于简单或者复杂部分发作癫痫持续状态患者,静脉注射丙戊酸也作为一线治疗的方法之一,用法:20~40mg/kg静脉输注(>10分钟),之后1~2mg/(kg·h)持续泵入维持治疗。药品说明书推荐,需要快速达到有效血药浓度并维持时,丙戊酸钠15mg/kg缓慢静脉推注(至少5分钟),然后继续静脉泵入丙戊酸钠通常平均用量20~30mg/(kg·d)。该患者局灶性癫痫持续状态,可以采用。患者体重51kg,理论负荷剂量应给予765mg,静脉注射,实际给予750mg,静脉注射；之后丙戊酸钠 400mg 加入 0.9% 氯化钠注射液 40ml，持续微量泵入 [1mg/（kg·h）]，可以根据临床反应调整给药速度。

（2）该患者左乙拉西坦的用药剂量，从起始的 0.5g，每 12 小时 1 次，增加到 0.75g，每 12 小时 1 次，现再次增加为 1g，每 12 小时 1 次，符合逐渐增加剂量原则。根据临床效果及耐受性，左乙拉西坦用量可逐渐增加至 1.5g，每 12 小时 1 次。

药学监护要点：

（1）同前。

（2）关注抗癫痫药物的剂量、疗效与不良反应。

（3）抗癫痫药物血浓度监测与结果解读。

入院第 6 天

患者表现为药物镇静状态，面部抽搐症状无明显变化。

生命体征：T 37.2℃，P 80 次 /min，R 18 次 /min，BP 110/70mmHg。

血常规检查：WBC 7.52×10^9/L，NEUT% 84.8%。

血生化检查：GPT 14IU/L，GOT 24IU/L，PAB 179mg/L，ALB 31.8g/L，Na^+ 134mmol/L，K^+ 4mmol/L，GLU 3.61mmol/L，BUN 4.02mmol/L，CR 44μmol/L。

CRP：24.8mg/L。

PCT：0.049ng/ml。

血氨：65.49μmol/L（ 111μg/dl）。

血药浓度监测：苯巴比妥 22.64μg/ml，丙戊酸钠 35.25μg/ml。

医师查房分析：患者面部抽搐仍然间断发作，采纳临床药师建议，入院第 6 天午间开始口服氯硝西泮。至下午 5 点，丙戊酸已持续微量泵入 24 小时，予改为鼻饲给药。

药物治疗方案调整：

（1）氯硝西泮片 2mg，每 12 小时 1 次，鼻饲。

（2）丙戊酸钠片 0.4g，每 8 小时 1 次，鼻饲。

药师分析：

（1）根据《临床诊疗指南：癫痫病分册》（2015 修订版）及《马丁代尔药物大典》，氯硝西泮是癫痫持续状态的二线药物，可以用于治疗各种类型的癫痫和癫痫发作，但有时受到耐受性和镇静作用的限制，因此不作为首选。氯硝西泮也可以用于治疗肌阵挛及其伴随的运动异常，可作为睡眠期持续棘慢波的一线用药，还可治疗急性焦虑症。氯硝西泮可代替其他苯二氮䓬类药物作为癫痫持续状态的急救药物。该患者本次住院治疗以来，其他症状已得到控制，只有口角局部抽搐尚未见效。因为氯硝西泮对局灶性发作效果较好，《临床诊疗指南：癫痫病分册》推荐开始服用每次 0.5mg，每日 3 次，每 3 日增加

0.5~1mg，直到发作被控制或出现了不良反应为止。剂量应个体化，成人最大量每日不超过 20mg，疗程不超过 3~6 个月。

（2）《临床诊疗指南：癫痫病分册》（2015 修订版）推荐，丙戊酸钠为局灶性发作的一线药物，成人初始剂量 5~10mg/（kg·d），逐渐增加到维持剂量为600~1 200mg/d，分 2~3 次服用；当每日用量超过 250mg 时应分次服用，以减少胃肠道刺激副作用。每日最大用量为按体重计算不超过 30mg/kg。该患者体重 51kg，每日用量不应超过 1 530mg。该患者测得丙戊酸钠血药浓度 35.2μg/ml，低于治疗窗下限范围，应该增加剂量。

药学监护要点：

（1）同前。

（2）监测丙戊酸钠血药浓度及血氨浓度。

（3）监测氯硝西泮的疗效及不良反应：①氯硝西泮不宜长期大剂量使用，以避免成瘾；②氯硝西泮长期使用不能突然停药，需逐渐减量；③低蛋白血症患者，氯硝西泮可导致嗜睡难醒，注意监测血清白蛋白水平；④氯硝西泮可引起认知功能障碍，要注意观察患者的精神状况；⑤氯硝西泮可引起流涎，注意避免患者误吸。

入院第 7 天

患者表现为药物镇静状态，格拉斯哥评分 14 分。未再出现面部抽搐，偶有咳嗽、咳痰，三日未排便。

生命体征：T 37.5℃，P 90 次/min，R 18 次/min，BP 100/70mmHg。

胸部 CT 平扫示：肺部感染。

头颈部 CTA：未见明确病变。

床旁超声检查：肝、胆、胰、脾、双肾未见明显异常。

医师查房分析：患者面部抽搐已得到控制，继续抗癫痫、抗感染及对症治疗；血氨升高，给予降血氨治疗；3 天未解大便，予人工辅助通便 1 次；继续吸氧、心电监护、吸痰、翻身护理。

药物治疗方案调整：

（1）盐酸精氨酸注射液 20g+5% 葡萄糖注射液 500ml，临时给药 1 次，静脉滴注。

（2）乳果糖口服液 15ml，一日 3 次，鼻饲。

（3）氨溴索 30mg+0.9% 氯化钠注射液 100ml，一日 2 次，静脉滴注。

药师分析：

（1）昨天测得患者血氨升高（111μg/dl），可能主要因使用丙戊酸引起，其次也可能与患者 3 天未排大便有关。乳果糖用于治疗便秘及肝性脑病，其作用原理为该药口服后在胃肠道不被吸收，可被结肠细菌分解为乳酸和醋酸，使结肠 pH 降至 6 以下,从而可阻断氨的吸收,减少内毒素的蓄积和吸收,降低血氨浓度。乳果糖还具有双糖的渗透活性,可使水、电解质保留在肠腔而产生高渗效果,进而增加粪便容积和刺激肠道蠕动,促进肠道排泄,故又是一种渗透性泻药。乳果糖治疗肝性脑病时,起始剂量为一次 30~50ml,一日 3 次;维持剂量应调至一日最多排 2~3 次软便,大便 pH 5~5.5。该患者服用 15ml,一日 3 次,对于降血氨,剂量偏低,但同时联用精氨酸,增强了药效。精氨酸可参与体内鸟氨酸循环,促进尿素生成而降低血氨,对高氨血症及肝性脑病患者有效。精氨酸用于治疗高血氨及肝性脑病时,一次 15~20g,临用前用 5% 葡萄糖注射液 1 000ml 稀释后静脉滴注给药,4 小时内滴完。该患者使用精氨酸 20g 加入 5% 葡萄糖氯化钠溶液 500ml,溶媒量不足。

(2)氨溴索具有促进黏液排出作用及溶解分泌物的特性,可促进呼吸道内黏稠分泌物的排出及减少黏液的滞留,因而显著促进排痰,改善呼吸状况,临床适用于伴有痰液分泌不正常及排痰功能不良的急性、慢性肺部疾病。成人及 12 岁以上儿童每日 2~3 次,每次 15mg,严重病例可增至每次 30mg,加入 5% 葡萄糖注射液(或生理盐水、林格氏注射液)中,静脉滴注使用。该患者有肺部感染及咳嗽、咳痰,氨溴索用法用量适宜。

药学监护要点:

(1)精氨酸 20g 应使用 1 000ml 溶媒稀释后静脉滴注给药。

(2)精氨酸可能会引起内分泌系统的某些物质代谢紊乱,如引起肌酸、氯离子和血钾等升高,应注意监测血液生化指标。

(3)监测血氨。

入院第 8 天

患者入院第 8 天未出现面部及肢体抽搐;嗜睡,可唤醒,能听懂自己姓名,能点头或摇头示意,余查体不合作。

生命体征:T 37.7℃,P 86 次 /min,R 18 次 /min,BP 92/60mmHg。

血常规检查:WBC 7.52×10^9/L,NEUT% 84.8%。

血生化检查:ALB 31.8g/L,Na^+ 134mmol/L,其余正常。

血氨:77.88μmol/L(132μg/dl)。

凝血功能:纤维蛋白原 5.5g/L。

痰培养 + 药敏试验:金黄色葡萄球菌(环丙沙星、呋喃妥因、庆大霉素、左氧氟沙星、莫西沙星、苯唑西林、利福平、复方新诺明、四环素、替加环素、万古霉素敏感)。

尿培养 + 药敏试验:屎肠球菌(四环素、替加环素、万古霉素敏感)。

医师查房分析:

(1)目前患者癫痫发作控制良好,但嗜睡明显,血钠低,血氨高。试验性予甘露醇减轻脑水肿及利尿，口服补钠，预防水中毒。

（2）根据细菌培养及药敏试验结果，患者金黄色葡萄球菌感染性肺炎可能性大，予停用头孢曲松，换用万古霉素抗感染。

（3）警惕血氨变化，必要时减停丙戊酸钠。

药物治疗方案调整：

（1）停用注射用头孢曲松钠静脉输液组。

（2）盐酸万古霉素 0.5g 溶于 100ml 0.9% 氯化钠注射液，每 8 小时 1 次，静脉滴注。

（3）20% 甘露醇注射液 125ml，每 6 小时 1 次，静脉滴注。

（4）10% 氯化钠注射液 10ml，一日 3 次，鼻饲。

药师分析：

（1）关于脱水降颅压治疗：癫痫反复发作患者常伴有不同程度的意识和运动功能障碍，严重者更有脑水肿和颅压增高表现。脑水肿是癫痫持续状态严重的并发症。该患者嗜睡是否为脑水肿及高颅压表现？故给予甘露醇脱水降颅压试验性治疗。甘露醇为单糖，在体内不被代谢，经肾小球滤过后在肾小管内很少被重吸收，发挥渗透利尿作用。甘露醇能够提高血浆渗透压，导致组织中（包括眼、脑、脑脊液等）水分进入血管内，从而减轻组织水肿，降低眼内压、颅内压和脑脊液容量及其压力。甘露醇用于治疗脑水肿、颅内高压和青光眼时，按体重每次给予 0.25~2g/kg（相当于 20% 甘露醇 1.25~10ml/kg），30~60 分钟内静脉滴注完毕。该患者体重 51kg，每次应给予 20% 甘露醇 63.75~510ml，现给予 20% 甘露醇注射液 125ml，每 6 小时 1 次，静脉滴注，用法用量适宜。

（2）根据痰细菌培养结果，为金黄色葡萄球菌生长，药敏试验结果对万古霉素敏感，予停用头孢曲松，改用万古霉素抗感染治疗。万古霉素能够抑制细菌细胞壁的合成，具有杀菌作用，另外还可以改变细菌细胞膜的通透性，阻碍细菌 RNA 的合成。对革兰氏阳性球菌作用较强，尤其是耐甲氧西林金黄色葡萄球菌（MRSA）有效。根据说明书，静脉滴注主要用于治疗对甲氧西林耐药的葡萄球菌引起的感染，对青霉素过敏的患者，或使用后治疗无效的葡萄球菌、肠球菌和棒状杆菌、类白喉杆菌属等感染患者，如心内膜炎、骨髓炎、败血症或软组织感染。也可用于防治血液透析患者发生的葡萄球菌属所致的动、静脉血流感染。肾功能正常的成人患者，每日常用剂量为 2g，可按 500mg，每 6 小时 1 次或 1g，每 12 小时 1 次静脉滴注给药，每次静脉滴注 60 分钟以上，剂量可根据年龄、体重及病情严重程度适当增减。该患者肾功能正常，使用万古霉素 0.5g 溶于生理盐水 100ml，每 8 小时 1 次，静脉滴注，符合要求。

（3）患者目前血钠 134mmol/L，为低钠血症，需要补钠治疗。每日补钠量（g）= 目标补钠值 [mmol/（L·d）]× 体重（kg）×0.6÷17[纠正速度＜ 10mmol/（L·d）]。该患者体重 51kg，以最大理论补钠值 10mmol/（L·d）计算，每日补钠量 =10×51×0.6÷17=18g；给予 10% 氯化钠 20ml，一日 3 次鼻饲，日补充氯化钠 6g；此外，0.9% 氯化钠注射液 300ml 含氯化钠 2.7g，肠内营养乳剂（TP-HE）500ml 约含氯化钠 1.5g，肠内营养混悬液（TPF）500ml 约含氯化钠 1.3g，合计补充氯化钠 11.5g，低于日需氯化钠上限，可监测血钠决定是否需要调整补钠量。

药学监护要点：

（1）万古霉素静脉给药速度应缓慢，每剂滴注时间不少于 2 小时。

（2）注意观察患者意识状态的变化。

（3）监测体温、肝肾功能、血液电解质含量等。

（4）注意观察是否出现皮疹等过敏反应。

入院第 9 天

患者仍嗜睡，格拉斯哥评分 14 分，呼唤能听懂自己的姓名，能点头或摇头示意。查体不合作。

生命体征：T 37℃，P 90 次 /min，R 16 次 /min，BP 101/70mmHg。

医师查房分析：

（1）目前患者镇静程度较深，不利于控制肺部感染，氯硝西泮予以减量。

（2）患者目前的临床表现不能排除线粒体脑肌病，需要进行血中乳酸水平监测。

（3）患者昨日血化验提示血氨持续升高，继续静脉应用精氨酸，如果入院第 10 天血氨继续升高，酌情调整丙戊酸钠用量。

药物治疗方案调整：氯硝西泮片减为 1mg，每 12 小时 1 次，鼻饲。

药师分析：患者昨日血生化检测报告，白蛋白含量为 31.8g/L。低蛋白血症时，氯硝西泮可导致患者嗜睡难醒，对控制肺部感染不利。减少氯硝西泮剂量，将有助于减轻患者过度镇静。

药学监护要点：观察患者意识状态的变化。

入院第 11 天

患者嗜睡减轻，能听懂问话，能点头或摇头示意。查体不合作。

生命体征：T 36.8℃，P 78 次 /min，R 20 次 /min，BP 100/71mmHg。

血氨：30.68μmol/L（52μg/dl）。

医师查房分析：患者无抽搐发作，神志好转，嗜睡可唤醒，能听懂自己姓名，能作单字回应。予减少甘露醇给药次数，继续观察。

药物治疗方案调整：20% 甘露醇注射液 125ml，每 8 小时 1 次，静脉滴注。

药师分析：甘露醇减量有助于减少不良反应。

入院第 13 天

患者嗜睡改善不明显。

生命体征：T 36.7℃，P 78 次 /min，R 20 次 /min，BP 100/69mmHg。

颅内静脉血管成像（MRV）检查：未见异常。

血氨：61μg/dl。

血常规检查：中性粒细胞百分率 79.8%，其余正常。

医师查房分析：根据患者对药物治疗的反应及临床表现，考虑线粒体病的可能性较大。加用艾地苯醌，同时完善血液乳酸检测。

药物治疗方案调整：艾地苯醌片 30mg，一日 3 次，鼻饲。

药师分析：患者不能排除线粒体病。关于神经系统线粒体病的治疗，迄今的临床研究尚未证明哪种药物对线粒体病有确切的疗效。但是，一些抗氧化、清除自由基类药物，包括醌类药物如辅酶 Q10 和艾地苯醌，以及维生素 E，被认为能够改善患者的一些症状。艾地苯醌为脑代谢、精神症状改善药，可激活脑线粒体呼吸活性，改善脑缺血的脑能量代谢，改善脑内葡萄糖利用率，使脑内 ATP 产生增加，抑制脑线粒体生成过氧化脂质，抑制脑线粒体膜脂质过氧化作用所致的膜障碍。艾地苯醌适用于慢性脑血管病及脑外伤等引起的脑功能损害，能改善主观症状、语言、焦虑、抑郁、记忆减退、智力下降等精神行为障碍。艾地苯醌口服给药，成人每次 30mg，每日 3 次，饭后服用。

药学监护要点：

（1）艾地苯醌不良反应发生率 3% 左右，主要有过敏反应、皮疹、恶心、食欲缺乏、腹泻、兴奋、失眠、头晕等，偶见白细胞减少，肝功能损害。

（2）服药患者可能导致尿液变为红褐色。

入院第 14 天

患者癫痫发作控制，神志有较明显改善，自知力良好，能主动回答检查者提问，但构音不清。

生命体征：T 36.9℃，P 72 次 /min，R 16 次 /min，BP 98/69mmHg。

查体：因患者癫痫发作控制，所以神志较前明显改善，对检查者提问能主动回答，但构音不清，自知力良好。面纹对称，睑裂左侧较右侧稍宽，直视前方时，左眼稍高于右眼，对光反射灵敏，闭目力弱。眼球左右运动可见水平眼震，不持续。眼球上下视配合不佳。咬牙力弱，伸舌居中，余颅神经查体未见异常，未及颈抵抗。四肢肌力弱，肱二头肌反射、膝腱反射活跃，位置感觉正常，针刺感觉配合不佳，双侧巴宾斯基征、查多克征阳性，双侧高足弓。指鼻试验、跟 - 膝 - 胫试验尚稳准，不能独立站立，需鼻饲饮食，需导尿。

尿常规检查:未见异常。

血生化检查:GPT 138IU/L; GOT 101IU/L,其余正常。

磁共振波谱(MRS):左顶叶病灶区 N- 乙酰天门冬氨酸(NAA)、胆碱(CHo)和肌酸(Cr)峰峰高分别为 1.68、1.29 和 1.17,NAA 浓度(NAA/Cr: 1.44),CHo 浓度(CHo/Cr: 1.10),于 1.33pm 处可见倒置乳酸峰。

医师查房分析:

(1)目前,患者癫痫症状完全控制,意识转清醒;连续 2 次复查血生化,GPT 及 GOT 高于正常值,有升高趋势,丙戊酸予以减量;昨日查血钠及血钾已恢复正常。

(2)目前患者无痰,体温正常,昨日尿常规提示尿路感染已控制,待请药剂科会诊后考虑停用万古霉素。

(3)予试验性夹闭尿管,视患者反应考虑撤去导尿管。

(4)目前血液、脑脊液指标不提示免疫相关疾病、肿瘤性疾病及感染性疾病,但患者颅内病灶显然存在,主要累及皮质(花边样表现),可见基底节壳核、尾状核头部陈旧性多发病灶,昨日查 MRS 可见乳酸峰,提示代谢性脑病可能性大,予加用辅酶 Q10。待组织会诊后进一步完善相关辅助检查,以明确病因。

药物治疗方案调整:

(1)丙戊酸钠片 0.2g,每 8 小时 1 次,鼻饲。

(2)枸橼酸钾颗粒 1.45g,一日 3 次,鼻饲。

(3)辅酶 Q10 片 10mg,一日 3 次,鼻饲。

(4)葡醛内酯片 200mg,一日 3 次,鼻饲。

(5)异甘草酸镁注射液 200mg+5% 葡萄糖注射液 500ml,一日 1 次,静脉滴注。

药师分析:

(1)大剂量的艾地苯醌主要用于线粒体病的早期治疗,加用辅酶 Q10 的目的在于协同改善症状。辅酶 Q10 在体内呼吸链中质子移位及电子传递中起重要作用,它是细胞呼吸和细胞代谢的激活剂,也是重要的抗氧化剂和非特异性免疫增强剂。辅酶 Q10 口服给药,通常一次 10mg,一日 3 次,饭后服用。

(2)患者连续 2 次复查 GPT 及 GOT 异常,且有继续升高趋势,不排除药物性肝损害。丙戊酸的不良反应包括:血氨增高、肝功能异常、可逆性出血时间延长、胃肠道功能紊乱、体重增加、血小板减少、月经周期紊乱等。此外,《临床诊疗指南:癫痫病分册》(2015 修订版)指出,怀疑遗传代谢疾病患者慎用丙戊酸。所以,及时将丙戊酸钠减量并计划逐渐停用的策略是正确的。

《药物性肝损伤诊疗指南》(2015)认为,及时停用可疑的肝损伤药物是最为重要的治疗措施。怀疑药物导致肝损伤时立即停药，约95%的患者可自行改善甚至痊愈。为防止该患者癫痫复发，丙戊酸不能骤然停药，所以一边减少丙戊酸钠的剂量，一边给予保肝药对症治疗的处置措施得当。

葡醛内酯片具有保护肝脏和解毒的作用。它在体内药酶的催化下转化为葡糖醛酸，后者可与肝内或肠内含有酚基、羟基、羧基和氨基的代谢产物、毒物或药物结合，形成无毒的葡糖醛酸结合物排出体外。但是，葡醛内酯片降低转氨酶的作用较弱。该患者肝药酶升高未达到正常上限的3倍，说明肝损伤不严重，使用口服葡醛内酯解毒也是可以的。葡醛内酯片口服给药，成人一次0.1~0.2g，一日3次，可于餐后服用。

异甘草酸镁的机制作用于肝损害级联瀑布的上游，阻止血清氨基转移酶升高。根据药品说明书，异甘草酸镁静脉滴注给药，用于急性药物性肝损伤，一次0.2g，一日1次，以10%葡萄糖注射液或5%葡萄糖注射液或0.9%氯化钠注射液100~250ml稀释后静脉滴注，4周为1个疗程。

药学监护要点：观察药物疗效和不良反应，复查肝功能及其他相关指标。

入院第15天

生命体征：T 36.9℃，P 72次/min，R 16次/min，BP 101/69mmHg。

查体：神清，构音不清，能正确回应简单问题，能执行简单命令；双瞳孔等大等圆，对光反射存在，30cm可数指，右侧瞳孔中心稍高于左侧，眼球左右运动可见双眼球水平眼震，眼震不持续，上下视困难，闭目力弱。听力检查不能配合，面纹左右对称，伸舌不充分，咽反射未查。四肢力弱，肌张力正常，双侧肱二头肌反射活跃，双侧膝腱反射活跃，跟腱反射未引出，关节位置觉正常，震动觉不确切，针刺觉不确切。指鼻试验、跟-膝-胫试验配合困难，双侧巴宾斯基征阳性，双侧查多克征阳性。高足弓，不能下地行走。鼻饲饮食，人工导尿。

中段尿培养结果：菌落计数2 300CFU/ml，白念珠菌生长。

医师查房分析：患者目前癫痫症状已完全控制，体温下降，无痰，肺部感染已控制，予停用抗感染药和祛痰药。夹闭患者导尿管后20分钟即有尿意，入院第15天予拔导尿管观察是否能主动排尿。目前患者仍不能正常饮食，继续肠内营养治疗。昨日会诊，考虑线粒体疾病可能性大，已与家属交代病情，建议行线粒体疾病相关基因检测。

药物治疗方案调整：停用万古霉素输液组及氨溴索输液组。

药师分析：患者肺部感染症状与体征消失，体温恢复正常，可以停用抗菌药物；尿培养结果阳性，可能为污染，建议予以复查。

入院第16天

患者精神状态较前改善，可自行排尿，可进行语言交流。

生命体征：T 36.8℃，P 72次/min，R 16次/min，BP 110/60mmHg。

查体：同前。

血药浓度：拉莫三嗪 2.34μg/ml；丙戊酸钠：30.08μg/ml。

电解质全项生化二十项：GPT 82IU/L，GOT 35IU/L，TBIL2.4μmol/L，ALB 33.65g/L，G 24.61g/L，ALP 37U/L，CK 20U/L，P1.74mmol/L，CR 46μmol/L，K^+ 4.32mmol/L，Na^+ 135mmol/L。

血常规：WBC 8.1×10^9/L，LY%15.2%，NEUT%78.9%，RBC 3.11×10^{12}/L，BH 101g/L，MCV 95.2fL。

医师查房分析：患者病情好转，生命体征平稳，继续目前治疗。

药物治疗方案：同前。

药学监护要点：继续观察，注意监测血生化、血氨及水电解质等。

入院第 20 天

患者病情好转，可搀扶着下床行走。

生命体征：T 36.3℃，P 72 次 /min，R 16 次 /min，BP 104/64mmHg。

查体：自主体位，构音不清，能正确回应简单问题，能执行简单命令；双瞳孔等大等圆，右睑裂略大于左睑裂，双眼球水平眼震，眼震不持续，上下视困难，闭目力弱；听力检查不能配合；面纹左右对称，伸舌不充分，咽反射未查，余颅神经未见异常。四肢力弱，肌张力正常，双侧肱二头肌反射活跃，双侧膝腱反射活跃，跟腱反射未引出，关节位置觉正常，震动觉不确切，针刺觉不确切。指鼻试验、跟 - 膝 - 胫试验配合困难，双侧巴宾斯基征阳性，双侧查多克征阳性。

电解质全项生化二十项：TBIL 335μmol/L，IBIL 2.35μmo/L，G 24.79g/L，A/G 1.44，ALP 37U/L，CK 17U/L。

血常规五分类：WBC 9.58×10^9/L，NEUT 7.89×10^9/L，LY%12.2%，NEUT% 82.4%，RBC 3.19×10^{12}/L，HB 105g/L，MCV 96.6fL。

血氨：44.66μmol/L（74μg/dl）。

产科超声及腹部超声检查：未见明显异常。

医师查房分析：患者目前病情较入院时明显好转，癫痫已控制，拟入院第 21 天出院。出院后继续抗癫痫治疗，继续治疗线粒体病。

药物治疗方案：同前。

药学监护要点：同前。

3. 药物治疗总结与讨论

（1）关于线粒体脑肌病：线粒体脑肌病是由于线粒体 DNA 突变，或核基因或核 DNA 改变所致的线粒体呼吸链功能障碍的一组疾病。该组疾病累及身体多种系统，最易受累的是需高能量供应的器官，如中枢神经系统和骨骼肌，其次为心、胃肠道、肝、肾等器官。线粒体脑肌病的临床表现和分型包括：

①线粒体脑肌病伴高乳酸血症和卒中样发作（MELAS）：母系遗传，男女比例为 1.44∶1，发病多数在 2~31 岁，极少在 40 岁以后。反复卒中样发作出现在所有患者中，存在多种类型的癫痫发作、智力发育迟滞或痴呆、头痛、皮质盲、多毛、呕吐，发热是最常见症状，部分患者伴随四肢疲乏无力、听力下降和身材矮小等。少数患者伴糖尿病、心肌病、肾病、视网膜病、胃肠病表现，可以重叠亚急性坏死性脑脊髓病（Leigh 病）。在发病后 10~15 年死亡。②肌阵挛性癫痫伴破碎红纤维综合征（MERRF）：母系遗传，多见于儿童，表现为肌阵挛、全面性癫痫发作、肌无力、共济失调、耳聋、智力低下、视力下降，偶尔伴发多发性对称性脂肪瘤。可以叠加 MELAS。③卡恩斯 - 塞尔综合征（KSS）：母系遗传，20 岁前发病。先出现持续性眼外肌瘫痪，而后出现视网膜色素变性导致的视力下降以及心脏传导阻滞导致的心慌胸闷症状，部分患者存在肢体无力、小脑性共济失调、神经性耳聋以及智力减退。易于因心脏病而猝死。④线粒体神经胃肠脑肌病（MNGIE）：常染色体隐性遗传，发病年龄多在青少年期。本病多先出现胃肠神经病，表现为腹泻、便秘或周期性的假性肠梗阻或胃瘫，导致消瘦或恶病质；伴随或随后出现眼外肌瘫痪，表现为眼睑下垂和眼球活动障碍。该患者女性，27 岁，15 个月前急性起病，视力下降 2 年余，曾就诊于当地医院，考虑视网膜色素变性、视椎视杆细胞营养不良，局灶性癫痫持续状态，不能下地行走。本次入院后，MRS 检查可见乳酸峰，提示代谢性脑病可能性大。因此，拟诊线粒体病可能性大（倾向于 MELAS）。根据《中国神经系统线粒体病的诊治指南》推荐，使用辅酶 Q10 和艾地苯醌能够改善症状，也可使用维生素 E。

（2）多药治疗及丙戊酸钠肝脏不良反应处理：该患者因自行停用拉莫三嗪 2 个月，导致癫痫发作，表现为局灶性癫痫持续状态。入院后，观察到患者以口周不自主抽动样局灶性抽搐为主，给予恢复口服（鼻饲给药）拉莫三嗪 50mg，每 12 小时 1 次治疗。到了晚间 8 点多，患者抽搐发作未改善，给予了苯巴比妥注射液 0.1g，肌内注射。入院第二天，患者右面部抽搐频繁，局灶性癫痫持续状态未得到控制，给予地西泮静脉注射后未见好转，于是请药剂科会诊，采用苯巴比妥静脉注射，效果良好，继续予苯巴比妥注射液肌内注射维持，同时加用左乙拉西坦 0.5g，每 12 小时 1 次（鼻饲）。入院第三天，患者仍然局灶性发作频繁，于是予左乙拉西坦加量至 0.75g，每 12 小时 1 次，拉莫三嗪加量至 75mg，每 12 小时 1 次，苯巴比妥 0.1g，每 8 小时 1 次，肌内注射，但依然效果不佳。入院第四天，多种药物联合治疗仍不能有效控制癫痫持续状态。为了避免长期发作引发大脑缺氧等造成的不可逆损伤，经家属签署知情同意书后，予以静脉推注冲击量丙戊酸钠并持续微量泵入，强化抗癫痫治疗，同时再增加左乙拉西坦剂量至 1g，每 12 小时 1 次。第 6 天，患者面部抽搐仍然间断发作,中午开始给予口服(鼻饲)氯硝西泮;至下午5点,丙戊酸钠已持续微量静脉泵入24小时,予停止泵入,丙戊酸钠改为口服(鼻饲)给药。第7天起,患者未再出现面部抽搐,抗癫痫药物治疗有效。后来,考虑到有研究表明丙戊酸钠因干扰呼吸链可能加重线粒体脑病的癫痫发作,而且发现患者GPT和GOT升高可能与丙戊酸钠具有关联性,立刻逐渐减少丙戊酸钠剂量,同时给予了保肝药治疗,患者预后良好。

(3)氯硝西泮的应用与监护:前面已经说过,对于非惊厥性癫痫持续状态(NCSE)患者,对因治疗至关重要,其治疗策略需要考虑是否可以改善患者的预后。由于NCSE往往病因和临床表现混杂,目前尚缺乏统一的诊疗流程,需要进行个体化的药物治疗。一般原则是:①尽可能进行病因治疗,例如病毒性脑炎、代谢性或中毒性脑病引起的NCSE;该患者线粒体脑肌病可能性大,属于代谢性脑病,给予对症治疗;②对于癫痫患者的NCSE(例如不典型失神持续状态、失张力持续状态等)可临时应用苯二氮䓬类药物,并进行口服抗癫痫药物的调整;③对于危重患者CSE后的NCSE,治疗原则同CSE,应使用CSE三线药物(麻醉药),并在EEG监测下进行治疗;④对于缺氧后脑损伤患者NCSE,尤其伴有低血压者,治疗可相对保守。氯硝西泮可代替其他苯二氮䓬类药物作为非惊厥性癫痫持续状态的急救药物,对局灶性发作效果好。该患者使用氯硝西泮后癫痫发作得到控制,选药合理。在药学监护方面,避免长期大量使用氯硝西泮,以免成瘾;但是也不能突然停药,需逐渐减量。低蛋白血症的患者使用氯硝西泮可导致嗜睡,为此需要注意监测蛋白水平。氯硝西泮可引起认知功能障碍,用药期间需要注意观察患者的精神状况;氯硝西泮可引起患者流涎现象,应注意为患者及时擦拭干净避免误吸。

(4)抗感染治疗:该患者之前在外院住院,转入本院时,体温38.7℃,WBC 10.22×10^9/L;N% 90.7%,双肺呼吸音粗,诊断为医院获得性肺炎。医院获得性肺炎一般推荐使用一种具有抗革兰氏阴性细菌活性和抗甲氧西林敏感金黄色葡萄球菌活性的抗菌药物,如厄他培南、头孢曲松、头孢噻肟、莫西沙星或左氧氟沙星。但是,癫痫患者不应使用碳青霉烯类及喹诺酮类。鉴于该患者癫痫持续状态属于危重病例,予经验性静脉滴注头孢曲松4g,一日1次,但抗感染效果不理想。随后,根据细菌培养及药敏试验结果,改为使用万古霉素进行目标性治疗,肺部感染得到了有效控制,患者咳嗽咳痰症状消失,体温恢复正常。

(5)肝药酶异常的治疗:在药物治疗过程中,该患者连续2次复查血生化示GPT及GOT异常,且有持续升高趋势,经ADR因果关系分析,丙戊酸钠导致肝药酶异常的可能性大。根据《药物性肝损伤诊疗指南》(2015年版),及时停用可疑的肝损伤药物是最为重要的治疗措施。怀疑药物导致肝损伤时立即停药，约95%的患者可自行改善甚至痊愈。而且，该患者MRS检查提示代谢性脑病可能性大(拟诊线粒体脑肌病)，《临床诊疗指南：癫痫病分册》(2015修订版)指出，怀疑遗传代谢疾病患者要慎用丙戊酸钠。但是，为防止该患者癫痫复发，不能骤然停用丙戊酸钠，故采取了一边逐渐减量，一边给予保肝药对症治疗的措施。葡醛内酯片具有保护肝脏和解毒的作用。在体内酶的催化下转化为葡糖醛酸，可与肝内或肠内含有酚基、羟基、羧基和氨基的代谢产物、毒物或药物结合，形成无毒的葡糖醛酸结合物，随尿排出体外。但其对降低转氨酶作用较弱。异甘草酸镁降低血清氨基转移酶的作用较强。葡醛内酯片口服给药，异甘草酸镁注射液静脉滴注给药，二药联合保肝治疗发挥疗效协同效应。

（6）补钠、营养支持及其他治疗，相关内容在前面有所讨论分析，这里就不再赘述了。

第三节　难治性癫痫持续状态患者

一、药学监护要点

1. 用药适宜性监护　难治性癫痫持续状态的治疗，首先要选择适宜的药物尽快解除癫痫持续状态，例如中国抗癫痫协会相关癫痫诊疗指南推荐的苯巴比妥、地西泮、丙泊酚等可供选用。由于癫痫持续状态一般在医疗机构的急诊科进行抢救，通常采用静脉注射给药，起效迅速。其次，要确定适宜的首次给药负荷剂量(静脉注射)和每日维持剂量(持续静脉滴注或泵入)，通常根据药品说明书或中国抗癫痫协会相关癫痫诊疗指南推荐的剂量方案及患者的体重计算给药剂量。例如，地西泮首次静脉注射剂量10~20mg，维持日剂量为40~50mg；苯巴比妥首次静脉注射剂量0.2g，或10~15mg/kg以60mg/min速度在重症监护下静脉给药；丙泊酚首次剂量1~3mg/kg(范围40~120mg)，维持剂量0.04mg/(kg·h)。

另外，难治性癫痫持续状态往往需要多种抗癫痫药物联合使用，要考虑药物之间的相互作用问题，而且，难治性癫痫持续状态往往还伴随许多并发症，如颅压高、感染、肝肾功能异常以及营养和水电解质紊乱等。因此，难治性癫痫持续状态的合理用药监护，实际上应包括患者的所有用药监护。

2. 用药有效性监护　首先要了解患者的发作形式、发作频率和发作持续时间等。在每次调整药物治疗方案后，都要注意观察患者的发作形式是否有变化,发作频率是否减少,发作持续时间是否缩短,必要时监测血药浓度,供治疗决策时参考。癫痫患者的用药调整应坚持个体化原则,以发作控制为疗效观察主要指标,适当结合血药浓度监测结果。如果发作控制良好,血药浓度数据未达标,可以暂时不调整剂量。如果血药浓度超过治疗窗上限,但减少药物剂量时患者发作控制欠佳,可以保持原有剂量,加强 ADR 监测与防范。另外,临床药师还应关注难治性癫痫持续状态各种并发症的发生、处置和转归。

3. 用药安全性监护　癫痫持续状态患者大多数表现为意识障碍,要注意保持呼吸道通畅,迅速建立静脉通路,以便于抢救和应急给药。要密切监测患者的呼吸、心率、血压、体温等生命体征。静脉注射给药时,要注意给药速度不宜过快,以免发生意外。如果患者不能耐受,应及时与医师沟通解决。例如,苯二氮䓬类药物(地西泮、硝西泮等)如果静脉注射速度太快或剂量过大,会导致呼吸抑制,或过度镇静、昏睡不醒等。对于长期用药的患者,要重点关注药物的安全性与不良反应。

二、案 例 分 享

1. 病历摘要

患者,男,13 岁,体重 37kg。主因"间断性发热、头痛、抽搐 28 天,伴意识障碍 20 天"入院。入院时,患者呈药物镇静状态,鼻饲肠内营养,导尿管导尿。

患者于 28 天前无明显诱因出现发热、头痛,伴咽痛,测体温 38.5℃,就诊当地医院,予对乙酰氨基酚、头孢克肟口服 5 天后好转;22 天前晨起测体温 37.2℃,晚上 9 点左右出现四肢抽搐,双眼上翻,口角左偏,口吐白沫,2~3 分钟后缓解,缓解后呼之有反应,但不能应答。当日夜间上述症状又发作 2 次,伴小便失禁,发作间期意识清醒但不能言语。急诊给予苯巴比妥 0.15g,一日 2 次,肌内注射,甘露醇降颅压,头孢曲松抗感染治疗;21 天前无发作,精神好转,能够与家人简单沟通;20 天前患者再次出现四肢抽搐,发作间期意识不清,先后予氯丙嗪联合异丙嗪(冬眠合剂)静脉推注,咪达唑仑、丙泊酚持续泵入,氯硝西泮静脉推注,口服托吡酯、苯巴比妥、丙戊酸钠、奥卡西平等抗癫痫药物,更昔洛韦、阿昔洛韦抗病毒,甘露醇、甘油果糖降颅压,阿奇霉素、头孢吡肟抗感染,甲泼尼龙抗炎及对症支持治疗后抽搐减少,但仍有间歇性发作。7 天前出现右肺不张(CT 为证)、呼吸困难,遂予气管切开接呼吸机辅助通气;发病以来体温波动于 37.0~38.5℃。

既往史:平素身体健康,否认高血压、糖尿病及冠心病史,否认输血史、药物或食物过敏史。预防接种史按计划,否认手术外伤史。

诊断:病毒性脑炎;支原体脑炎? 癫痫持续状态。

2. 治疗经过

入院第 1 天

生命体征：T(肛温)38.8℃，P 122 次 /min，R 22 次 /min，BP 93/63mmHg。

查体：气管切开，呼吸自主、平稳，血氧饱和度 96% 以上；心律齐，未闻及杂音，双肺呼吸音粗，可闻及少量湿性啰音；腹软，肝脾肋下未及；呈药物镇静状态见眼、口及四肢不自主抽搐，刺激时更明显，双侧瞳孔等大正圆，直径 3mm，对光反射稍迟钝；颈部主动抵抗，双侧病理征未引出；余查体不合作。

外院脑电图(16 天前)报告：发作间期全导可见弥漫性慢波活动夹杂大量棘波、棘慢波、多棘慢波，并可见大量暴发抑制图形。发作期右侧额极、额和颞区导联 1.5~2Hz 棘慢波，符合低波幅快节律，逐渐演变成尖波节律，波幅渐高，频率渐慢并扩散至周围导联，全导联尖波节律并逐渐出现插入性慢波；左侧起源为中央、顶、中后颞导联 10~12Hz 低波幅快节律，波幅渐高，频率渐慢并扩散至周围导联，广泛性慢波活动夹杂多量棘波、多棘波。

医师查房分析：患者为少年男性，急性起病，病程中出现头痛、发热、四肢抽搐、癫痫持续状态；脑脊液常规、生化、涂片(－)，脑电图可见广泛性慢波活动夹杂多量棘波、多棘波，诊断首先考虑病毒性脑炎。继续予以抗病毒和对症支持治疗，控制脑水肿和颅内高压，控制癫痫发作，维持水电解质平衡和合理营养供给。

药物治疗方案：

(1)20% 甘露醇注射液 80ml，每 12 小时 1 次，静脉滴注。

(2)甘油果糖氯化钠注射液 250ml，每 12 小时 1 次，以 100ml/h 静脉泵入。

(3)氯硝西泮注射液 3mg，每 8 小时 1 次，静脉推注。

(4)苯巴比妥片 90mg，每 12 小时 1 次，鼻饲(研粉)。

(5)奥卡西平口服混悬液 10ml(600mg)，每 12 小时 1 次，鼻饲。

(6)咪达唑仑注射液，20mg/h(4ml/h)微量泵静脉泵入。

(7)丙泊酚注射液以 140mg/h(14ml/h)微量泵静脉泵入。

(8)注射用头孢他啶 1g+0.9% 氯化钠注射液 100ml，每 6 小时 1 次，静脉滴注。

(9)注射用阿昔洛韦 0.3g+0.9% 氯化钠注射液 250ml，每 8 小时 1 次，静脉滴注。

药师分析：

(1)病毒性脑炎是指由不同病毒引起的颅内急性炎症，主要累及大脑实质。引起病毒性脑炎的病原体包括：疱疹病毒科病毒(单纯疱疹病毒、水痘 - 带状疱疹病毒、EB 病毒等)、肠道病毒科病毒(柯萨奇病毒、埃可病毒等)和副黏病毒科病毒(麻疹病毒、风疹病毒、流行性腮腺炎病毒等)。研究显示，疱疹病毒性脑炎较肠道病毒性脑炎多见，且以单纯疱疹病毒Ⅱ型（HSV-2）感染为主，而EB病毒性脑炎、巨细胞病毒性脑炎次之；其中单纯疱疹病毒Ⅰ型（HSV-1），是致死性脑炎的常见病因。不同的抗病毒药物对不同病毒的疗效各异。治疗儿童病毒性脑炎常用的抗病毒药物有：阿昔洛韦、更昔洛韦、利巴韦林、阿糖腺苷和干扰素等。阿昔洛韦对单纯疱疹病毒具有选择性抑制作用，对病毒有特殊亲和力，对宿主细胞毒性低，对单纯疱疹病毒Ⅰ型的活性比阿糖腺苷、阿糖胞苷强，对单纯疱疹病毒Ⅱ型、水痘-带状疱疹病毒、EB病毒（人类疱疹病毒）也有抑制作用，对巨细胞病毒（CMV）活性较差。更昔洛韦是治疗巨细胞病毒感染的首选药物。阿糖腺苷可与病毒的脱氧核糖核酸聚合酶结合，使其活性降低而抑制DNA的合成。该患者病毒性脑炎诊断明确，考虑单纯疱疹性脑炎最为常见，为此经验性选择阿昔洛韦治疗，选药合理。儿童单纯疱疹性脑炎患者，阿昔洛韦静脉给药剂量可以按体重计算，每次10mg/kg，每8小时1次。

（2）脑炎患者可因脑水肿导致颅内压增高，严重者甚至形成脑疝而危及生命。选用20%甘露醇和甘油果糖注射给药联合降低颅压，可以预防脑疝形成。甘露醇通过提高血浆胶体渗透压，使组织内（包括眼、脑、脑脊液等）水分进入血管内，从而减轻组织水肿，降低颅内压。20%甘露醇注射液成人和儿童的常用剂量是0.25~2g/kg，衰弱患者剂量减至0.5g/kg，静脉注射后15分钟内出现降颅压作用，药效达峰时间为30~60分钟，维持6~8小时，故应每6小时1次或每8小时1次给药。但该患者联合甘油果糖降颅压治疗，可适当减少次数，以防甘露醇用量过大造成电解质紊乱。甘油果糖也是高渗性脱水药，能很好地透过血脑屏障，通过改变渗透压及脱水利尿降低颅内压。甘油果糖也能改善脑微循环，增加脑血流量并提供一定热量，还能增加脑组织耗氧量，改善脑组织代谢。

（3）该患者发病以来多次出现癫痫发作，表现为四肢抽动伴意识障碍，给予抗癫痫治疗合理。苯巴比妥可抑制中枢神经系统单突触和多突触传递，增加运动皮质的电刺激阈值，抑制放电冲动从致痫灶向外扩散，多用于高热、破伤风、脑炎、脑出血等疾病引起的惊厥。

（4）奥卡西平通过阻断脑细胞的电压依赖性钠通道，从而稳定过度兴奋的神经元细胞膜，抑制神经元重复放电，减少突触冲动的传播。该药可用于原发性全面强直-阵挛性发作和部分性发作，因其作用机制与苯巴比妥不同，可与苯巴比妥联用。奥卡西平的用量可从30mg/（kg·d）开始，逐渐增加，每日增加1~10mg/kg，日最大剂量为60mg/kg。

（5）患者处于难治性癫痫持续状态，给予氯硝西泮、咪达唑仑、丙泊酚联合镇静、抗癫痫，符合中国抗癫痫协会相关治疗指南要求。①氯硝西泮的广谱抗癫痫作用与地西泮相似，但抗惊厥作用较地西泮强。氯硝西泮用于癫痫持续状态时，静脉注射给药，每次 1~4mg，如病情未能控制，每隔 20 分钟后可重复原剂量 1~2 次，每日最大量不超过 20mg。苯巴比妥用于癫痫持续状态时，首剂给予 15~20mg/kg，静脉推注，随后每 8 小时以 1~3mg/kg 肌内注射或口服维持治疗。②丙泊酚是一种独特的非巴比妥类静脉麻醉药，脂溶性高，血浆蛋白结合率为 97%~98%，该药可通过独特的中枢神经抑制作用，增强 GABA 介导的突触前、后抑制作用，减少兴奋性神经递质（如谷氨酸和天冬氨酸）的释放等发挥抗癫痫作用。丙泊酚用于镇静通常用量为 0.3~0.4mg/（kg·h）。③咪达唑仑主要通过增强 γ- 氨基丁酸（GABA）与其一级亚型受体（$GABA_A$）结合，使氯离子通道开放，产生膜过度去极化，从而产生中枢神经系统抑制效应。咪达唑仑用于镇静的剂量为每小时 0.06~0.12mg/kg。④该患者为难治性癫痫持续状态，需要紧急联合用药。以上 3 种药物均起效快，先予静脉注射氯硝西泮迅速控制癫痫持续状态，再接着维持静脉泵入咪达唑仑和丙泊酚，从不同作用机制联合控制发作。

（6）患者入院时已有肺部感染，考虑患者曾在外住院治疗二十余天，且行气管切开、呼吸机辅助呼吸，很可能为医院获得性感染。医院获得性感染常见的致病菌主要包括铜绿假单胞菌、肺炎克雷伯菌、鲍曼不动杆菌等革兰氏阴性菌，一般首选第三代头孢菌素治疗。头孢他啶属于第三代头孢菌素，其特点是对革兰氏阴性杆菌产生的广谱 β 内酰胺酶高度稳定；对革兰氏阴性杆菌作用强；对铜绿假单胞菌的作用远比哌拉西林、阿洛西林、阿帕西林、羧苄西林强，亦优于庆大霉素和阿米卡星；对厌氧菌有不同程度的抗菌作用。该患者肺部感染严重，可以选择头孢他啶进行经验性治疗，待痰培养及药敏试验结果回报后再决定是否需要调整。头孢他啶儿童每日用量为 50~150mg/kg，分 3~4 次给药。

药学监护要点：

（1）注意控制甘露醇和甘油果糖的输注速度。

（2）注意控制氯硝西泮静脉注射给药速度不能过快，注射速度 2 分钟。

（3）有文献报道，丙泊酚控制癫痫发作的疗效优于硫喷妥钠，但大剂量应用时可能发生严重的副作用——丙泊酚持续输注综合征，出现严重代谢性酸中毒、横纹肌溶解、急性肾功能衰竭、难治性心力衰竭及高脂血症等。

（4）咪达唑仑静脉维持治疗癫痫持续状态的不良反应主要有呼吸道分泌物增多、下呼吸道感染、心率增快、意识障碍及尿潴留等。

（5）控制阿昔洛韦静脉给药速度，匀速滴注，滴注时间不应快于 1 小时。

（6）观察患者的发作时间是否缩短，发作频率是否减少。

（7）注意监测体温、呼吸、血压和心率；注意监测尿量、肝肾功能和血电解质。

入院第 2 天

生命体征：T 37.5℃，P 96 次 /min，R 25 次 /min，BP 97/57mmHg。

查体：患者以呼吸机辅助通气，呈药物镇静状态，偶可见口周及四肢不自主运动；双侧角膜反射未引出，双眼瞳孔不等大，右侧 6mm，左侧 7mm，光反射灵敏，痛刺激瞳孔可扩大，头眼反射迟钝，双侧面纹对称，余颅神经查体不合作。

血常规检查：WBC 12.09×10^9/L，RBC 3.37×10^{12}/L，HB 101g/L，PLT 164×10^9/L，NEUT 10.87×10^9/L，LY 0.97×10^9/L。

血气分析：pH 7.427，PO_2 212mmHg，PCO_2 36.9mmHg。

血生化检查：GPT 35U/L，GOT 47U/L，GLU 4.74mmol/L，CR 31μmol/L，BUN 4.40mmol/L，K^+ 3.72mmol/L，Na^+ 125.0mmol/L，Ca^{2+} 1.99mmol/L。

医师查房分析：患儿急性起病，先出现头痛、发热，6 天后出现癫痫发作，并逐渐进展至癫痫持续状态，结合脑电图检查所见，病因首先考虑病毒性脑炎。但是，患者多次脑脊液检查病毒抗体均为阴性，病毒性感染的诊断有疑点，必要时复查腰穿以助进一步明确诊断。予加用左乙拉西坦加强抗癫痫治疗，同时加强营养支持。

药物治疗方案调整：

（1）左乙拉西坦 0.5g（8am），0.25g（8pm），鼻饲 3 天。

（2）肠内营养（TPF）500ml，一日 1 次，鼻饲（70ml/h）。

（3）肠内营养（TPF-D）500ml，一日 1 次，鼻饲（70ml/h）。

（4）10% 氯化钠溶液 20ml，每 8 小时 1 次，鼻饲，疗程为 1 天。

（5）继续咪达唑仑和丙泊酚微量泵泵入。

药师分析：

（1）左乙拉西坦是中国抗癫痫协会相关癫痫诊疗指南推荐的新型抗癫痫药物，是全面强直 - 阵挛性发作的一线药物。该患者发病以来已使用丙戊酸钠近 1 个月，癫痫未得到控制，且丙戊酸钠长期用药易发生肝损害，该患者为 13 岁少年，不适合长期服用。左乙拉西坦不良反应较少，起效相对较快，与其他抗癫痫药物合用相互作用少，适合该患者应用。

（2）该患儿体重，37kg，营养上日需消耗约 1 500kcal 热量。因丙泊酚注射液为含中 / 长链脂肪乳的制剂，现用的每日剂量可提供 300kcal 的能量，肠内营养（TPF）500ml 和肠内营养（TPF-D）500ml 所提供能量为 1 200kcal，符合患者需要。

药学监护要点：

（1）同前。

（2）注意添加左乙拉西坦治疗后的癫痫发作控制的变化。

（3）注意肠内营养的喂养速度调控，避免出现胃滞留和误吸。

入院第3天

生命体征：T 37.6℃，P 93次/min，R 20次/min，血氧99%~100%。

查体：患者呼吸机辅助呼吸，药物镇静状态，双侧瞳孔等大等圆，直径4mm，对光反射稍迟钝。偶可见四肢及口周不自主运动，右侧较明显。

血常规检查：WBC 9.34×10^9/L，RBC 3.49×10^{12}/L，HB 102g/L，PLT 146×10^9/L，NEUT 7.19×10^9/L，LY 1.47×10^9/L。

血气分析：pH 7.4，PO_2 149.0mmHg，PCO_2 46.3mmHg。

血生化检查：GPT 140IU/L，GOT 125IU/L，GLU 4.42mmol/L，CR 24μmol/L，BUN 1.96mmol/L，K^+ 3.30mmol/L，Na^+ 132.0mmol/L。

血药浓度（谷）：苯巴比妥 38.46μg/ml。

胸片：双肺纹理加重。

超声检查：双下肢深静脉超声未见明显异常。

医师查房分析：苯巴比妥血药浓度38.46μg/ml，接近治疗窗高限，观察患者癫痫发作情况；患者GPT明显升高，考虑可能与药物有关，综合评估后，予停用奥卡西平。

药物治疗方案调整：停用奥卡西平。

药师分析：阿昔洛韦、丙泊酚、苯巴比妥及奥卡西平均可能引起肝药酶升高，但阿昔洛韦是治疗病毒性脑炎的主要药物，丙泊酚和苯巴比妥是控制癫痫持续状态的最主要药物，如果停用可能会给患儿带来严重后果，甚至危及生命。目前已经联用抗癫痫药物左乙拉西坦2天，已经开始起效，为此先停用奥卡西平合理。

药学监护要点：同前。

入院第4天

生命体征：T 37.5℃，P 115次/min，R 23次/min，BP（109~104）/（57~61）mmHg，血氧95%~99%。

查体：患者药物镇静状态，呼吸机辅助呼吸，双肺呼吸音粗，可闻及痰鸣音。双侧瞳孔等大等圆，直径5mm，对光反射灵敏，睫毛反射存在，四肢偶可见不自主运动，腱反射（+），双侧病理征（－），颈软，布鲁辛斯基征（－）。

血常规检查：WBC 6.39×10^9/L，RBC 4.32×10^{12}/L，HB 129g/L，PLT 96×10^9/L，NEUT 5.28×10^9/L。

血生化检查：GPT 86 IU/L，GOT 45 IU/L，GLU 5.37mmol/L，CR 23μmol/L，BUN 3.07mmol/L。

医师查房分析：患者癫痫发作已不明显，脑电图提示，脑部放电较前明显减少。予氯硝西泮逐渐减量,观察癫痫发作情况。血生化检查示 GPT 轻度升高,考虑可能与持续泵入丙泊酚有关,逐渐减少丙泊酚滴速,逐渐增加左乙拉西坦剂量,观察癫痫控制情况。GPT 仍轻度升高,予加用保肝药,继续监测肝功能。

药物治疗方案调整:

(1)注射用还原型谷胱甘肽 0.6g+0.9% 氯化钠注射液 100ml,一日 1 次,静脉滴注。

(2)氯硝西泮注射液减量为 2mg,每 8 小时 1 次,静脉推注。

(3)丙泊酚注射液减量为 100mg/h(10ml/h),微量泵静脉泵入。

(4)左乙拉西坦片加量为 0.5g,每 12 小时 1 次,鼻饲。

药师分析:

(1)患者 GPT 轻度升高,考虑可能与持续泵入丙泊酚有关,加用保肝药治疗适宜。谷胱甘肽是由谷氨酸、胱氨酸及甘氨酸组成的一种三肽,参与体内三羧酸循环及糖代谢,使人体获得高能量。还原型谷胱甘肽能和过氧化物及自由基相结合,以对抗氧化剂对巯基的破坏,保护细胞膜中含巯基的蛋白质和含巯基的酶不被破坏,同时还可对抗自由基对重要脏器的损害。该患者给予还原型谷胱甘肽治疗具有适应证。药物性肝炎的成人用量为 1.2~1.8g,一日 1 次,静脉注射,滴注时间 1~2 小时,疗程 14~30 天;该患者是 13 岁儿童,体重 37kg,用量可为成人剂量的一半,用法用量适宜。

(2)相对于苯巴比妥,氯硝西泮的成瘾性和依赖性更强,目前患者发作不明显,可尝试逐渐减少氯硝西泮剂量及镇静药丙泊酚剂量。为在控制癫痫发作后序贯给予口服抗癫痫药物,需要使口服抗癫痫药物达到有效血药浓度水平,为此增加左乙拉西坦剂量,措施得当。

药学监护要点:

(1)同前。

(2)密切临床观察与脑电图监测,警惕癫痫发作。

(3)监测肝肾功能及水电解质变化。

入院第 5 天

生命体征:T(低温控制)35.0℃,P 116 次/min,R 21 次/min,BP 101/60mmHg。患者四肢不自主运动及口周抽动较前明显增多。

脑电图检查:广泛慢波背景以额叶为著,700~800mV,频率 0.5~1Hz,混杂出现 α、β 活动,间断出现发作性尖波节律,持续时间 1 分钟左右,同步临床出现四肢不自主运动及口周抽动。考虑仍有癫痫发作且频率高于减药前。

血常规检查:WBC 13.01×10^9/L,RBC 3.72×10^{12}/L,HB 111g/L,PLT 175×10^9/L,NEUT 11.10×10^9/L。

血气分析：pH 7.427，PO_2 117.0mmHg，PCO_2 50.1mmHg。

血生化检查：GPT 66IU/L，GOT 44IU/L，GLU 5.84mmol/L，CR 24μmol/L，BUN 3.29mmol/L，K^+ 3.90mmol/L，Na^+ 144.0mmol/L，Ca^{2+} 2.13mmol/L。

痰培养结果：金黄色葡萄球菌（对万古霉素、呋喃妥因、庆大霉素、莫西沙星、利福平、四环素、替加环素敏感）；鲍曼不动杆菌（对氨苄西林舒巴坦大剂量有效果，其余均耐药）。

医师查房分析：丙泊酚减量后，患者临床发作及脑电发作均有增加，故暂不减其镇静剂量；加用苯巴比妥静脉推注，同时给予体表低温控制癫痫发作及脑保护。根据痰培养及药敏试验结果，予加用万古霉素抗感染。

药物治疗方案调整：

（1）丙泊酚注射液（恢复原方案），140mg/h（14ml/h）微量泵静脉输注。

（2）苯巴比妥钠注射液，0.1g，每8小时1次，静脉推注。

（3）注射用万古霉素0.5g+0.9%氯化钠注射液100ml，每12小时1次，静脉泵入（50ml/h）。

（4）逐渐减停咪达唑仑静脉泵入。

药师分析：

（1）患者刚减少氯硝西泮和丙泊酚部分剂量，即出现癫痫持续状态的病情反复，给予治疗癫痫持续状态的二线药物苯巴比妥，与一线药物地西泮和咪达唑仑相比对呼吸的抑制作用弱，用药选择适宜。为预防呼吸抑制的出现，逐渐减停咪达唑仑。

（2）万古霉素为糖肽类抗菌药，是耐甲氧西林金黄色葡萄球菌（MRSA）感染的首选药，符合药敏试验结果。万古霉素儿童每日用量为40mg/kg，分2~4次静脉滴注；快速推注或短时间内静脉滴注，可使组胺释放出现红人综合征（面部、颈躯干红斑性充血、瘙痒等）、低血压等副作用，所以每次静脉滴注应在60分钟以上。该患者体重37kg，日需要量为1 480mg，用法用量得当。考虑万古霉素对肾功能有损害，至少用200ml以上溶媒稀释，给予万古霉素0.5g+0.9%氯化钠注射液250ml，每12小时1次，以100ml/h静脉泵入更适宜。

药学监护要点：

（1）苯巴比妥的静脉推注时间最好大于10分钟，推注时，注意观察患者的心率、血压、呼吸和瞳孔变化。

（2）控制万古霉素滴注速度不能太快，避免出现红人综合征。

（3）观察癫痫控制效果，观察感染控制走势，监测肾功能。

入院第9天

患者继续呼吸机辅助呼吸、体表低温治疗，处于药物镇静状态；偶可见四肢不自主运动,刺激时明显。

生命体征:T(低温控制)34.2~35.9℃,P 76~85 次/min,BP(115~93)/(72~63)mmHg,R 20~25 次/min,血氧饱和度 100%。

查体:双眼瞳孔等圆但直径不等大,左侧 5.5mm,右侧 4.5mm,对光反射灵敏,眼底视乳头大小形态基本正常,界清色可,血管走形正常,未见渗血。四肢肌张力减低,腱反射(+),病理征未引出。

血气分析:pH 7.426,PO_2 141.0mmHg,PCO_2 47.1mmHg。

血生化检查:GPT 42IU/L,GOT 29IU/L,GLU 5.17mmol/L,CR 23μmol/L,BUN 3.08mmol/L,K^+ 4.30mmol/L,Na^+ 149.0mmol/L,Ca^{2+} 2.88mmol/L。

血药浓度:苯巴比妥 50.51μg/ml。

PCT:0.065ng/ml。

医师查房分析:患者苯巴比妥血药浓度 50.51μg/ml,超过治疗窗上限,予以减量,必要时加用其他抗癫痫药物。

药物治疗方案调整:苯巴比妥减量为 0.1g,每 12 小时 1 次,静脉推注。

药学监护要点:

(1)同上。

(2)观察患者意识状态及癫痫发作控制的病情转归。

入院第 10 天

患者可见间断性四肢不自主运动,偶见口周抽动。

生命体征:T(低温控制)34.2~35.9℃,P 79~93 次/min,R 21~28 次/min,BP(137~85)/(54~70)mmHg,血氧饱和度 98%~100%。

血常规检查:WBC 7.08×10^9/L,RBC 3.69×10^{12}/L,HB 108g/L,PLT 235×10^9/L,NEUT 5.42×10^9/L。

血气分析:pH 7.407,PO_2 90.5mmHg,PCO_2 50.4mmHg。

血生化检查:GPT 37IU/L,GOT 29IU/L,GLU 5.15mmol/L,CR 25μmol/L,BUN 2.61mmol/L,K^+ 3.80mmol/L,Na^+ 143.0mmol/L,Ca^{2+} 2.23mmol/L。

医师查房分析:苯巴比妥剂量减少后,患者重现四肢不自主抽动,偶见口周抽动。接受药师建议,调高氯硝西泮的剂量,观察癫痫发作的变化。另外,患者双肺呼吸音粗,可及痰鸣音,右肺可闻及少量湿啰音,予加用氨溴索 30mg,入壶静脉滴注给药。

药物治疗方案调整:

(1)氯硝西泮注射液加量为,2mg,每 6 小时 1 次,静脉推注。

(2)氨溴索注射液 30mg,入壶,静脉滴注。

药师分析:

(1)氯硝西泮对控制小发作效果好。该患者临床表现为间断性四肢不自主运动,偶见口周抽动,无明显强直-阵挛性发作,有应用氯硝西泮的适应证。增加氯硝西泮给药次数,由 2mg,每 12 小时 1 次调整为 2mg,每 6 小时 1 次,静脉注射,不超过日极量 20mg/d,用法用量适宜。

（2）氨溴索能增加呼吸道黏膜浆液腺的分泌,减少黏液腺的分泌,减少和断裂痰液中的黏多糖纤维,使痰液黏度降低,痰液变薄,易于咳出。

药学监护要点:

（1）氯硝西泮等间隔时间给药,可安排在 8am,2pm,8pm,2am。

（2）同前,密切临床观察和监测。

入院第 13 天

患者持续呼吸机辅助通气、体表低温治疗,处于药物镇静状态;仍可见间断性四肢及口周抽动,双手及颜面部肿胀。

生命体征:T(低温控制)34.2~35.9℃,P 87 次 /min,R 23 次 /min,BP 85/57mmHg,血氧饱和度 100%。

血常规检查:WBC 7.90×10^9/L,RBC 3.73×10^{12}/L,HB 110g/L,PLT 201×10^9/L,NEUT 5.82×10^9/L。

血气分析:pH 7.373,PO_2 158.0mmHg,PCO_2 52.2mmHg。

血生化检查:GPT 31IU/L,GOT 26IU/L,GLU 5.87mmol/L,CR 26μmol/L,BUN 4.49mmol/L,K^+ 3.90mmol/L,Na^+ 137.0mmol/L,Ca^{2+} 2.31mmol/L。

PCT:0.049ng/ml。

FIB:5.44g/L。

痰培养结果:鲍曼不动复合杆菌(多重耐药);少数金黄色葡萄球菌。

医师查房分析:患者双手及颜面部肿胀可能与辅助通气影响静脉回流有关,予行双上肢深静脉超声除外血栓。观察到患者在静脉注射氯硝西泮前四肢抽动较明显,静脉注射氯硝西泮 30 分钟后,抽动次数逐渐减少,偶见上肢抖动;考虑氯硝西泮有效,继续用药,必要时增加剂量或给药次数。

药物治疗方案:不变。

药学监护要点:同前。

入院第 14 天

生命体征:T(低温控制)34.2~35.9℃,P 80 次 /min,R 22 次 /min,BP 88/56mmHg,血氧饱和度 100%。

查体:偶可见轻微四肢抽动。双侧瞳孔等圆等大,直径 2.5mm,对光反射存在,四肢腱反射低,病理征未引出。

血生化检查:GPT 31IU/L,GOT 29IU/L,GLU 4.07mmol/L,CR 21μmol/L,BUN 4.78mmol/L,K^+ 3.80mmol/L,Na^+ 142.0mmol/L,Ca^{2+} 2.52mmol/L。

凝血功能检查:FIB 6.18g/L,APTT 50.1 秒。

苯巴比妥血药浓度：44.96μg/ml。

脑电图检查：左侧O1导联起源的癫痫波，逐渐泛化于后头部导联或全导，持续时间1~2分钟，间期3~5分钟，临床无明显发作，监测时体温34.2℃左右。

上肢深静脉彩超检查：未见血栓形成。

医师查房分析：患者苯巴比妥血药浓度44.96μg/ml，稍高于治疗窗上限，继续观察，如出现眼球震颤、共济失调和呼吸抑制，应予减量后停药。

药物治疗方案：同前。

药学监护要点：同前。

入院第15~16天

生命体征：T（低温控制）34.3~36.5℃，P 88~93次/min，BP（85/55）~（99/69）mmHg，R 20~22次/min。

查体：偶可见四肢轻微抽动，双肺呼吸音粗，可闻及痰鸣音，腹软，肠鸣音2次/min，余同前无特殊变化。

总胆固醇：7.21mmol/L。

凝血功能检查：APTT 50.1秒，FIB 6.18g/L。

血常规检查：WBC 11.64×10^9/L，RBC 4.03×10^{12}/L，HB 120g/L，PLT 167×10^9/L，NEUT 10.10×10^9/L。

血气分析：pH 7.373，PO_2 152.0mmHg，PCO_2 53.9mmHg。

血生化检查：GPT 34IU/L，GOT 63IU/L，GLU 3.99mmol/L，CR 19μmol/L，BUN 3.97mmol/L，K^+ 4.90mmol/L，Na^+ 140.0mmol/L，Ca^{2+} 2.47mmol/L。

医师查房分析：

（1）患者目前发作控制稳定，继续苯巴比妥、氯硝西泮及左乙拉西坦等药物控制癫痫。可考虑将丙泊酚缓慢减量，观察临床反应。

（2）胆固醇升高可能与丙泊酚有关。

（3）APTT及FIB升高可能与低温治疗有关，但未见明显临床出血征象，可动态监测凝血指标。

（4）血气分析二氧化碳分压偏高，试予上调呼吸机频率，继续动态观察呼吸及监测血气分析指标。

药学监护要点：同前。

入院第17天

生命体征：T（低温控制）34.5~36.0℃，P 106~126次/min，R 22~36次/min，BP 110/71mmHg。

查体：患者持续呼吸机辅助通气、体表低温治疗，呈药物镇静状态，双侧瞳孔等圆等大，直径4mm，对光反射灵敏；可见间断性四肢不自主运动及口角抽动。双肺呼吸音粗，可及少量湿啰音；心律齐，未闻及杂音。无胃内残留。

血常规检查：WBC 17.32×10^9/L，RBC 3.54×10^{12}/L，HB 105g/L，PLT 127×10^9/L，NEUT 5.82×10^9/L。

血气分析：pH 7.403，PO_2 141.0mmHg，PCO_2 48.9mmHg。

血生化检查：GPT 32IU/L，GOT 33IU/L，GLU 4.54mmol/L，CR 21μmol/L，BUN 5.23mmol/L，K^+ 3.90mmol/L，Na^+ 142.0mmol/L，Ca^{2+} 2.39mmol/L。

凝血功能：APTT 48.9秒，FIB 5.72g/L。

苯巴比妥血药浓度：46.02μg/ml。

PCT：0.172ng/ml。

CRP：82.60mg/L。

医师查房分析：患者发作控制尚稳定，予缓慢将丙泊酚减量至停用，其他抗癫痫药物使用不变，同时继续抗病毒、抗肺部感染、降颅压和营养支持治疗。

药物治疗方案调整：在癫痫发作没有明显增加的情况下，以10mg/h的速度逐渐减停丙泊酚。

药学监护要点：

（1）同前，观察患者癫痫控制效果。

（2）丙泊酚减量期间，加强生命体征监测。

（3）苯巴比妥血药浓度超过治疗窗上限，建议必要时减量。

入院第20天

生命体征：T(低温控制)34.4~35.4℃，P 88次/min，R 22次/min，BP 113/68mmHg。

查体：与前两天比较无特殊变化，仍可见间断性四肢不自主运动、眼周及口角抽动。

血常规检查：WBC 11.32×10^9/L，RBC 3.48×10^{12}/L，HB 103g/L，PLT 141×10^9/L，NEUT 9.51×10^9/L。

血生化检查：GPT 38IU/L，GOT 49IU/L，GLU 4.89mmol/L，CR 21μmol/L，BUN 5.22mmol/L，K^+ 3.70mmol/L，Na^+ 143.0mmol/L，Ca^{2+} 2.45mmol/L，CK 922IU/L。

痰培养结果：肺炎克雷伯菌，鲍曼复合不动杆菌，金黄色葡萄球菌(少数)。

医师查房分析：停止丙泊酚泵入后，患者病情比较平稳，偶有癫痫发作，继续观察。痰培养及药敏试验结果同前，故抗菌治疗方案亦暂不调整。

药物治疗方案：同前。

药学监护要点：同前。

入院第21天

医师查房分析：患者目前生命体征较平稳，停用丙泊酚后脑电监测较前变化不大，但临床上观察不自主运动增多，应进一步加强癫痫控制。将静脉注射苯巴比妥改为0.1g，每8小时1次，将左乙拉西坦用量增加到1g，一日2次。

患者代谢筛查未见生酮饮食相关禁忌证,但由于患者之前长时间泵入丙泊酚脂肪乳剂,暂不予生酮饮食疗法。加用丙种球蛋白增强免疫,继续抗病毒、降颅压、抗感染、保肝、营养支持和对症治疗。

药物治疗方案调整:

(1)注射用苯巴比妥0.1g,每8小时1次,静脉推注。

(2)左乙拉西坦片1.0g,一日2次,鼻饲。

(3)注射用人免疫球蛋白15g,一日1次,静脉滴注,连续5天。

药师分析:人免疫球蛋白含有各种抗原特异性抗体,病毒抗体能与病毒抗原结合,使病毒灭活,有利于吞噬细胞吞噬而清除;细胞因子抗体可减轻细胞因子的炎症反应和对周围血管的损害,阻断其对脑组织的免疫刺激作用,使症状改善。人免疫球蛋白中的IgG能增强机体对病毒、细菌的抵抗力,且可封闭单核巨噬细胞表面的Fc受体,减少该系统细胞对带有自身抗体血细胞的损伤;人免疫球蛋白含有大量抗人类IL-1和TNF-α的自身抗体,直接中和体内此类免疫介质,减少其介导的免疫炎症反应。人免疫球蛋白可改善病毒性脑炎患儿的免疫状态,有可能降低病死率及致残率。该患儿应用多种抗癫痫药物和抗病毒药治疗,效果欠佳,通过注射人免疫球蛋白增加患儿的免疫力,可以试用。患儿体重37kg,按照$0.4g/(kg \cdot d)$给药,用法用量适宜。

药学监护要点:

(1)同前。

(2)监测苯巴比妥血药浓度。

入院第22天

生命体征:T(低温控制)34.5~36.4℃,P 73次/min,R 17次/min,BP 108/73mmHg。

患者与昨天相比无特殊变化,仍可见眼睑、口周抽动及四肢不自主运动。

血常规检查:WBC 10.21×10^9/L,RBC 3.57×10^{12}/L,HB 107g/L,PLT 133×10^9/L,NEUT 8.07×10^9/L。

血生化检查:GPT 40IU/L,GOT 42IU/L,GLU 5.25mmol/L,CR 23μmol/L,BUN 4.85mmol/L,K^+ 3.60mmol/L,Na^+ 145.0mmol/L,Ca^{2+} 2.38mmol/L。

医师查房分析:患者生命体征、癫痫控制无明显变化,肺部感染没有明显进展,继续用药观察。

药物治疗方案:同前。

药学监护要点:同前。

入院第27天

生命体征:T(低温控制)35.5℃,P 72次/min,R 20次/min,BP 110/80mmHg。

血常规检查：WBC 13.55×10^9/L，RBC 3.55×10^{12}/L，HB 108g/L，PLT 193×10^9/L，NEUT 11.39×10^9/L。

血气分析：pH 7.408，PO_2 168.0mmHg，PCO_2 51.5mmHg。

血生化检查：GPT 31IU/L，GOT 42IU/L，GLU 5.52mmol/L，CR 23μmol/L，BUN 5.39mmol/L，K^+ 4.20mmol/L，Na^+ 139.0mmol/L，Ca^{2+} 2.44mmol/L。

凝血功能检查：APTT 50.0秒，FIB 4.77g/L。

床旁胸片检查：双肺感染较前吸收好转。

医师查房分析：几天来，患者病情及生命体征基本稳定。当日起予咪达唑仑缓慢减量，逐渐停用。其他治疗方案不变。

入院第 31 天

生命体征：T（低温控制）36.3℃，P 78 次/min，R 20 次/min，BP 105/78mmHg。

尿培养结果：白假丝酵母菌生长。

痰涂片检查：示革兰氏阴性杆菌，未见真菌孢子及假丝菌，未见革兰氏阳性菌。

医师查房分析：停用咪达唑仑后，患者出现夜间躁动较多，刺激后加重。入院第 31 天上午 8 点将苯巴比妥和氯硝西泮同时静脉推注给药，患者安静，呈睡眠状态，静脉推注后翻身排背吸痰，未出现癫痫发作。万古霉素已用药 4 周，且痰涂片未见革兰氏阳性菌 1 周，接受药师建议，予以停用。

药物治疗方案调整：停用万古霉素。

药学监护要点：同前。

入院第 34 天

生命体征：T（低温控制）36.2℃，P 80 次/min，R 23 次/min，BP 105/70mmHg。

医师查房分析：近 2~3 天来，苯巴比妥和氯硝西泮同时静脉推注，经观察效果不错，癫痫发作有所控制。入院第 34 天起予减少 1 次氯硝西泮给药，与苯巴比妥相继静脉推注给药，继续观察疗效。

药物治疗方案调整：氯硝西泮注射液 2mg，每 8 小时 1 次，静脉推注。

药学监护要点：同前。

入院第 35 天

生命体征：T（低温控制）36.6℃，P 78 次/min，R 20 次/min，BP 100/70mmHg。

尿培养结果：白假丝酵母菌生长。

医师查房分析：患者癫痫发作次数较前减少，发作类型由四肢抽动改为不自主运动。入院第 35 天尿培养回报，提示出现真菌性尿路感染，予加用口服氟康唑。

药物治疗方案调整：氟康唑胶囊 200mg，一日 1 次，鼻饲。

药师分析：患者两次尿培养出白假丝酵母菌，可给予氟康唑经验性治疗。

氟康唑为广谱抗真菌药,空腹口服可吸收给药量的 90%;儿童用量为 6mg/kg,一日 1 次,该患儿体重 37kg,给予口服 200mg,一日 1 次,用法用量适宜。

药学监护要点:

(1)同前。

(2)氟康唑用药期间,定期检查肝肾功能。

入院第 37 天

生命体征:T(低温控制)35.2℃,P 88 次 /min,R 21 次 /min,BP 100/71mmHg。

查体:患者呼吸机辅助通气、体表低温治疗,呈药物镇静状态。双肺呼吸音粗,可闻及少量湿性啰音;心律齐,未闻及明显杂音;腹软,肠鸣音 2 次 /min;面部及双上肢轻度水肿。双侧角膜反射未引出,双瞳孔圆形,右侧瞳孔 6mm,左侧瞳孔 6mm,光反应迟钝,痛刺激瞳孔可扩大,头眼反射迟钝,双侧面纹对称,视乳头大小形态基本正常,界清色可,血管走形正常。

血常规检查:WBC 9.71×10^9/L,RBC 3.82×10^{12}/L,HB 118g/L,PLT 210×10^9/L,NEUT 8.21×10^9/L。

血气分析:pH 7.399,PO_2 119.0mmHg,PCO_2 51.4mmHg。

血生化检查:GPT 35IU/L,GOT 56IU/L,GLU 5.27mmol/L,CR 22μmol/L,BUN 5.14mmol/L,K^+ 4.20mmol/L,Na^+ 139.0mmol/L,Ca^{2+} 2.45mmol/L。

苯巴比妥血药浓度:64.47μg/ml。

凝血功能检查:FIB 4g/L。

医师查房分析:患者神志不清,可见口周及四肢发作性不自主运动;口腔分泌物多,无呕吐,无唇舌咬伤,鼻饲流质饮食;持续导尿通畅,尿液中可见多量絮状沉淀。昨日总入量 3 242ml,总出量 1 900ml,出入量不平衡。患者面部及双上肢轻度水肿、无明显心力衰竭表现,考虑与开放气道等不显性失水及口腔分泌物多有关,暂无特殊处理,注意临床监测。

药物治疗方案调整:停用苯巴比妥鼻饲给药。

药师分析:苯巴比妥血药浓度超越治疗窗上限,患者神志不清,有必要停止鼻饲苯巴比妥。继续观察病情,监测苯巴比妥血药浓度。

入院第 41 天

患者生命体征平稳,查体同前相比无明显变化。

血常规检查:WBC 8.36×10^9/L,RBC 4.0×10^{12}/L,HB 122g/L,PLT 187×10^9/L,NEUT 6.57×10^9/L。

血气分析:pH 7.394,PO_2 262.0mmHg,PCO_2 50.5mmHg。

苯巴比妥血药浓度:44.10μg/ml。

尿培养结果:无细菌生长。

CRP:42.60mg/L。

PCT：0.147ng/ml。

医师查房分析：患者仍有发作性肢体不自主活动，但发作次数较前有所减少。继续抗癫痫、抗感染和营养支持等治疗，继续观察，复查苯巴比妥血药浓度。

药学监护要点：同前。

入院第42~44天

患者持续呼吸机辅助通气、体表低温治疗，生命体征平稳，呈药物镇静状态。面部及双上肢轻度水肿，双侧角膜反射未引出，双眼瞳孔等圆等大，直径约6mm，光反应迟钝，痛刺激瞳孔可扩大，头眼反射迟钝，双侧面纹对称。有发作性肢体不自主活动，发作次数较前有所减少；口腔分泌物多，鼻饲流质饮食，消化佳；持续导尿通畅，尿液中可见多量絮状沉淀。双肺呼吸音粗，可闻及少量湿性啰音；心律齐，未闻及明显杂音；腹软，肠鸣音正常。

血气分析：pH 7.307，PO_2 131.0mmHg，PCO_2 62.3mmHg。

血生化检查：GPT 38IU/L，GOT 29IU/L，K^+ 3.50mmol/L，Na^+ 143.0mmol/L，Ca^{2+} 2.33mmol/L。

凝血功能：FIB 4.26g/L。

尿液普通细菌培养结果：无细菌生长。

苯巴比妥血药浓度：44.10mg/L。

医师查房分析：患者尝试脱机3小时，因呼吸费力，心率增快至120次/min，予以恢复持续机械通气。癫痫发作持续状态基本得到控制，逐渐减停苯巴比妥静脉给药，向口服（鼻饲）用药过渡。

药物治疗方案调整：

（1）注射用苯巴比妥钠0.1g，一日2次，静脉注射。

（2）苯巴比妥片90mg，一日1次，鼻饲。

药师分析：患者目前癫痫发作症状基本稳定，病情改善，逐渐减少苯巴比妥注射给药次数（剂量），同时加用苯巴比妥口服（鼻饲）给药，以便逐步将注射给药转换为口服给药，即所谓序贯治疗。

药学监护要点：

（1）同前，监测癫痫控制效果是否发生变化。

（2）监测苯巴比妥血药浓度。

入院第45天

患者生命体征平稳，癫痫病情控制稳定。

医师查房分析：

（1）患者生命体征平稳，苯巴比妥继续向序贯治疗过渡。

（2）考虑逐渐脱呼吸机治疗，接受药师建议更换肠内营养制剂，以利于做好脱呼吸机的辅助准备。

药物治疗方案调整：

（1）注射用苯巴比妥钠 0.1g，每晚 1 次，静脉注射。

（2）苯巴比妥片 90mg，一日 2 次，鼻饲。

（3）肠内营养乳剂（TPF-T）1 000ml，80ml/h，鼻饲。

（4）停用肠内营养乳剂 TPF 和 TPF-D。

药师分析：肠内营养乳剂中，TPF-T 型制剂含碳水化合物相对较少，代谢中产生的二氧化碳相对较少，有利于脱掉呼吸机。

入院第 48~51 天

患者生命体征平稳，癫痫病情控制稳定，苯巴比妥和氯硝西泮向序贯治疗转换中。

血常规检查：WBC 13.0×10^9/L，RBC 4.10×10^{12}/L，HB 126g/L，PLT 156×10^9/L，NEUT 10.19×10^9/L。

血气分析：pH 7.412，PO_2 95.8mmHg，PCO_2 52.8mmHg。

血生化检查：GPT 32IU/L，GOT 34IU/L，GLU 4.99mmol/L，CR 29μmol/L，BUN 5.67mmol/L，K^+ 4.10mmol/L，Na^+ 144.0mmol/L，Ca^{2+} 2.68mmol/L，ALB 38.86g/L，PAB 233mg/L。

凝血功能检查：FIB 5.85g/L。

药物治疗方案调整：

（1）停止苯巴比妥钠和氯硝西泮静脉给药。

（2）苯巴比妥片 90mg，每 8 小时 1 次，鼻饲。

（3）氯硝西泮片 2mg，每 8 小时 1 次，鼻饲。

药师分析：目前患者病情尚稳定，先后逐渐停用了静脉用苯巴比妥和氯硝西泮，改用鼻饲给药，两种药品剂量调整过程符合序贯治疗原则。期间要注意密切临床观察，防范病情反复，必要时监测血药浓度。

入院第 55~58 天

患者癫痫控制病情及生命体征稳定；肺部感染控制欠佳。

血常规检查：WBC（13.12~18.11）$\times 10^9$/L，RBC（3.64~3.86）$\times 10^{12}$/L，HB 112~118g/L，PLT（219~239）$\times 10^9$/L，NEUT（10.41~15.29）$\times 10^9$/L。

血气分析：pH 7.401~7.452，PO_2 151.0~155.0mmHg，PCO_2 46.8~51.9mmHg。

血生化检查：GPT 18IU/L，GOT 22IU/L，GLU 6.01mmol/L，CR 25μmol/L，BUN 4.58mmol/L，K^+ 3.50mmol/L，Na^+ 144.0mmol/L，Ca^{2+} 2.48mmol/L。

尿培养结果：无细菌生长。

痰培养结果：金黄色葡萄球菌，对万古霉素敏感。

苯巴比妥血药浓度：36.68μg/ml。

床旁胸片检查：右肺门纹理增重。

医师查房分析：患者癫痫发作控制尚可，但仍意识不清，血白细胞计数居高不下，接受头孢他啶抗菌治疗已经 52 日，肺部感染控制效果不理想。现痰培养结果为金黄色葡萄球菌，对万古霉素敏感，予更改抗感染药物治疗方案，并根据现病情对其他药物治疗做适当调整。

药物治疗方案调整：

（1）停用注射用头孢他啶、氟康唑胶囊及注射用还原型谷胱甘肽。

（2）万古霉素 0.5g+0.9% 氯化钠 250ml，每 12 小时 1 次，静脉泵入（100ml/h）。

（3）苯巴比妥片每日 16 点鼻饲剂量减至 60mg。

药师分析：

（1）连续 3 次尿培养结果无细菌生长，予停用氟康唑。

（2）患者肝功能指标已基本正常，予停用还原型谷胱甘肽。

（3）万古霉素为糖肽类抗菌药，是耐甲氧西林金黄色葡萄球菌（MRSA）感染的首选药。该患者痰培养结果为 MRSA，可复查痰培养以排除检验标本污染的可能性。万古霉素儿童日用量为 40mg/kg，该患儿体重 37kg，日需要量为 1 480mg，给予万古霉素 0.5g 稀释后静脉泵入，用法用量适宜。

（4）患者下午的癫痫发作次数较少，故建议医师酌情减少 16 点的苯巴比妥鼻饲剂量。

药学监护要点：

（1）同前，观察患者癫痫控制效果。

（2）万古霉素输注速度不宜快于 100ml/h，以避免出现红人综合征。

（3）观察肺部感染治疗效果，复查血常规、降钙素原、C 反应蛋白及痰培养。

入院第 62 天

生命体征：T 37.3℃，P 84 次 /min，R 18 次 /min，BP 104/66mmHg。

血常规检查：WBC 24.64×10^9/L，RBC 4.24×10^{12}/L，HB 130g/L，PLT 341×10^9/L，NEUT 21.29×10^9/L。

血气分析：pH 7.316，PO_2 72.5mmHg，PCO_2 26.6mmHg。

血生化检查：GPT 17IU/L，GOT 29IU/L，GLU 5.51mmol/L，CR 27μmol/L，BUN 5.21mmol/L，K^+ 3.40mmol/L，Na^+ 145.0mmol/L，Ca^{2+} 2.44mmol/L。

苯巴比妥血药浓度：26.41μg/ml。

医师查房分析：患者使用万古霉素 6 天，低温治疗下体温仍高于正常，血象居高，肺部感染未能得到控制。鉴于万古霉素抗菌谱窄，入院第 62 天予改用抗菌谱广、抗菌作用强的美罗培南。继续观察抗感染效果。

药物治疗方案调整：

（1）停用万古霉素及其配伍输液。

（2）注射用美罗培南 0.5g+0.9% 氯化钠 250ml，每 8 小时 1 次，静脉泵入（100ml/h）。

药师分析：美罗培南为碳青霉烯类抗生素，抗菌谱广，包括大部分革兰氏阳性菌、革兰氏阴性菌与厌氧菌，抗菌作用强。该患者接受万古霉素规范治疗 6 天，未能控制肺部感染，考虑致病菌非 MRSA？抑或其他院内感染致病菌（如革兰氏阴性杆菌）？故可以选用美罗培南。美罗培南静脉给药治疗儿童肺部感染的用量为 10~20mg/kg，每 8 小时 1 次，该患者 37kg，用法用量符合要求。

药学监护要点：

（1）虽然相对于亚胺培南，美罗培南诱发癫痫的风险较小，但仍有必要关注对癫痫发作患者的影响。

（2）美罗培南抗菌谱广，如果长期应用可能会出现腹泻或菌群失调、二重感染，要注意观察。

入院第 63~68 天

生命体征：T 37.6~38.2℃，P 110~115 次 /min，R 18~24 次 /min，BP（113~120）/（85~91）mmHg。

患者处于药物镇静状态。双侧角膜反射及睫毛反射迟钝，双瞳孔圆形，双侧瞳孔 2.5mm，痛刺激有躲避反应，患者偶有自主睁眼，但不与人交流。可见间断口角抽搐，四肢抽搐较前减少。

医师查房分析：因为静脉注射的苯巴比妥和氯硝西泮已经减停近 2 周，换为口服制剂后药物吸收会受到一定影响，随着血药浓度降低，药物镇静作用逐渐降低，患者的意识会有所好转。密切观察患者生命体征和意识变化，逐渐减停呼吸机。

入院第 69~71 天

生命体征：T 37.0~37.9℃，P 100~120 次 /min，R 20~24 次 /min，BP（110~115）/（78~79）mmHg。

血常规检查：WBC 16.72×10^9/L，RBC 4.45×10^{12}/L，HB 136g/L，PLT 201×10^9/L，NEUT 13.50×10^9/L。

血气分析：pH 7.469，PO_2 106.0mmHg，PCO_2 44.3mmHg。

血生化检查：GPT 18IU/L，GOT 23IU/L，GLU 5.41mmol/L，CR 25μmol/L，BUN 4.40mmol/L，K^+ 3.71mmol/L，Na^+ 142.0mmol/L，Ca^{2+} 2.28mmol/L。

苯巴比妥血药浓度：22.45μg/ml。

痰培养找真菌：未见真菌孢子及假丝。

胸正位片：双肺支气管感染较前略吸收。

医师查房分析：

（1）患者癫痫发作已明显减少，少见口角及四肢抽搐。苯巴比妥可继续减量，直到停用。

（2）患者已成功脱呼吸机，现自主平稳呼吸，可调整肠内营养制剂。

（3）胸片正位示双肺支气管感染病灶较前略吸收，抗感染有效，继续治疗。

药物治疗方案调整：

（1）苯巴比妥片 60mg，每 8 小时 1 次，鼻饲。

（2）肠内营养混悬液（TPF）1 000ml，80ml/h，鼻饲。

（3）停用甘油果糖注射液。

药师分析：

（1）患者癫痫发作控制显效，少见四肢抽搐，口角不自主运动较多见，为此减少苯巴比妥剂量。

（2）患者已无高颅压症状，故建议医师停用了甘油果糖。

（3）患者已成功脱呼吸机，可以正常呼吸，无二氧化碳潴留问题，肠内营养可改为 TPF 制剂，1 000ml 可提供热量 1 500kcal。

药学监护要点：同前。

入院第 77~80 天

生命体征：T 36.3~36.5℃，P 80~84 次 /min，R 23~25 次 /min，BP（100~105）/（70~75）mmHg。

查体：生命体征平稳，气管切开，自主呼吸平稳，血氧饱和度在 ≥ 96% 以上，双肺呼吸音粗，可闻及少量湿性啰音，心律齐，未闻及明显杂音，腹软，肝脾肋下未触及，肠鸣音 3 次 /min，面部及双上肢轻度水肿。神经系统查体同前无特殊变化。

尿培养结果：白假丝酵母菌（氟康唑敏感）。

医师查房分析：

（1）患者目前的全面强直 - 阵挛性癫痫发作次数减少，偶见口角抽动，为促进其意识清醒，予增加氯硝西泮剂量，逐渐减少苯巴比妥剂量。

（2）尿培养白假丝酵母菌，提示泌尿系真菌感染，予鼻饲氟康唑治疗。

药物治疗方案调整：

（1）氯硝西泮片 3mg，每 8 小时 1 次，鼻饲。

（2）苯巴比妥片早 60mg，午 60mg，晚 30mg，鼻饲。

（3）氟康唑胶囊 100mg，一日 1 次，鼻饲。

药学监护要点：

（1）同前。

（2）关注氟康唑的不良反应，监测肝功能。

入院第 85 天

查体：患者生命体征平稳，不自主运动明显减少。

血生化检查：GPT 378IU/L，GOT 242IU/L。

医师查房分析：

（1）苯巴比妥继续减量并逐渐停用。

（2）复查转氨酶指标升高，加用保肝药治疗。

（3）患者使用美罗培南抗感染已 2 周，目前体温、血常规均正常，肺部感染已得到控制，予停用美罗培南。考虑患者已卧床 3 个月，病毒性脑炎治疗尚未痊愈，一旦重复细菌感染，后果严重，故选用头孢曲松替代美罗培南继续使用适当疗程。

药物治疗方案调整：

（1）苯巴比妥片 30mg，每 8 小时 1 次，鼻饲。

（2）注射用还原型谷胱甘肽 1.2g+ 葡萄糖氯化钠注射液 500ml，一日 1 次，静脉泵入（100ml/h）。

（3）注射用头孢曲松钠 2g+0.9% 氯化钠 250ml，一日 1 次，静脉泵入（100ml/h）。

药师分析：

（1）谷胱甘肽是由谷氨酸、胱氨酸及甘氨酸组成的一种三肽，参与体内三羧酸循环及糖代谢，使人体获得高能量。还原型谷胱甘肽能和过氧化物及自由基相结合，以对抗氧化剂对巯基的破坏，保护细胞膜中含巯基的蛋白质和含巯基的酶不被破坏，同时还可对抗自由基对重要脏器的损害。患者出现 GPT 和 GOT 升高，复查 3 次均高于正常值，予加用还原型谷胱甘肽以保肝治疗，用法用量适宜。

（2）美罗培南抗菌治疗疗程足够，肺部感染已完全控制，如病原菌已清除，未必需要继续使用抗菌药物。

药学监护要点：

（1）同前，注意观察有无出现皮疹等药物不良反应。

（2）复查肝功能。

入院第 87 天

生命体征：T 36.0℃，P 80 次 /min，R 19 次 /min，BP 102/79mmHg。

血常规检查：WBC 6.82×10^9/L，RBC 4.21×10^{12}/L，HB 122g/L，PLT 198×10^9/L，NEUT 4.02×10^9/L。

血生化检查：GPT 256IU/L，GOT 111IU/L，GLU 5.60mmol/L，CR 35μmol/L，BUN 5.66mmol/L，K^+ 4.14mmol/L，Na^+ 142.7mmol/L，Ca^{2+} 2.42mmol/L。

医师查房分析：

（1）癫痫病情控制尚稳定，脑电监测可见慢波、肌电伪差和药物性快波；氯硝西泮继续减量，停用苯巴比妥。

（2）抗生素治疗暂不调整。

（3）肝功能监测指标有所好转，继续保肝治疗，注意病情变化。

药物治疗方案调整：

（1）氯硝西泮片 2mg，每 8 小时 1 次，鼻饲。

（2）停用苯巴比妥片。

药学监护要点：同前。

入院第 92 天

生命体征：T 36.2℃，P 92 次 /min，R 16 次 /min，BP 107/63mmHg。

查体：药物镇静状态，生命体征平稳，气管切开，自主呼吸平稳，血氧饱和度 ≥ 96%。双瞳孔等大等圆，直径约 3mm，对光反射灵敏，角膜反射及睫毛反射灵敏，双侧面纹对称，余颅神经查体不合作。双肺呼吸音粗，可闻及少量湿性啰音，心律齐，未闻及明显杂音；腹软，肝脾肋下未触及，肠鸣音 4 次 /min；面部及双上肢轻度水肿。

血常规检查：WBC 6.59×10^9/L，RBC 4.61×10^{12}/L，HB 134g/L，PLT 193×10^9/L，NEUT 3.05×10^9/L。

血气分析：pH 7.396，PO_2 91.0mmHg，PCO_2 48.5mmHg。

血生化检查：GPT 113IU/L，GOT 54IU/L，GLU 5.57mmol/L，CR 37μmol/L，BUN 5.63mmol/L，K^+ 4.16mmol/L，Na^+ 144.9mmol/L，Ca^{2+} 2.59mmol/L。

医师查房分析：

（1）患者病情平稳，不自主运动较前明显减少，氯硝西泮已减量至 2mg，每 8 小时 1 次，今予以停用。

（2）今转出监护室，由家属陪床护理，有利于患者意识恢复。

（3）联系外院，继续住院治疗。

用药医嘱重整：

（1）肠内营养混悬液（TPF）1 000ml，80ml/h，鼻饲。

（2）左乙拉西坦片 1.0g，一日 2 次，鼻饲。

（3）盐酸氨溴索片 30mg，一日 3 次，鼻饲。

3. 药物治疗总结与讨论

（1）关于病毒性脑炎：单纯疱疹病毒（herpes simplex virus，HSV）分两种类型，即 HSV-1 与 HSV-2。近 90% 的人类单纯疱疹病毒性脑炎由 HSV-1 型引起，多见于年长儿童和成年人；仅 25% 病例为原发感染，约 70% 病例是由潜伏感染病毒的活化所致。病毒经呼吸道感染机体后长期潜伏于周围神经节，当各种原因使机体免疫功能下降时，体内的抗体受到抑制，潜伏的病毒再度活化，经三叉神经或其他神经轴突进入脑内，引起脑炎。病毒感染可致脑组织水肿、软化、出血性坏死，以颞叶、额叶、边缘系统病变突出。单纯疱疹病毒性脑炎起病的急缓、临床症状的轻重取决于病毒数量、毒力和宿主的功能状态。病毒性脑炎一般急性起病，少数表现亚急性、慢性或复发病例。可发生于任何年龄，50% 发生于 20 岁以上成人，男女无差异。

病毒性脑炎的前驱症状有上呼吸道感染、腹痛腹泻、发热、头痛、肌痛、全身不适、乏力、嗜睡等。约 1/4 患者口唇、面颊及其他皮肤黏膜移行区出现单纯疱疹。症状可持续 1~2 周，继之出现脑部症状。脑部症状包括颅内高压、脑膜刺激征、意识障碍、高级神经功能异常（精神症状和认知障碍）和局灶性神经系统异常表现（偏瘫、凝视障碍、展神经麻痹及其他脑神经症）。少数患者出现锥体外系症状，如肢体震颤。患者可有多种形式的痫性发作。病毒性脑炎的辅助检查包括：①血常规（白细胞及中性粒细胞增高，血沉增快）。②腰穿检查（脑脊液压力高，细胞数轻度或中度增高，可多达 $1\,000 \times 10^6/L$，以淋巴细胞为主，如有红细胞或脑脊液变黄提示有出血性坏死脑炎可能。蛋白质含量轻度增高，糖和氯化物正常）。③脑电图（脑电图常呈弥漫性高幅慢波，也可见局灶性异常，常有痫性波；左右不对称，以颞叶为中心的周期性同步放电 2~3Hz 最具诊断价值）。

病毒性脑炎早期诊断和治疗是降低本病死亡率的关键，包括病因治疗、免疫治疗和对症支持治疗。一般病程数周至数月，病死率 19%~50%，5%~10% 患者有复发。存活者中仍有部分患者有偏瘫、失语、癫痫、智力低下等后遗症，甚至极少数患者维持在植物状态。

该患者少年男性，急性起病，逐渐进展，持续 28 天，主要表现为间断性发热、头痛后出现抽搐，加重伴意识障碍。入院查体：T（肛温）38.8℃，P 122 次 /min，R 22 次 /min，BP 93/63mmHg。气管切开，自主呼吸平稳，血氧饱和度维持在 96% 以上，心律齐，未闻及杂音，双肺呼吸音粗，可闻及少量湿性啰音，腹软，肝脾肋下未及，药物镇静状态，眼、口及四肢不自主运动，刺激时明显，双侧瞳孔等大等圆，直径 3mm，对光反射稍迟钝，颈部主动抵抗，双侧病理征未引出，余查体不合作。脑电图示发作间期全导可见弥漫性慢波活动夹杂大量棘波、棘慢波、多棘慢波，并可见大量暴发抑制图形；发作期右侧额极导联，额前、中、后颞导联 1.5~2Hz 棘慢波符合低波幅快节律逐渐演变成尖波节律，波幅渐高，频率渐慢并扩散至周围导联，全导联尖波节律并逐渐出现插入性慢波；左侧起源为中央、顶、中厚颞导联 10~12Hz 低波幅快节律，波幅渐高，频率渐慢并扩散至周围导联，广泛性慢波活动夹杂多量棘波、多棘波。结合临床表现及辅助检查，诊断为病毒性脑炎。

（2）病毒性脑炎的治疗：根据指南，病毒性脑炎首选药物为阿昔洛韦或更昔洛韦。阿昔洛韦与更昔洛韦是同系物，均为核苷类抗病毒药，更昔洛韦作用较阿昔洛韦强，尤其对艾滋病患者的巨细胞病毒有强大抑制作用，但更昔洛韦的风险有致癌和影响生殖能力的远期毒性，儿童使用应权衡利弊。儿童应用阿昔洛韦未发现特殊不良反应，故本病例予以选用。阿昔洛韦抗病毒治疗，儿童剂量是一次 10mg/kg，一日 3 次，静脉滴注浓度 ≤ 7mg/ml，疗程 14~21 天。该患儿体重 37kg，计算给药剂量为 0.3g，每 8 小时 1 次，溶媒为 0.9% 氯化钠注射液 250ml，1~2 小时滴完。

（3）癫痫持续状态的控制：该患者的主要症状为癫痫持续状态。对于癫痫持续状态，治疗的关键是要尽快终止发作，一般应在发生后的 30 分钟内终止发作，以保护脑神经元；同时找出病因，去除促发因素。癫痫持续状态的一线用药为地西泮，二线用药为丙戊酸钠和苯巴比妥，三线用药为咪达唑仑、丙泊酚。该患者入院前频发癫痫，先后给予地西泮、苯巴比妥、丙戊酸钠等抗癫痫药物，后出现癫痫持续状态，外院给予咪达唑仑、丙泊酚持续静脉泵入，来本院时处于药物镇静状态。

为控制癫痫持续状态，该患者在咪达唑仑和丙泊酚持续泵入的情况下加用了氯硝西泮、苯巴比妥和左乙拉西坦，并根据患者的脑电图和抽搐发作情况不断调整剂量。患者在药物镇静状态下仍然癫痫频繁发作，为减少、减轻发作，保护脑细胞，减轻脑水肿，于入院第 5 日加用体表亚低温治疗。患者入院时的发作类型主要表现为全面强直 - 阵挛发作，加用低温治疗后发作频率减少，发作类型逐渐转变为四肢抽动及口角抽动。将丙泊酚和咪达唑仑逐渐减量至停药后，主要应用氯硝西泮、苯巴比妥和左乙拉西坦联合控制癫痫发作。

对于癫痫持续状态患者，需要重点监护患者的生命体征，观察癫痫的发作类型与治疗用药的反应。临床观察发现，该患者入院时癫痫发作较频繁，在氯硝西泮给药半小时后患者发作幅度减小，发作时间缩短。患者对氯硝西泮治疗较敏感，药师考虑到氯硝西泮 2mg，每 8 小时 1 次，静脉推注给药后癫痫发作间隔时间长，建议医师调整为 2mg，每 6 小时 1 次，静脉推注后，患者癫痫发作明显减少，病情逐渐趋于平稳。

随着病情的稳定，为使患者早日脱离药物镇静状态，予丙泊酚逐渐减量，但在减量过程中出现癫痫发作，加用苯巴比妥静脉给药控制，再逐渐减少丙泊酚和咪达唑仑用量，逐步用苯巴比妥、氯硝西泮和左乙拉西坦联合低温治疗控制癫痫发作。患者癫痫发作次数逐渐减少，发作类型转变，主要表现为肢体和口角抽动。为促使患者早日清醒，将苯巴比妥逐渐减量，逐渐由静脉给药过渡到口服给药。

左乙拉西坦是新型抗癫痫药物，2011年《抗癫痫药物应用专家共识》推荐，全面强直-阵挛性发作的一线药物包括丙戊酸钠、拉莫三嗪、托吡酯和左乙拉西坦。该患者入院前已服用丙戊酸钠1个月，癫痫未得到控制。丙戊酸钠长期用药肝损害风险较高，该患者为13岁少年，不适合长期服用。拉莫三嗪易发生过敏反应，用药要注意从小剂量开始，逐渐加量，2周加量1次，引起起效缓慢。该患者癫痫持续状态的治疗，需要快速起效的抗癫痫药物，故拉莫三嗪不适用。托吡酯有影响语言功能的常见不良反应，可出现找词困难，从而影响儿童智力发展，故也不适合该13岁少年使用。左乙拉西坦的不良反应较少，起效相对较快，且和其他抗癫痫药物较少发生相互作用，适合该患者选用。左乙拉西坦的缺点是价格较贵，用药前需要与患者家属沟通，获得知情同意。

该患者入院时诊断为癫痫持续状态，经咪达唑仑、丙泊酚持续泵入，氯硝西泮、苯巴比妥和左乙拉西坦联合低温疗法抗癫痫治疗，后咪达唑仑和丙泊酚逐渐减量停用，苯巴比妥、氯硝西泮逐渐由静脉给药改为口服给药，病情缓解、稳定，无癫痫发作，后续可接受康复治疗。

（4）低温治疗的药学监护：低温治疗或亚低温治疗，临床上又称冬眠疗法或人工冬眠。江基尧教授于1993年首先将28~35℃的轻中度低温统称为亚低温。目前证实亚低温对脑缺血和颅脑外伤具有显著的治疗保护作用。目前所指的低温治疗即是控制性降低患者核心温度至亚低温范围，以减弱初始损伤之后带来的继发性器官损害。临床上越来越多地利用低温治疗来避免或改善各种类型的神经系统功能损伤。

低温疗法能降低组织的耗氧量及代谢，提高对缺氧的耐受性，减轻脑水肿，保护血脑屏障，还可防止或减轻脑损伤后的反应性高热。许多研究表明，亚低温具有明显脑保护的作用。亚低温可减轻癫痫发作，降低其对脑组织的损伤及进而导致的神经元坏死，所以亚低温可作为癫痫发作时脑保护治疗的一个有效手段。亚低温脑保护的机制目前认为有以下方面：①降低脑组织耗氧量，减少脑组织乳酸堆积。在诱导低温过程中，体温每下降1℃，脑细胞代谢率就降低5%~7%。②保护血脑屏障，减轻脑水肿。亚低温可以有效地抑制花生四烯酸的代谢反应，减少白三烯B4（LTB4）生成，继而抑制或阻断自由基的生成，有效减轻脑水肿的损害。③减少钙内流，阻断钙对神经元的毒性作用。④通过抑制乙酰胆碱、儿茶酚胺及兴奋性氨基酸等内源性毒性物质的生成，减少对脑组织的毒性作用。⑤减少脑细胞结构蛋白破坏，促进脑细胞结构和功能的恢复。⑥减少神经细胞的凋亡。⑦抑制脑损伤后的缺血缺氧的炎症反应。以上机制为亚低温治疗癫痫持续状态提供了理论基础。该患者从入院第5天起，加用体表低温治疗控制癫痫发作，保护脑细胞。为保证低温治疗的疗效,减少并尽量避免不良反应,临床药师可以从循环、内环境、感染、药效等方面进行监护。

接受低温治疗的患者,一旦发生感染,不能从体温直接反映出来,但是,我们可以从血常规、C 反应蛋白、降钙素原及咳痰量等方面加强监测分析,积极进行治疗。又如辅助祛痰措施可以通过湿化气道来稀释痰液,雾化吸入后立即吸痰,痰液黏稠时每次吸痰前注入 2~5ml 生理盐水,以及翻身每 2 小时 1 次并结合叩背,叩背后立即吸痰;保持室内空气清新,减少人员流动,定时开窗通风,每日紫外线空气消毒 2 次;每周行痰培养 + 药敏试验 1 次,并定期作痰霉菌检查以指导抗感染治疗。

低温可以使患者的心率减慢、血压降低、心电图改变,严重时可出现心律失常。为了保证重要器官的血供,低温患者的心率维持在 60 次 /min、舒张压 50~60mmHg、平均动脉压 80mmHg 比较安全。低温时,如果出现与体温不相符的心动过速,应考虑是否与低血糖、低血容量或过量用药有关;低温所致心律失常与降温方式有密切关系,复温过程中多可转复;低温导致的冷利尿而易产生低血压,需要及时纠正低血容量。该患者接受低温治疗前 FIB 3.48g/L,低温治疗第 7 天 FIB 6.23g/L,隔日复查 2 次,分别为 5.44g/L 和 6.18g/L,考虑到低温治疗导致冷利尿,可引起血容量减少,经过为患儿增加鼻饲给水及补液,3 天后测得 FIB 3.97g/L。

由于低温状态可以使血小板功能出现障碍,凝血酶原时间和促凝血酶原时间延长,加上长期卧床,因此应早期留置胃管以便随时可以观察胃液性状,一旦发现异常及时报告医师采取相应措施。该患者接受鼻饲肠内营养,胃肠功能保持完好,未发现胃液咖啡色。

值得一提的是,有些接受低温治疗的患者因意识障碍使用高渗性脱水剂,容易产生高钠血症,高钠血症又可诱发高血糖症;另外,低温促使钾离子向细胞内转移引起低血钾,而在复温过程中可出现反跳性高血钾。因此,临床药师应高度重视对低温疗法患者的电解质监测及血糖监测。在近 3 个月的治疗过程中,该患者血糖稳定,血钾正常,在低温治疗第 6 天出现血钠偏高(149mmol/L),予鼻饲给水后血钠恢复正常范围并保持稳定。还有,低温治疗时,肝脏和肾脏的药物清除率会下降,大多数药物的作用强度及持续时间增加。该患者 13 岁,用药剂量严格根据体重计算,并考虑到低温可能减慢药物清除速度,相应酌情减少剂量和延长给药时间,并定期监测肝肾功能和血药浓度,促进了用药的安全性和有效性。

(孙章皓　赵桂宏　齐晓涟)

参 考 文 献

[1] 中国抗癫痫协会. 临床诊疗指南: 癫痫病分册 [M]. 2015 修订版. 北京: 人民卫生出版社, 2015.

[2] S. C. 斯威曼. 马丁代尔药物大典 [M]. 原著第 37 版. 李大魁, 金有豫, 汤光, 等译. 北京: 化学工业出版社, 2014.

[3] 中华医学会神经病学分会, 中华医学会神经病学分会神经肌肉病学组, 中华医学会神经病学分会肌电图与临床神经生理学组. 中国神经系统线粒体病的诊治指南 [J]. 中华神经科杂志, 2015, 48(12): 1045-1051.

第七章 特殊人群癫痫患者药物治疗的药学监护

第一节 儿童癫痫患者

一、药学监护要点

1. 用药适宜性监护

（1）在选择治疗药物方面，由于儿童癫痫综合征种类较多，不仅要根据癫痫发作类型选择指南推荐的药物，还要注意选择适当的剂型，并根据剂型特点需要选择适当的给药途径和适当的给药时间。要尽量选择半衰期长的药物或长效制剂，尽可能避免因给药次数过多影响患儿睡眠和休息。

（2）在用药剂量和用法方法上，应根据患儿的体质量计算适宜的剂量，从小剂量开始，逐渐加量，稳步达到有效剂量。对于长期服用的抗癫痫药物，需要停用或更改用药时，应当逐步减量过渡，切忌骤然停药，以免诱发已经控制的癫痫发作。

（3）对于低龄患儿尽量选择溶液型制剂，如糖浆剂或混悬剂，通常外观及口感较好，易为患儿接受，也方便量取准确的给药剂量。如果使用片剂，需要进行剂量拆分时，要根据制剂的特点和药物的稳定性，将片剂切开或研粉后服用。每次用量小于半片时，宜将片剂研粉后分取，不能随意用手掰取，影响给药剂量的准确性。缓（控）释制剂不得研粉或嚼碎服用。一些常用抗癫痫药物的水溶性、水溶液稳定性及片剂拆分建议见表7-1。

表7-1 常用抗癫痫药物的水溶性、水溶液稳定性及片剂拆分建议

药品	水溶性	水溶液稳定性	液体剂型	片剂拆分建议
苯妥英钠	可溶	易吸收空气中 CO_2 析出苯妥英	无	可切分或研粉
苯巴比妥	极微溶	—	无	可切分或研粉
卡马西平	不溶	—	无	可切分或研粉

续表

药品	水溶性	水溶液稳定性	液体剂型	片剂拆分建议
奥卡西平	几乎不溶	—	有	薄膜衣片可切分或研粉
托吡酯	易溶	分子结构含醚键，不易断裂，水溶液性质较稳定	无	可切分、研粉或溶解后分剂量
拉莫三嗪	难溶	—	无	可切分或研粉
丙戊酸钠	易溶		有	普通片可切分或研粉；缓释片可对半掰开服用，但不可咀嚼或研碎；剂量小于半片时，应选用口服液
左乙拉西坦	易溶	分子结构含酰胺键，容易水解，在水溶液中不稳定	有	可切分或研粉
氯硝西泮	微溶	—	无	可切分或研粉

2. 用药有效性监护　婴幼儿及低龄儿童无法进行语言交流，询问癫痫发作的先兆等问题，需要与患儿父母和监护人充分沟通，指导他们掌握基本监护常识，留意观察和描述患儿的发作形式、发作频率及发作持续时间等，可以采用记录用药日记和拍摄录像的方法，提供患儿在药物治疗前后的发作情况和监护资料。由于患儿处于生长发育阶段，随着身高和体重的增加，需要调整抗癫痫药物的剂量。因此，即使患儿用药后发作控制良好，至少每半年需要请专科医师复诊及复查血药浓度，以便根据患儿的个体情况调整给药剂量或治疗方案。

3. 用药安全性监护　应该特别关注抗癫痫药物对患儿智力发育和身体成长的影响。在常用的抗癫痫药物中，奥卡西平对儿童智力发育影响较小。托吡酯有可能使患儿出现找词困难等，影响患儿与他人的沟通，除非必须，尽量避免作为首选药物。

4. 用药依从性监护　许多癫痫患儿惧怕服药，或者家长疏忽造成服药不规律甚至漏服，影响治疗效果或导致癫痫发作。为此，要教育患儿及家长坚持遵照医嘱长期规律用药的重要性。要执行等间隔时间服药，以维持体内稳定的有效血药浓度水平。对于婴幼儿，可以根据家长的生活习惯，确定每天合适的用药时间，防止漏服。对于学龄期儿童，可以把服药时间安排在早晨上学前和晚上放学后，便于家长监督。为解决患儿惧怕服药问题，可以把研碎的药粉与糖粉或香蕉等食物混合后给药。如果偶尔漏服,且发现时距离下一次服药时间较长,可以补服;如果发现时距离下次服药时间较近,可以停服一次,等待下次服药,但不要加大剂量。

二、案　例　分　享

1. 病例摘要

患儿,男,3岁4个月,身高93cm,体重15kg,BMI 17.34kg/m²。主因"发作性抽搐14个月,加重7天"就诊。

患儿入院前14个月无明显诱因出现无热抽搐,表现为发作性愣神,伴或不伴双眼向一侧斜视及双手摸鼻动作,数秒至十几分钟后缓解,每日发作数次至数十次,偶尔出现连续性点头、耸肩或双上肢上抬动作,有时一次性全身抖动。外院诊断为癫痫,给予口服奥卡西平混悬液早75mg、晚75mg治疗后,愣神样发作减少,每日发作2~3次,仍偶有点头样发作。

入院前8个月在视频脑电图监测过程中,发现患儿有4种发作类型(包括强直、痉挛、肌阵挛和不典型失神),诊断为Lennox-Gastaut综合征。调整抗癫痫药物治疗方案,给予丙戊酸钠、左乙拉西坦及托吡酯三药联用后,患儿发作减少。

入院前4个月复诊,仅有强直发作,每日均有发作。

入院前1个月,患儿丙戊酸钠口服溶液(300ml∶12g)减量为每日14.5ml后,复查丙戊酸钠血药浓度降至49.31μg/ml。入院前7天以来,患儿发作明显增多,表现为"突然双眼上翻,四肢屈曲抖动,口唇青紫,呼之不应,持续1分钟缓解,平均每日发作1次"。入院前1天,医院门诊予调整用药:丙戊酸钠口服溶液恢复原剂量至16ml/d;左乙拉西坦片在0.25g,一日2次基础上加口服液1ml,一日2次;维持口服托吡酯18.75mg(早)、25mg(晚);复查丙戊酸钠血药浓度69.26μg/ml。患儿在发作间期无发热、无头痛、无嗜睡、无反应差等。

发病前,患儿智力及运动发育与同龄儿童相仿,语言发育落后;起病后发育明显滞后,饮食及大小便正常。为进一步诊治,收住入院。

生长发育史:3个月抬头,5个月翻身,6个月独坐,8个月会爬行,12个月独走,12个月学说话,但目前仅能叫"爸、妈"。

既往病史:否认外伤史及手术史,否认家族史和药物过敏史,按时预防接种。

入院诊断:Lennox-Gastaut综合征。

2. 治疗经过

入院第1天

生命体征:T 36.5℃,P 38次/min,R 24次/min,BP 80/50mmHg。

查体:神清,精神反应可,高级智力功能减退;双眼瞳孔等大等圆,对光反射灵敏，颅神经征阴性；颈软，四肢肌力、肌张力正常，双侧巴宾斯基征阴性。心音有力，心律齐，未闻及杂音，双肺呼吸音清，未闻及啰音，腹软，肝脾无肿大。

血常规五分类：WBC 6.05×10^9/L，RBC 3.92×10^{12}/L，HB 126g/L，PLT 150×10^9/L，NEUT% 56.3%，LY% 35.9%。

生化全项检查：GPT 34IU/L，GOT 26IU/L，TBIL 5.99μmol/L，DBIL 3.09μmol/L，GLU 3.75mmol/L，CR 51μmol/L，BUN 5.72mmol/L，K^+ 4mmol/L，Na^+ 138mmol/L；ALB 44.38g/L，PAB 267mg/L，ALP 197IU/L，CK 531IU/L，LDH 276IU/L。

尿常规检查：RBC 493.00/μl，细菌 1 832.80/μl，红细胞（高倍视野）88.70 HPF。

医师查房分析：患儿2岁起病，现3岁4个月，表现为反复抽搐超过14个月，发作类型包括强直、痉挛、肌阵挛和不典型失神；起病前智力及运动发育较同龄儿童相仿，起病后智力及运动发育倒退。患儿查体反应迟钝，眼神呆滞，四肢肌力肌张力可，病理征阴性。拟诊 Lennox-Gastaut 综合征。予完善视频脑电图检测，明确发作类型，完善血生化、血氨、凝血四项等检查。如发作频繁，积极对症治疗。由于肌酸激酶等心肌特异性指标均高于正常范围，反映了患儿有一定程度的心肌损害，可给予辅酶 Q10 和维生素 C 辅助保护心肌。

药物治疗方案：

（1）丙戊酸钠口服溶液（德巴金）320mg（8ml），每12小时1次，口服。

（2）左乙拉西坦片0.25g，每12小时1次，口服。

（3）左乙拉西坦口服溶液0.1g（1ml），每12小时1次，口服。

（4）托吡酯片25mg（8am），25mg（8pm），口服。

（5）维生素C片0.1g，一日2次（8am-4pm），口服。

（6）辅酶Q10片2.5mg，一日2次（8am-4am），口服。

药师分析：Lennox-Gastaut 综合征（LGS）是一种临床常见的年龄相关性癫痫性脑病，多发生于1~8岁儿童，主要特征为：①多种癫痫发作类型；②脑电图广泛性慢（1.5~2.5Hz）棘-慢综合波；③精神智力发育迟滞三联征。最常见的发作类型有强直、不典型失神及失张力发作，也可有肌阵挛、全面强直-阵挛和局灶性发作。通常发作频繁，药物难以控制，总体预后不良。该患儿3岁4个月，反复无热抽搐14个月，依据发作类型、查体、脑电图以及其他辅助检查，结合起病前智力运动发育与同龄儿童相仿，起病后倒退，诊断为 Lennox-Gastaut 综合征。

根据《临床诊疗指南：癫痫病分册》（2015修订版），目前 Lennox-Gastaut 综合征常用治疗方法主要有：①癫痫的药物治疗；②癫痫外科治疗（包括神经调控疗法）；③生酮饮食治疗。其中，抗癫痫药物治疗是最重要和最基本的治疗，也往往是癫痫的首选治疗。对于 LGS 患儿，通常以丙戊酸作为一线治疗药物。如果丙戊酸治疗无效或不能耐受，可以将拉莫三嗪作为添加治疗；如果添加治疗仍无效或不能耐受，可考虑的其他抗癫痫药物有托吡酯、左乙拉西坦和非尔氨酯；不建议应用卡马西平、加巴喷丁、奥卡西平、普瑞巴林、替加宾或氨己烯酸。该患儿发病初期选用丙戊酸钠，后因症状控制不佳，加用左乙拉西坦和托吡酯，选药合理。按照丙戊酸钠口服溶液说明书，体重小于 20kg 的患儿，常规剂量为一日 20mg/kg，病情严重者可增量（仅限于可监测血药浓度时；若日剂量高于 40mg/kg 应监测临床生化指标及血液学指标）。该患儿丙戊酸钠给药日剂量为 42mg/kg，已达最高剂量。左乙拉西坦药品说明书记载，体重 ≤ 50kg 患儿的起始口服给药剂量为 10mg/kg，一日 2 次；根据临床效果及耐受性，可增加剂量至一次 30mg/kg，一日 2 次。该患儿左乙拉西坦片剂和口服液相加剂量约为一次 23mg/kg，一日 2 次，剂量适宜。托吡酯推荐日剂量为 5~9mg/kg，分 2 次服用；该患儿服用托吡酯日剂量为 3.33mg/kg，剂量偏低，但考虑到托吡酯对智力和发声的影响，给予小剂量的托吡酯，用法用量可以接受。

辅酶 Q10 为生物体内广泛存在的脂溶性醌类化合物，在人体呼吸链中的质子移位及电子传递中起重要作用，可作为细胞代谢和细胞呼吸的激活剂。它还是机体重要的抗氧化剂和非特异性的免疫增强剂，可促进氧化磷酸化反应，从而保护生物膜结构的完整。用于心血管疾病（如充血性心力衰竭、冠心病、心律失常、病毒性心肌炎、慢性心功能不全）的辅助治疗。辅酶 Q10 口服吸收缓慢，口服后 5~10 小时达血药峰浓度。可分布至多种组织器官，以心、肝、肺、肾上腺分布较多。大部分经胆汁随粪便排泄，消除半衰期为 34 小时。成人一次 10mg，一日 3 次，餐后服用。根据《中国国家处方集：化学药品与生物制品卷 儿童版》，该患儿 3 岁，体重 15kg，2.5mg/ 次，一日 2 次，用法用量适宜。辅酶 Q10 口服给药安全性好，与同时使用的抗癫痫药物不存在相互作用，可作为患儿改善心肌的辅助治疗用药。

维生素 C 可在体内形成可逆的氧化还原系统，此系统在生物氧化及还原作用和细胞呼吸中起重要作用。儿童口服维生素 C 的常规剂量 100~300mg/d；该患儿口服一次 0.1g，一日 2 次，用法用量适宜。

药学监护要点：

（1）左乙拉西坦片可以研粉、与食物混合后给患儿服用，但因在水溶液中不稳定，故不能加水服用。

（2）托吡酯片可以研碎或用水溶解，与食物混合后服用。

（3）观察患儿癫痫发作控制的情况变化。

（4）复查丙戊酸钠血药浓度，便于根据疗效与不良反应调整剂量。

（5）监测血压、血氨、血电解质、心肌酶等及体重的变化。

（6）关注患儿情绪的变化。

（7）提醒家长做好安全防护，避免患儿跌伤事件。

（8）住院期间预防患儿院内交叉感染。

入院第3天

主诉：患儿仍有发作，表现同前。

生命体征：T 36.8℃，P 39次/min，R 22次/min，BP 80/50mmHg。

血氨39.53μmol/L（67μg/dl）。

医师查房分析：患儿既往视频脑电图监测已明确有四种发作形式，包括强直、痉挛、肌阵挛和不典型失神发作；追忆母孕期有胎心减慢史，否认分娩及出生后窒息病史；起病后智力、运动发育倒退。综上判断，拟诊 Lennox-Gastaut 综合征。继续目前药物治疗方案，观察发作频率和发作时间的变化，对症处理，复查血药浓度。

药学监护要点：同前。

入院第5~6天

患儿生命体征正常，发作减少。

丙戊酸钠血药浓度：59.22μg/ml。

医师查房分析：患儿仍有发作，丙戊酸钠血药浓度在正常范围内，但偏低，予加大给药剂量。

药物治疗方案调整：丙戊酸钠口服溶液240mg（6ml），一日3次（6am-2pm-10pm），口服。

药师分析：患儿入院当天已增加丙戊酸钠剂量及添加左乙拉西坦治疗，6天以来每日仍有发作，但发作次数减少，提示治疗有效。考虑到丙戊酸有效血药浓度范围为50~100μg/ml，目前患儿丙戊酸血药浓度监测结果虽然落在治疗窗的中间部分，且临床观察到患者的发作控制尚不够理想，可能还有进一步的加量空间。该丙戊酸钠口服溶液的剂型规格为300ml：12g，亦即含量为40mg/ml，现在用量增加至6ml，一日3次，相当于每日给药总量为720mg/d；该患儿体重15kg，则用量达每日48mg/kg，超过了常用量。该丙戊酸钠口服溶液药品说明书指出，体重20kg以下的儿童，用量一般为每日20mg/kg，严重病例可加量，但仅限于那些可以监测丙戊酸血药浓度的患者；剂量若高于每日40mg/kg，就必须监测临床生化指标及血液学指标。这些也是个体化给药实践中需要注意的问题。

药学监护要点：

（1）使用抗癫痫药物遵从等间隔给药原则。

（2）监测发作频率和发作时间的变化。

（3）丙戊酸钠血药浓度动态监测。

（4）监测血常规及临床生化指标。

入院第 9~13 天

主诉：患儿发作减少，能下地活动，无特殊不适。

生命体征：T 36.5℃，P 38 次 /min，R 22~24 次 /min，BP 85/50mmHg。

尿常规检查：RBC 7.90/μl，细菌 6.30/μl，红细胞（高倍视野）1.40 HPF。

心肌酶全项检查：GOT 26IU/L，CK 63IU/L，CK-MB 13IU/L，LDH 186IU/L，α-HBD 166IU/L。

丙戊酸血药浓度：84.07μg/ml。

医师查房分析：

（1）患儿诊断为 Lennox-Gastaut 综合征，由于起病年龄小，病后智力发育倒退明显，建议完善基因检查，进一步寻找病因，家属表示同意。

（2）丙戊酸钠增加剂量后，血药浓度升高，治疗效果提升。

（3）患儿轻度血尿好转，心肌酶指标恢复正常，予停用维生素 C 和辅酶 Q10。

（4）继续观察。

药物治疗方案调整：停止维生素 C 和辅酶 Q10。

药师分析：

（1）丙戊酸钠血药浓度升高，处于治疗窗范围内，临床疗效增强，未见明显不良反应，继续关注疗效与安全性监测。

（2）心肌酶指标恢复正常，没有继续应用维生素 C 和辅酶 Q10 的适应证，停药措施得当。

药学监护要点：

（1）同前。

（2）复查血常规。

入院第 15~18 天

患儿发作减少，生命体征平稳，查体与前相比无特殊变化。

血常规五分类：WBC 8.05×10^9/L，RBC 4.02×10^{12}/L，HB 128g/L，PLT 137×10^9/L，N% 65.3%，L% 32.9%。

脑电图检查：全导高幅，极高幅 1.2~2Hz 慢波，尖慢波，睡眠期异常波发放形式相同，放电较清醒期增多。

医师查房分析：

（1）患儿诊断为 Lennox-Gastaut 综合征，入院后经口服丙戊酸钠、左乙拉西坦及托吡酯治疗，发作减少。

（2）复查视频脑电图监测，仍有频繁短暂强直发作，建议行直流电刺激辅助治疗。

（3）同意入院第 18 天办理出院，继续口服抗癫痫药物及相关检查和治疗。

出院用药医嘱：

（1）丙戊酸钠口服溶液 240mg（6ml），一日 3 次。

（2）左乙拉西坦片 0.25g，每日 2 次。

（3）左乙拉西坦口服液 0.1g（1ml），一日 2 次。

（4）托吡酯片 25mg，一日 2 次。

3. 药物治疗总结与讨论

（1）Lennox-Gastaut 综合征：这是一种与年龄有关的隐源性或症状性全面性癫痫综合征，即年龄依赖性癫痫性脑病的一种类型。患者常在 7 岁内发病，一些患者在 1 岁前就开始发作。该综合征具有如下特征：①多种发作类型，尤其是强直发作及失张力发作，但也包括失神发作（典型"小发作"）和肌阵挛性发作（不典型"小发作"），以及非惊厥性癫痫持续状态。发作间期脑电图表现为额部广泛的、极高电压的慢速（低于 2.5Hz）棘慢波型（也称"不典型棘慢波"波型）。②精神发育迟滞伴或不伴有其他神经系统异常，精神症状常见，在首次发作之前神经发育常为正常。③伴随强直发作时脑电图显示快速（10~20Hz）多棘波，强直发作通常由睡眠所激发或仅在睡眠中出现。大多数脑电图有特征性慢速棘慢波的患儿有静止性脑病以及精神发育迟滞。强直发作时的脑电图表现类似于婴儿痉挛的癫痫发作期波形，伴电抑制反应。

该患儿于 2 岁 2 个月时无明显诱因起病，1 年多来反复发作，语言、智力及运动发育明显倒退和滞后。视频脑电图监测发现，该患儿包括有强直、痉挛、肌阵挛和不典型失神发作等 4 种发作类型，脑电图呈现全导高幅、极高幅1.2~2Hz 慢波和尖慢波，睡眠期异常波发放形式相同，放电较清醒期增多。故诊断为 Lennox-Gastaut 综合征。

（2）Lennox-Gastaut 综合征的药物治疗：目前该病尚无确定的最佳治疗方法，但丙戊酸、拉莫三嗪、托吡酯、非尔氨酯以及氯巴占可能有效。可选择作用机制不同的抗癫痫药物联合使用。

该患儿在发病早期曾口服奥卡西平治疗，效果欠佳。诊断为 Lennox-Gastaut 综合征后，转换为丙戊酸钠、左乙拉西坦和托吡酯联合治疗，这 3 种抗癫痫药物的作用机制不同，联合用药方案合理。按照发作类型和综合征分类选择药物是治疗癫痫的基本原则，同时还需要结合共患病、共用药、患者的病理生理因素以及患者或监护人的意愿进行个体化治疗。该患儿于本次入院前发作明显增多，表现为全面发作的不同类型，丙戊酸钠为全面性发作的首选药物，且有血药浓度监测数据为参考，故入院后果断地增加了丙戊酸钠的用量，而托吡酯和左乙拉西坦的用药剂量维持不变。经临床观察及血药浓度监测,增加丙戊酸钠剂量后,其血药浓度随之升高,癫痫发作次数随之减少,证明药物治疗方案调整合理。

第二节　妊娠合并癫痫患者

一、药学监护要点

1. 用药适宜性监护　首先是选择适宜的药物,不仅要根据发作类型选择指南推荐的抗癫痫药物,还要考虑药物对孕妇及胎儿的影响。例如,左乙拉西坦和奥卡西平等新一代抗癫痫药物可能会改善妊娠期用药的耐受性,相对传统抗癫痫药物致畸风险较低,可以优先选择;妊娠早期应用托吡酯单药治疗可引起胎儿肢端骨骼异常、先天性心脏病、唇腭裂等畸形,应避免使用。其次,药物的用法用量要适宜,孕妇服用抗癫痫药物时应当给予最小有效剂量,随着胎儿的不断长大和孕妇体重的增加,要定期监测血药浓度,根据血药浓度监测结果调整剂量,尽可能做到既控制癫痫发作,又避免血药浓度相关性ADR 发生。

2. 用药有效性监护　由于妊娠期生理特殊性及药物动力学改变,大多数抗癫痫药物的血药浓度会下降,最终导致癫痫加重。因此,首先要了解患者的发作类型、发作频率及发作持续时间,然后再根据患者服药后的临床表现来判断药物治疗是否有效,是否需要调整剂量或更换药物品种。妊娠相关的剧烈呕吐、依从性差等均是导致妊娠期血药浓度降低的影响因素,在分析药物治疗有效性时应给予考虑。

3. 用药安全性监护　妊娠合并癫痫患者的用药安全,包括对患者本身及其胎儿生长发育的影响。左乙拉西坦长期治疗的副作用较少,用药期间主要观察患者是否出现头痛、困倦、流感样综合征等,当患者出现易激惹症状时,应及时与医师沟通是否需要剂量调整或更换药物。奥卡西平用药期间主要关注患者有无皮疹发生,血钠水平是否正常。此外,奥卡西平可透过胎盘,诱导胎儿体内维生素 K_1 氧化降解,导致新生儿出血性疾病的风险增加,故建议患者在妊娠最后一个月每日口服维生素 K_1 20mg,以减少胎儿发生出血性疾病的风险。大部分抗癫痫药物会增加婴儿先天性畸形的发生率,如丙戊酸钠、卡马西平等。虽然左乙拉西坦致畸率较低(0.7/100),奥卡西平的致畸率目前尚未知,为了尽可能降低妊娠期癫痫患者的胎儿先天性致畸风险,仍建议癫痫患者在孕前 3 个月开始口服叶酸 5mg/d 直至早孕期结束。在整个妊娠期间需按时进行孕期检查,发现问题及时解决。

二、案 例 分 享

1. 病例摘要

患者，女，23岁，体重60kg，妊娠31周，主因"发作性抽搐伴意识障碍12小时"就诊。

患者于入院前日22时睡眠中出现癫痫发作，表现为突发意识丧失，头部、双眼向左偏斜，四肢强直抽搐，伴口吐白沫，小便失禁，无肢体瘫痪，无黑矇，无恶心呕吐，持续约1分钟；1小时后（23时）又重复发作，表现和持续时间与上述类似。之后患者约每半小时发作一次，发作间歇期意识不清，对外界无反应；凌晨5时患者在急诊期间又出现2次发作，表现如前，体温最高39.2℃，诊断为癫痫持续状态。给予地西泮、醒脑静、肌内注射苯巴比妥钠后，患者未再出现发作，处于药物镇静状态。家属回忆称昨天白天发现患者打喷嚏，无咳嗽，未测体温，自认为无发热；昨天因预约产检，患者早晨未服用奥卡西平。请产科医师紧急会诊，行盆腔彩超示活胎，胎儿胎心率189次/min，胎位为头位，胎盘实质回声均匀。产科医师意见：考虑患者癫痫病史，长期服用抗癫痫药物，有胎儿畸形风险；胎儿心率快，子宫放松差，胎儿有慢性缺氧史，可能进一步导致胎死宫内，建议病情危重时终止妊娠。为进一步诊治，患者入住神经内科重症监护室。

既往病史：癫痫病史10年。无高血压及糖尿病史，否认手术外伤及输血史，预防接种史不详。否认食物及药物过敏史。患者系剖宫产出生，出生时有缺血缺氧史，8岁有脑膜炎病史。父母诉患者自幼生长发育与同龄儿童类似，读书成绩中等，初中肄业（因癫痫发作）；13岁时首次发病，表现为突发意识丧失，头部、双眼向左偏斜，四肢强直抽搐，伴口吐白沫，大小便失禁，持续约10秒。就诊当地医院，诊断为癫痫，具体用药不详，约每半年发作一次；后到成都、北京等地就医，曾服用卡马西平、丙戊酸类及中药（具体成分不详），疗效一般，逐渐进展为每1~2个月发作1次，改为口服奥卡西平片0.6g，一日2次，加服中药（成分、剂量不详），大约每个月发作1次，表现同前；7个月前停经，妊娠期间继续按量服用奥卡西平，依然约每个月发作1次。

诊断：癫痫持续状态，症状性癫痫；肺部感染，泌尿系统感染；孕31周，贫血（轻度）；代谢性酸中毒。

2. 治疗经过

入院第1天

生命体征：T 38.5℃，P 108次/min，R 24次/min，BP 130/80mmHg。

查体：患者药物镇静状态，高级神经功能查体无法配合。双侧瞳孔等大正圆，直径约为2mm，直接、间接对光反射灵敏，其他颅神经查体无法配合，全身肌力无法配合,粗测肌力 V 级,肌张力不高,双侧腱反射对称存在,双侧病理征阳性,共济失调,脑膜刺激征阴性,GCS 评分 10 分,妇产科查体宫高 25cm,腹围 50cm,胎儿胎心率 150 次 /min,胎位为头位。

血常规检查(急诊):WBC 22.54×10^9/L,RBC 4.88×10^{12}/L,HB 106g/L,PLT 248×10^9/L。

尿常规检查(急诊):KET(±),PRO(–)。

床旁胸片检查:双侧胸廓大致对称,肺纹理重,肺内未见其他异常阴影,未见明确病变。

血常规检查(入院):WBC 17.60×10^9/L,N 15.9×10^9/L,NEUT 90.3%,RBC 4.63×10^{12}/L,HB 99g/L,HCT 30.9%,MCV 66.7fL,PLT 196×10^9/L。

血生化检查(入院):α-HBD 377IU/L,LDH 449IU/L,CK 1 443IU/L,GLU 4.66mmol/L,CR 66μmol/L,BUN 4.65mmol/L,ALB 38.03g/L,PAB 241mg/L,GOT 47IU/L,GPT 34IU/L,GGT 27IU/L,K^+ 3.5mmol/L,Na^+ 140.3mmol/L,Cl^- 107.0mmol/L,TC 4.28mmol/L,TG 1.56mmol/L,HDL-C 2.23mmol/L,LDL-C 2.17mmol/L,TBIL 16.10μmol/L,IBIL 10.60μmol/L,DBIL 5.50μmol/L。

PCT 0.308ng/ml,CRP 5.23mg/L。

血气分析:LAC 1.30mmol/L,pH 7.345,PCO_2 23.2mmHg,PO_2 138mmHg,SaO_2 99.0%,AB 12.3mmol/L,SB 15.1mmol/L,BE –11.8mmol/L。

凝血功能:FIB3.17g/L,D-Dimer 1.93μg/ml。

尿常规检查:BLD(+++),KET(++++),白细胞(UF)159.80/μl,RBC 4 807.10/μl,细菌 132.60/μl,白细胞(高倍视野)28.74 HPF,红细胞(高倍视野)864.59 HPF。

痰涂片检查:未见真菌孢子及假菌丝,中等量革兰氏阳性球菌及链球菌,少数革兰氏阴性杆菌及球菌。

盆腔彩超检查:活胎,头位,胎心率 189 次 /min,胎盘实质回声均匀。

医师查房分析:

(1)癫痫持续状态是指 1 次癫痫发作持续 30 分钟以上,或反复发作持续时间大于 30 分钟,且发作期间意识不恢复至发作前基线的状态。该患者反复每隔 20~30 分钟发作 1 次,发作间歇期意识不清,癫痫持续状态诊断明确。

(2)患者在急诊期间发作 2 次,已给予地西泮注射液 10mg 静脉推注,苯巴比妥 200mg 肌内注射,目前处于药物镇静状态,未见癫痫再次发作;继续给予口服奥卡西平、左乙拉西坦抗癫痫治疗。

药物治疗方案:

(1)奥卡西平片 0.6g,每 12 小时 1 次,鼻饲。

(2)左乙拉西坦片 0.5g,每 12 小时 1 次,鼻饲。

(3)注射用头孢米诺钠 2g+0.9% 氯化钠注射液 500ml,一日 1 次,静脉滴注。

（4）肠内营养混悬液（TPF）500ml，一日1次，鼻饲（50ml/h）。

药师分析：

（1）关于抗癫痫治疗：2014年《惊厥性癫痫持续状态监护与治疗（成人）中国专家共识》推荐，应用地西泮肌内注射后，应后续给予苯妥英钠或继续使用地西泮4mg/h静脉泵入，后丙戊酸15~45mg/kg[< 6mg/（kg·min）]静脉推注后1~2mg/（kg·h）静脉泵入，或苯巴比妥15~20mg/kg（50~100mg/min）静脉注射，或左乙拉西坦1 000~3 000mg静脉注射，或咪达唑仑10mg肌内注射（静脉通路无法建立时）。

该患者在急诊科给予地西泮及苯巴比妥治疗后，病情得到控制。但是，癫痫持续状态（CSE）终止的判断标准为临床发作终止、脑电图痫性放电波发现消失及患者意识恢复。CSE终止后，即可给予相同或同类抗癫痫药物肌内注射或口服药物作为过渡治疗。目前患者处于药物镇静状态，无癫痫发作，根据实际情况也可考虑采用氯硝西泮等序贯治疗，但由于该患者先前已经使用地西泮并处于镇静状态，故宜选用其他抗癫痫药物继续治疗。

奥卡西平为新型抗癫痫药物。它是一种前体药物，在体内代谢为具有活性的单羟基衍生物，不仅可以阻断脑细胞电压依赖性钠通道，稳定过度兴奋的神经细胞膜，抑制神经元重复放电，还可以降低突触传递的兴奋冲动。另外，奥卡西平可增加钾通道的传导性，并可调节高电位激活钙离子通道，因此具有多种抗癫痫途径，适用于治疗原发性全面强直 - 阵挛性发作和部分性发作，伴有或不伴有继发性全面性发作。该患者既往癫痫病史10年，服用奥卡西平有效，发作频率减为约每个月1次。入院当日因预约空腹产检而漏服药物，导致惊厥性癫痫持续状态发生。参照《临床诊疗指南：癫痫病分册》（2015修订版）关于抗癫痫药物剂量调整及换药方法的推荐思路，该患者原先应用奥卡西平，癫痫控制尚可，表明药物选择正确，可以继续原治疗方案，并进行必要的血药浓度监测。2015年《妊娠期女性抗癫痫药物应用中国专家共识》指出，拉莫三嗪、左乙拉西坦、奥卡西平等新一代抗癫痫药物，可能会改善妊娠期的药物耐受性，而且致畸性较传统抗癫痫药物小，适用于孕妇。因此，该患者选择奥卡西平继续治疗合理，用法用量适宜。

左乙拉西坦亦为新型抗癫痫药物，主要作用于脑部内突触囊泡蛋白SV2A，使其调节癫痫产生放大效应的功能受到抑制，增加GABA的介导作用，同时还能调节神经系统多种离子通道的活性，降低神经细胞的异常放电。左乙拉西坦片药品说明书提示，该药用于成人及4岁以上儿童癫痫患者部分性发作的加用治疗。由于左乙拉西坦的作用机制与其他抗癫痫药物不同，不与奥卡西平发生相互作用，该患者左乙拉西坦与奥卡西平联合应用合理。奥卡西平和左乙拉西坦均为普通片剂，可以研粉加水溶解后鼻饲给药。

（2）关于吸入性肺炎抗感染治疗：该患者入院时体温 38.5℃，血常规 WBC 升高，胸片示肺纹理重，提示可能存在肺部感染。但是，此次癫痫发作前患者并无感染症状，在持续发作过程中伴有口吐白沫、四肢强直抽搐，存在误吸的风险，由此考虑肺部感染可能与误吸有关。《热病：桑福德抗微生物治疗指南》（第 48 版）指出，吸入性肺炎通常病原体为厌氧菌 34%，G^+ 球菌 26%，米氏链球菌 16%，肺炎克雷伯菌 25%，奴卡菌 3%。首选治疗方案为克林霉素（口服）或联合氨苄西林舒巴坦（静脉给药）或碳青霉烯类单药（静脉给药），备选方案为头孢曲松联合甲硝唑；其他治疗方案为哌拉西林他唑巴坦或莫西沙星。针对误吸导致肺部感染的常见病原菌，应该选用广谱抗生素治疗。头孢米诺对 G^- 菌作用较强，对 G^+ 菌作用较弱，且头孢米诺易引起出血，故该抗感染治疗选药不合理。

（3）营养支持治疗：该患者出现药物镇静状态，尿酮体（++++），营养评分 3 分，血气分析提示代谢性酸中毒；发作当日可能入量不足，发生饥饿性酮症，同时癫痫抽搐产生大量乳酸可加剧酸中毒，为此需要加强营养摄入。肠内营养混悬液（TPF）属于整蛋白型营养制剂，适用于胃肠功能正常而不能进食足够数量食物的患者。该患者体重 60kg，每日所需能量为 1 200~1 500kcal。根据《神经系统疾病营养支持适应证共识（2011 版）》推荐，首日肠内营养输注 20~50ml/h，次日起逐渐加至 80~100ml/h，12~24 小时内输注完毕。

药学监护要点：

（1）同癫痫持续状态常规药学监护，密切监测生命指征，观察疗效与不良反应。

（2）观察感染相关指标、尿酮体指标等的变化。

（3）关注肠内营养的给药速度。

入院第 2 天

患者呈嗜睡状态，时有躁动，可自主睁眼，可按照指令动作。

生命体征：T 36.8℃，P 77 次/min，R 16 次/min，BP 155/90mmHg。

查体：患者嗜睡，高级皮质功能欠佳，双侧瞳孔等大正圆，直径约 2.5mm，直接、间接对光反射灵敏，双侧眼球运动充分自如，无复视、眼震、面额纹对称等深、鼓腮、龇牙对称有力，悬雍垂居中，咽反射对称存在，转头、耸肩对称有力，伸舌居中，无舌肌萎缩、纤颤等，全身肌力 V 级，肌张力不高，双侧腱反射对称存在，双侧病理征阳性，脑膜刺激征阴性，GCS 评分 E4M5V4 13 分。妇产科查体宫高 25cm，腹围 50cm，胎儿胎心率 150 次/min，胎位为头位。

尿常规检查：BLD（+++），KET（−），PRO（++），白细胞（UF）377.70/μl，RBC 9 215.90/μl，细菌 68.60/μl，白细胞（高倍视野）67.93 HPF，红细胞（高倍视野）1 657.54 HPF。

血气分析: pH 7.336, PCO_2 31.8mmHg, PO_2 142.0mmHg, SaO_2 98.7%, AB 16.5mmol/L, SB 18.2mmol/L, BE −7.8mmol/L。

头颅 MRI: 两侧海马尾部信号异常,请结合临床;双侧上颌窦炎,筛窦炎(轻度)。

医师查房分析:

(1)患者昨夜出现躁动,给予肌内注射氟哌啶醇后,症状好转;继续观察、治疗。

(2)患者肺部呼吸音粗,胸片及白细胞、降钙素原等感染指标提示肺部感染诊断成立,继续抗感染治疗。

(3)复查尿常规提示有大量白细胞,可能存在泌尿系统感染,但临床症状不明显,暂不处理,继续观察。

(4)尿酮转阴,酸中毒指标较前缓解,再复查。

(5)血红蛋白96g/L,诊断轻度贫血,给予叶酸片和琥珀酸亚铁治疗,注意复查。

药物治疗方案调整:

(1)氟哌啶醇注射液,5mg,肌内注射,st.。

(2)琥珀酸亚铁片,0.1g,一日2次,鼻饲。

(3)叶酸片,5mg,一日1次,鼻饲。

(4)肠内营养混悬液(TPF),500ml×2,一日1次,鼻饲(80ml/h)。

药师分析:

(1)抗躁动治疗:氟哌啶醇为丁酰苯类抗精神病药,肌内注射后10~20分钟血药浓度达峰值,可以迅速起效,适用于控制兴奋躁动、敌对情绪和攻击行为。但是,该药锥体外系反应较强,对于癫痫患者需慎用。因此,给药后要注意观察患者不自主运动的发生情况。

(2)抗贫血治疗:患者血红蛋白96g/L,红细胞平均体积、血细胞比容、平均红细胞血红蛋白含量等均低于正常值范围,考虑为轻度小细胞低色素型贫血(缺铁性贫血),给予补铁抗贫血治疗。琥珀酸亚铁是一种结合、二价铁(Fe^{2+})蛋白的有机化合物,含铁量高,适用于缺铁性贫血的预防和治疗。叶酸为水溶性 B 族维生素,用于治疗巨幼细胞贫血。对于准备妊娠的妇女在妊娠前及妊娠早期服用有助于预防胎儿神经管畸形。该患者为缺铁性贫血,且已大大超过了妊娠早期,因此应用叶酸适应证不适宜。

(3)营养支持治疗:患者昨日给予肠内营养混悬剂(TPF)500ml,鼻饲(50ml/h)给药未见不适,当日起加量为1 000ml给药速度调整为80ml/h,维持每日能量供给1 200~1 500kcal,用法用量合理。

药学监护要点：

（1）同前。

（2）琥珀酸亚铁片鼻饲前研粉现喂，避免药物氧化失效。

（3）关注氟哌啶醇的锥体外系症状。

（4）告知患者及家属，服用铁剂后会出现黑便或可能引起便秘。

入院第 4 天

患者神志清，嗜睡可唤醒，可自主睁眼，躁动较前减少。

生命体征：T 36℃，P 94 次 /min，R 18 次 /min，BP 100/75mmHg。

血气分析：pH 7.409，PCO_2 36.9mmHg，PO_2 136.0mmHg，SaO_2 98.9%，AB 22.9mmol/L，SB 23.6mmol/L，BE −1.0mmol/L。

PCT：0.06ng/ml。

血常规五分类：WBC 6.15×10^9/L，NEUT% 76.5%，RBC 3.69×10^{12}/L，HB 79g/L，HCT 24.5%，MCV 66.4fL。

尿常规检查：BLD（+），KET（−），PRO（−），白细胞（UF）64.60/μl，RBC 171.50/μl，细菌 4.5/μl，白细胞（高倍视野）11.60HPF，红细胞（高倍视野）30.90 HPF。

血生化检查：CR 37μmol/L，ALB 28.81g/L，PAB 172mg/L，K^+ 3.63mmol/L，Na^+ 141.1mmol/L。

医师查房分析：

（1）患者未再出现癫痫发作，脑电图显示为广泛慢波，未出现痫性异常放电，分析可能是惊厥性癫痫持续状态后大脑电活动的反应。前日行头颅 MRI 检查未见异常。由此推测，本患者入院查体双侧病理征阳性是由于出生时缺血缺氧和 / 或 8 岁脑膜炎导致，并不能确定为本次发病引起。

（2）复查贫血项目指标，注意加强营养支持。

（3）复查血常规，白细胞计数已恢复正常，降钙素原较前明显下降，体温恢复正常，肺部未闻及干湿啰音，提示感染好转，继续观察。

药物治疗方案调整，加用：

（1）维生素 B_1 片，10mg，一日 3 次，口服。

（2）甲钴胺片，0.5mg，一日 3 次，口服。

药师分析：维生素 B_1 与甲钴胺均为水溶性 B 族维生素，可参与机体蛋白质、核酸等的代谢。维生素 B_{12} 在人体内以甲基钴胺素形式存在于血浆，以 5-脱氧腺苷钴胺素形式存在于肝及其他组织中，当其缺乏时会引起巨幼细胞贫血和神经病变。临床可以通过监测血清维生素 B_{12} 水平来判定是否为维生素 B_{12} 缺乏导致贫血。维生素 B_1 以硫胺焦磷酸的形式在糖代谢和支链氨基酸代谢中发挥作用，协调碳水化合物的新陈代谢和能量的产生，维持正常神经系统所需。当出现缺乏时会导致脚气病。根据目前诊断及病情分析,该患者没有必要添加这两种药物,用药不适宜,建议纠正。

药学监护要点:同前。

入院第 7 天

生命体征:T 36.2℃,P 94 次 /min,R 20 次 /min,BP 110/86mmHg。

尿常规检查:BLD(±),KET(−),白细胞(UF)7.50/μl,RBC 84.60/μl,细菌 10.00/μl,白细胞(高倍视野)1.40 HPF,红细胞(高倍视野)15.20 HPF。

血常规五分类:WBC 8.22×10^9/L,NEUT% 78.8%,RBC 4.33×10^{12}/L,HB 92g/L,MVC 65.80fL,HCT 28.5%。

血生化检查:CR 39μmol/L,BUN 3.94mmol/L,ALB 35.51g/L,PAB 208mg/L,K^+ 4.19mmol/L,Na^+ 138.6mmol/L。

医师查房分析:患者自入院治疗后未再出现癫痫发作,目前神志清楚;已拔除胃管,恢复自主进食,停用肠内营养制剂,奥卡西平和左乙拉西坦改为口服给药;感染指标较前明显下降,病情好转。同意药师意见,停用维生素 B_1、甲钴胺及头孢米诺。为避免交叉感染,转入普通病房继续抗癫痫治疗。

3. 药物治疗总结与讨论

(1)该患者入院后根据临床症状和既往病史分析,首先考虑为惊厥性癫痫持续状态,诊断明确。急诊科给予地西泮 10mg(2~5mg/min)静脉注射后肌内注射苯巴比妥钠注射液 0.2g,癫痫持续状态迅速得以控制。此后,给予口服(鼻饲)奥卡西平和左乙拉西坦抗癫痫治疗,患者未再见癫痫发作。按照 2014年《惊厥性癫痫持续状态监护与治疗(成人)中国专家共识》,患者给予首剂地西泮静脉注射后,接着以 4mg/h 持续静脉泵输注给药,同时给予口服同种或同类抗癫痫药物。但是,当时鉴于患者已经处于药物镇静状态,再继续给予苯二氮草类药物序贯治疗可能有加重患者意识不清的风险;同时,患者为孕妇,既往口服奥卡西平抗癫痫治疗显示有一定的疗效且可能对胎儿的影响较小,故选择奥卡西平再加用左乙拉西坦为口服给药方案,后者亦为新型抗癫痫药物,不良反应相对较少。由于患者本次入院与漏服抗癫痫药物关系密切,为此需要对患者强调按时规律服用药物对控制癫痫发作的重要性,同时告知患者长期服药对血生化、血常规等的影响以及可能的副作用。

(2)关于妊娠期抗癫痫药物治疗与叶酸补充。大量的动物实验显示,不少抗癫痫药物能够导致胎儿畸形,其发生机制尚不明确,有的可能与叶酸缺乏有关。苯妥英钠、苯巴比妥、卡马西平和丙戊酸等在体内均可干扰叶酸的代谢。一些不具有诱导细胞色素 P450 酶活性的抗癫痫药物则不会引起血液中叶酸水平的降低。例如,拉莫三嗪为叶酸阻滞剂,但抗叶酸作用较弱,对血液中叶酸水平不产生影响。

《妊娠期女性抗癫痫药物应用中国专家共识》(2015年版)和英国皇家妇产科医师学会《妊娠期癫痫指南》(2016年版)均建议,在妊娠之前3个月和早期妊娠阶段,口服大剂量叶酸(5mg/d),可在一定程度上降低胎儿发生先天畸形的风险。叶酸的补充方式最好采用饮食补充,也可以通过服用处方剂量的叶酸片或者借助多种维生素的补充来实现。需要注意的是,大多数复合维生素口服制剂中含有叶酸(0.4mg/粒),有的产前用维生素制剂(非处方药)叶酸含量为0.8mg,在实际应用中应注意服用的剂量。而且,对于癫痫患者的叶酸补充,也是建议在妊娠前(备孕阶段)3个月及早期妊娠(早孕阶段)3个月进行补充。

该患者诊断为轻度小细胞低色素型贫血,应给予补充铁剂治疗,况且,当时已经妊娠7个月,一般不需要补充叶酸,必要时可进行叶酸水平监测。

第三节　老年癫痫患者

一、药学监护要点

1. 用药适宜性监护　老年人随着生理的变化,药动学发生变化,抗癫痫药物的吸收、分布、代谢和排泄与一般成年人不同。老年人对抗癫痫药物的反应往往也十分敏感,例如对抗癫痫药物的剂量和调整速度要更加谨慎,应根据血药浓度的变化调整剂量。老年癫痫患者大多数合并慢性病,如高血压、糖尿病、冠心病和高脂血症等,经常需要服用多种药物。需要关注这些药物与抗癫痫药物之间的相互作用。例如,服用非洛地平时,最好不要选择卡马西平,以免导致患者血压过低出现危险,而且,如果增加卡马西平的剂量,易产生心脏毒性。冠心病合并癫痫患者,最好不用卡马西平,因为卡马西平的心脏毒性可能会加重患者的心脏病。丙戊酸钠可使纤维蛋白原降低、血小板减少,如与氯吡格雷合用,更易加大出血的风险。为此,老年癫痫患者应选择相互作用较少的药物,如托吡酯、左乙拉西坦等,同时尽可能避免抗癫痫药物对慢病用药的不良影响。

2. 用药有效性监护　老年癫痫患者的用药有效性监护,不仅要注意癫痫的发病类型、严重程度和发病频率的变化,还要注意基础疾病的变化,药物治疗需要综合关注对整体健康的影响,避免顾此失彼。

3. 用药安全性监护　由于老年癫痫患者对药物的敏感性增加,应用抗癫痫药物时,更要注意加强药品不良反应监测与防护。例如,服用丙戊酸钠时,要定期监测凝血、血生化、血常规、血氨等实验室指标;服用卡马西平和奥卡西平时,要注意监测电解质和血常规;应用苯巴比妥时,应注意监测肝功能;

服用拉莫三嗪时,要注意观察皮疹的发生等。同时,老年癫痫患者要加强血药浓度监测,防范药物中毒。

二、案 例 分 享

1. 病例摘要

患者,女,82岁,体重40kg。主因"发作性抽搐12天"就诊。

患者于12天前凌晨出现咽喉部发声,头、眼右转,呼之不应,四肢抽搐,持续1分钟缓解,但仍意识不清,半小时后清醒。5天前又发作2次,急诊科给予苯巴比妥、甘露醇等治疗,病情未见好转;患者抽搐频繁发作,每3~5分钟发作一次,主要表现为右侧颜面部及右上肢抽搐,偶有继发全身抽搐,持续数十秒至1分钟后缓解,曾发生恶心、呕吐2次,呕吐物为胃内容物,无鲜血及咖啡样物质。床旁脑电监测提示,左侧大脑半球持续棘波发放,诊断为癫痫持续状态。继续给予抗癫痫治疗,仍然发作频繁,遂收治于神经内科监护室。

既往病史:阿尔茨海默病病史2年;1个月前患"脑梗死";否认心脏病、糖尿病、肝炎及结核病史,无外伤或输血史。对青霉素和磺胺类药物过敏,对鱼虾过敏。

家族史:不详。

诊断:症状性癫痫;癫痫持续状态。

2. 治疗经过

入院第1天

生命体征:T 36.8℃,P 60次/min,R 20次/min,BP 140/63mmHg。

查体:药物镇静状态,查体欠合作。双眼瞳孔等大正圆,直径1.5mm,光反射灵敏,双眼左侧凝视,右上肢和双下肢屈曲强直状态。其他项目查体未见明显异常。

血常规检查:WBC 2.60×10^9/L,NEUT% 63.9%,RBC 3.31×10^{12}/L,HB 111g/L,PLT 101×10^9/L。

尿常规检查:pH 7.5,酮体(+),余正常。

血生化检查:BUN 2.65mmol/L,CR 45μmol/L,TC 3.99mmol/L,TG 0.51mmol/L,GLU 6.33mmol/L,GOT 33IU/L,GPT 15IU/L,TBIL 10.80μmol/L,DBIL 4.10μmol/L,K^+ 4.28mmol/L,Na^+ 147mmol/L,Ca^{2+} 2.28mmol/L,TP 54.3g/L,ALB 33.57g/L,G 20.73g/L,PAB 117mmol/L。

丙戊酸钠血药浓度:110.47μg/ml。

头颅CT检查:左额软化灶。

脑电图检查:左侧大脑半球持续棘波发放。

医师查房分析:患者为老年女性,患阿尔茨海默病 2 年,1 个月前脑梗死,12 日前首发癫痫,近日来反复发作,根据临床表现、头颅 CT 及脑电图检查结果,症状性癫痫和癫痫持续状态诊断明确,予继续抗癫痫治疗。

药物治疗方案:

(1)丙戊酸钠注射液 400mg,一日 2 次,静脉注射。

(2)丙戊酸钠片 0.2g,一日 3 次,鼻饲。

(3)醒脑静注射液 30ml+0.9% 氯化钠注射液 250ml,一日 1 次,静脉滴注。

(4)肠内营养乳剂(TP-HE)1 000ml,一日 1 次,鼻饲。

药师分析:

(1)《临床诊疗指南:癫痫病分册》(2015 修订版)推荐,早期惊厥性癫痫持续状态的一线治疗药物为苯二氮䓬类药物,包括劳拉西泮(国内尚无)、地西泮、咪达唑仑(非静脉应用)。国内针对惊厥性癫痫持续状态的二线治疗药物包括苯巴比妥(有争议,儿童常用)、丙戊酸(静脉注射或静脉滴注)、左乙拉西坦(静脉注射,临床经验尚少)。丙戊酸钠为广谱抗癫痫药物,其主要的作用机制可能与增加 γ- 氨基丁酸的浓度有关。丙戊酸钠可用于治疗全面性及局灶性癫痫发作以及特殊类型的癫痫综合征。

该老年患者为惊厥性癫痫持续状态,可以选用丙戊酸钠治疗。为了尽快控制发作,首先应用丙戊酸钠静脉注射给药,待病情控制后再序贯给予口服丙戊酸钠维持治疗,每日丙戊酸钠最大用量不超过 30mg/kg。该患者体重 40kg,每日最大量不得超过 1 200mg。该患者予丙戊酸钠 400mg,一日 2 次,静脉注射,同时鼻饲丙戊酸钠片(研粉)0.2g,一日 3 次,合计日剂量达 1 400mg/d,用量偏大,应该监测血药浓度,并根据临床反应及时调整药物剂量。为了保持血药浓度的平稳,抗癫痫药物宜采用等间隔时间给药。因此,用药医嘱中给药频率不宜采用"一日 2 次"和"一日 3 次",而应采用"每12 小时 1 次"和"每 8 小时 1 次"才符合规范。首剂丙戊酸钠可予以 15mg/kg 静脉推注,不少于 5 分钟,然后以 1mg/(kg·h)维持静脉滴注。该患者体重 40kg,首剂应给予丙戊酸钠 600mg,静脉推注,接着 40mg/(kg·d)持续静脉滴注给药。因此,该患者的用药医嘱(丙戊酸钠 400mg,一日 2 次,静脉注射)欠妥。

(2)患者处于药物镇静状态,无法进食,有管饲喂养的适应证。该患者血浆白蛋白低,选用肠内营养乳剂(TP-HE),能够补充能量,减少蛋白质流失,促进蛋白质合成。患者体重 40kg,每日所需能量为 1 000~1 200kcal,肠内营养乳剂(TP-HE)1 000ml 可提供能量 1 500kcal,用量偏大。醒脑静为中药注射剂,含麝香、郁金、冰片、栀子等成分,具有清热解毒,凉血活血,开窍醒脑作用,然而对于癫痫患者是否需要使用,尚值得商榷。

药学监护要点：

（1）患者丙戊酸钠用量较大，适时监测血药浓度，关注不良反应，监测肝功能、血氨、血常规、凝血四项等。

（2）醒脑静注射液成分复杂，禁忌予其他药品混合配伍，谨慎联合用药，注意其过敏性休克等不良反应。

（3）控制肠内营养液鼻饲速度，注意有无胃内残留，避免患者误吸。

（4）患者可能为过敏性体质，用药期间要密切关注。

入院第2天

患者神清，言语不能，查体不合作，四肢肌张力高，未出现肢体抽搐。

生命体征：T 36.2℃，P 60次/min，R 22次/min，BP 140/60mmHg。

血常规检查：WBC 1.19×10^9/L，NEUT% 63.9%，RBC 3.64×10^{12}/L，HB 128g/L，PLT 104×10^9/L。

丙戊酸钠血药浓度：104.36μg/ml。

医师查房分析：

（1）患者昨日入院查血白细胞低，今白细胞下降到1.19×10^9/L，应速排查原因。

（2）丙戊酸钠用量大，血药浓度超过治疗窗上限，癫痫症状未再出现，今暂停用丙戊酸钠注射液，继续观察。

药师分析：

（1）患者癫痫持续状态得到控制，丙戊酸钠血药浓度超过治疗窗上限，可能因为用量过大，会增加不良反应，予以停用静脉注射，保留口服给药，减少了每日用药量，可通过临床观察和血药浓度监测确定是否重新调整给药方案。

（2）患者白细胞下降，有可能与丙戊酸钠用药有关，或其他原因待排查。

药学监护要点：

（1）丙戊酸钠减量后，密切关注患者癫痫的发作情况。

（2）动态监测丙戊酸钠血药浓度。

（3）监测血象、肝功能及凝血功能变化，监测药品不良反应。

入院第4天

患者生命体征正常，神清，言语不能，未出现抽搐。

血常规检查：WBC 3.60×10^9/L，NEUT% 49.1%，RBC 3.19×10^{12}/L，HB 128g/L，PLT 104×10^9/L。

医师查房分析：患者入院诊断为症状性癫痫、癫痫持续状态，给予丙戊酸抗癫痫、肠内营养支持及对症治疗，3天多来未再出现抽搐，住院期间出现血常规白细胞进行性下降，经停丙戊酸钠注射液，白细胞恢复至平时水平。鉴于目前患者病情稳定，予转出监护室，在普通病房继续观察、治疗。

3. 药物治疗总结与讨论

（1）关于老年癫痫：癫痫的发病机制比较复杂。原发性癫痫是指原因不明的癫痫，多见于儿童。老年癫痫系指 60 岁以上发作的癫痫，多为继发性癫痫，脑血管病是常见病因。发生于脑血管病急性期（2 周内）的癫痫，为早发性癫痫，多数于起病后 3 日内发作；脑血管病后 2 周以上（含数月或数年）发作的癫痫，为迟发性癫痫。迟发性癫痫多与脑内遗留陈旧性病灶及软化灶有关，病变部位多见于脑叶，以额叶最多见，且发作类型以全面强直 - 阵挛性发作多见。

该患者曾在 1 个月前患脑梗死，应考虑可能是脑血管病后遗症引起的癫痫，主要症状表现为反复出现右侧颜面部及右上肢抽搐，每 3~5 分钟发作一次，偶有继发全身抽搐，每次持续数十秒至 1 分钟缓解，其发作类型刻板、重复、短暂。脑电监测显示左侧大脑半球持续棘波发放。诊断为症状性癫痫、癫痫持续状态。

（2）关于老年癫痫的治疗药物选择：老年癫痫多数为症状性癫痫。症状性癫痫一般选用卡马西平、丙戊酸钠等药物治疗，但由于老年人往往合并症多，对药物不良反应更敏感，而卡马西平有心脏传导阻滞作用，不适用于有心脏病的患者；丙戊酸钠可引起纤维蛋白原减少、血小板降低等，脑血管病患者不适用。相对而言，新型抗癫痫药物的耐受性更好，但托吡酯的神经系统不良反应包括意识模糊、认知功能受损及记忆障碍等，老年患者不宜选用。因此，该患者应用丙戊酸钠可能并非理想选择。该患者 82 岁高龄，有脑血管病史，如果不及时控制癫痫持续状态会危及生命，宜首选地西泮等苯二氮䓬类药物终止发作，苯二氮䓬类药物起效快，与丙戊酸钠比较相对不良反应较少，更适合老年患者使用。

老年人由于生理变化对药动学和药效学的影响，导致抗癫痫药物血浆蛋白结合率低，药物分布容积减少，同时肝脏、肾脏的清除率降低。因此，老年癫痫患者适宜首选单药治疗，从低剂量给药，逐渐加量，以减少不良反应，还应当适时监测血药浓度。

老年人往往同时患有其他疾病，要综合考虑抗癫痫药物和其他药物的相互作用，以及多种抗癫痫药物联合应用时的相互作用。老年人记忆力减退，服药依从性差，易导致漏服、错服，应尽量选择服用方法简便的药物，如口服缓释制剂，其长效作用可以减少服用次数，因此比起普通片剂每日多次用药更容易被老年人接受。但是，需要嘱咐患者及其家属，缓（控）释制剂应当完整吞服，不能咀嚼或研粉后服用。

（3）关于丙戊酸的血液毒性：丙戊酸钠可直接抑制骨髓造血系统，引起白细胞、红细胞和血小板减少，即所谓血恶病质。丙戊酸钠引起的这些异常非药物特异性副作用,与药物剂量有关。长期服用(4年以上)丙戊酸钠的患者,红细胞、血小板、粒细胞均受影响,推测丙戊酸钠的毒性作用直接损伤造血干细胞。随着用药时间延长和剂量增大,其毒副作用越明显。因此,在丙戊酸钠抗癫痫治疗过程中,定期检查血常规及出凝血时间是十分必要的。

该患者癫痫发作频繁,处于癫痫持续状态,给予丙戊酸钠静脉注射和口服给药后,控制了癫痫症状,患者未再抽搐。但是,丙戊酸钠按体重计算超过每日最大用量,血药浓度也超过治疗窗上限,患者出现白细胞降低。经停用丙戊酸钠静脉给药,患者白细胞上升至平时水平。因此,老年癫痫患者应用抗癫痫药物时,需要特别注意剂量不要过大,可根据体重、肝肾功能状态等确定适宜的个体化剂量,同时要及时监测血药浓度。如果血药浓度处于治疗窗上限,一旦症状稳定应及时减药,以防药物蓄积中毒。

(齐晓涟　孟庆莉　张永莉)

参 考 文 献

[1] 中国医师协会神经内科分会癫痫专委会. 妊娠期女性抗癫痫药物应用中国专家共识[J].
中国医师杂志, 2015, 17(7): 969-971.

[2] 中华医学会神经病学分会神经重症协作组. 惊厥性癫痫持续状态监护与治疗(成人)中国专家共识[J]. 中华神经科杂志, 2014, 47(9): 661-666.

第八章 药师随访与用药指导

第一节 入 院 评 估

一、药 学 问 诊

问诊就是要通过对患者及其相关人员的系统询问，获取病史资料，经综合分析而做出临床判断的一种诊法，也是病史采集的主要手段之一。这对于确定患者的诊断，了解患者既往及当前的用药情况，制订正确的药物治疗方案十分重要。问诊是临床专业人员必须掌握的基本功，是诊治患者的第一步，问诊过程是医患沟通、建立良好医患关系的重要时机，也是药师参与临床药物治疗及开展患者用药教育的前提。问诊要求收集的资料必须完整和准确。

一般来说，问诊内容包括：一般项目、主诉、现病史、既往史、个人史、家族史、症状表现等。一般项目包括患者姓名、性别、年龄、籍贯、民族、婚姻、通信地址等，要求信息属实，必要时要进行核实。主诉，是患者感受最主要的痛苦或最明显的症状或体征。在询问的时候，还要问清楚症状发生和持续的时间。现病史是指患者发病后的全过程，包括疾病的发生、发展、演变和诊治过程。在询问现病史的时候，要把患者的起病情况与患病时间，主要症状的部位、性质、持续时间和程度及缓解情况，发病的病因与诱因，病情的发展与演变，伴随的病状及诊疗经过询问清楚。既往史主要包括患者的健康状况、疾病史、外伤史、手术史、用药史及药物和食物过敏史等。个人史包括患者的文化程度、职业、生活习惯（含吸烟、饮酒、吸毒等）、婚育史、疫苗接种史等，在询问时，要将这些问题逐一了解清楚。

对于癫痫患者的问诊，除以上问题之外，还应问清楚发作的具体表现、用药情况、用药后发作的变化等。首先要询问发作的症状，然后询问首次发作时的年龄、发作的诱因、发作有无先兆及先兆的表现，发作的整个过程（包括部位、具体表现及伴随症状）、发作后的症状、发作的持续时间、发作频率、用药情况、药物的疗效和不良反应等。

二、药 物 重 整

药物重整（medication reconciliation）是指在患者入院、转科或出院时，通过复核及与患者沟通，了解在医疗交接前后的所有用药情况，以保障患者用药安全的过程。其最终目的是达到消除故意的和非故意的处方不一致（discrepancy），预防医疗过程中的药物不良事件。通过药物重整，可以减少用药错误（medication error，ME）的发生，降低不必要的经济负担。

当患者在治疗单元转换时，临床药师需要通过比较患者目前正在应用的所有药物与用药医嘱是否一致，保证患者准确、完整的药物治疗信息得到正确的传递。临床药师实施医嘱重整的具体方法是通过与患者沟通，全面了解患者的用药情况，为患者建立一个准确的正在使用的所有药品的清单，包括药品名称、剂量、用药频率、用药途径等，涵盖的药品不仅包括处方药，还应包括非处方药（OTC），将这个清单与患者入院、转科或出院时的医嘱进行比对，以保证患者在治疗单元转换时获得正确的药物治疗。

癫痫是一类神经系统常见的慢性病，需要长期用药。患者的用药方案是否正确，直接影响着患者的治疗效果和医疗安全。临床药师的药物重整可以提高癫痫患者的合理用药水平，是对癫痫患者进行全面用药监护的具体表现。临床药师开展癫痫患者的药物重整时，还应特别关注患者每次用药的具体时间，如是否等间隔时间服药、癫痫发作是否与服药时间不正确有关等。

第二节　药 学 查 房

一、查房前的准备

在癫痫的治疗中，由于医师和药师关注的重点有所不同，临床药师应对患者进行药学查房。

对于新入院的癫痫患者，查房前药师需要仔细查阅患者的病历，熟悉医师所掌握的患者现病史和用药史，熟悉患者的生命体征和各种实验室检查指标，了解医师对患者的诊断及诊疗计划。接着，药师要贴近临床与患者进行面对面的深入交流并实施药学问诊。药师要主动向患者做自我介绍，消除患者的顾虑，获得患者的理解和信任，然后开始按照程序完成药学问诊的全过程，必要时也可向患者发放调查问卷，全面了解患者信息，并建立药学问诊档案。最后，根据问诊情况，结合医师对患者疾病的分析、诊断、诊疗计划和药物治疗方案,影像学、脑电图检查结论及临床检验检查结果,血药浓度监测数据等,进行综合分析,确定药学查房思路。

非新入院的癫痫患者,药师在查房前要认真查阅患者的病程记录,熟悉医师的诊疗思路,向护士了解患者之前及当日的病情,针对用药方案制订药学监护计划,确定查房思路。

二、癫痫各治疗阶段的药学查房

不同治疗阶段的癫痫患者,其个体诊疗方案有所不同。因此,药学查房也要因人因病而异,其关注的重点也就有所不同。

1. 新入院癫痫患者的药学查房　在患者入院初期,包括接受术前评估的癫痫患者,诊疗的重点是对癫痫发作的症状和疾病的程度进行观察和评估,以确定发作类型,判断病灶部位等。为此,临床多采用减量或停药观察措施,即有目的地减少某种抗癫痫药物的剂量或停用有关的抗癫痫药物,以捕捉发作期脑电图,提供诊断依据,为后续的进一步治疗奠定基础。药师在查房时,要教育患者严格遵循医嘱,不能自行增加或减少用药剂量;另一方面要细心观察抗癫痫药物的临床反应,为日后的药物治疗积累经验。同时,要指导患者及其家属在减量或停药的过程中,随时做好癫痫发作的防范,避免患者的意外伤害。

2. 癫痫围手术期的药学查房　通过癫痫术前评估的患者,将很快进入围手术期治疗阶段。在此期间,临床药师要主动向护士了解患者术前常规药物过敏试验的情况,与医师探讨确定是否需要预防性应用抗菌药物及适宜的药物品种、给药方法(包括剂量、给药时期和疗程等)。另外,临床药师要根据患者的疾病、血象、凝血功能和心、肝、肾、脑等重要器官的功能,对术前、术中和术后的用药方案进行分析评估,发现问题应立即与医师沟通解决,为手术顺利实施提供药学支持。患者完成手术后,临床药师首先要及时了解患者术中用药情况,并跟踪术后药物治疗方案,例如对术后抗感染、降颅压、激素和止血药等的应用提出建议,制订针对性药学监护计划,并组织实施,保障患者的医疗安全。

3. 药物治疗过程中的药学查房　在药物治疗过程中,临床药师要重视病情和疗效观察,努力为患者用药的安全、有效保驾护航。要坚持查房制度,与医师共同制订药物治疗方案,并根据药物的临床疗效及不良反应,结合血药浓度监测,必要时及时地对用药剂量、用药方法或用药品种加以适当的调整,同时要对患者及其陪护人员加强用药依从性、正确的用药知识和促进健康的宣传教育,提升药物治疗的效果和患者对疾病治疗的信心。

4. 癫痫持续状态的药学查房　对于癫痫持续状态患者,临床药师通常参与医疗团队查房,配合医师分析癫痫持续状态的病因,包括是否存在药物方面的因素。要协助医师选择迅速终止癫痫发作的治疗药物,特别要关注终止发作的药物剂量、注射速度、配制溶媒、配制浓度,以及并发症防治用药中相关的药学问题,保障临床医疗安全,促进合理用药。

三、教 学 药 历

药历是药师在临床药学实践中参与患者药物治疗的客观记录与分析评价的书面材料。药历记载内容的重点与病历记载内容的重点有所区别。如果说病历的重点可以体现医师对于疾病诊断和治疗的临床思维,那么药历的重点则应该体现药师对于疾病药物治疗的临床思维。因此,药历应该包括对个体患者在疾病治疗用药过程的记载、分析与评价。可见,药历是药师为患者提供个体化药物治疗的重要依据,也是临床药学服务的重要文件资料。目前,国内常见的药历包括教学药历和工作药历两种类型。书写教学药历是临床药师和临床药学实习生需要掌握的一项基本功,也是临床药学实践教学中的重要环节之一。它是通过采集临床资料,记载个体患者的临床相关信息、疾病诊断、药物治疗及药师干预的全过程,并进行综合分析、整理、归纳、书写,形成的完整的技术资料。在教学药历书写过程中,往往采用文字叙述,需要花费相当多的精力和时间。但是,对于临床药学学生和青年药师来说,通过教学药历书写,可以培养和训练他们的临床思维,培养他们在临床实践中发现问题、分析问题和解决问题的能力,对提高临床药物治疗的实践技能及医患沟通技巧也有所裨益。对于积累了一定工作经验的临床药师,可以使用工作药历,主要记载药物的使用情况包括关键治疗药物的使用时间、疗效与安全性评价及药师干预的情况等。相对于教学药历而言,工作药历风格简明扼要,减免了大量的文字叙述,目的性与针对性更强。两种类型的药历格式与内容,限于篇幅在此不做赘述,可参考相关的文献资料。

第三节　患者教育与用药指导

一、健 康 宣 教

癫痫是一种慢性、难治性疾病。癫痫的治疗一般需要一个漫长的用药过程。因此,应当重视对患者进行全面的健康教育和用药指导,帮助患者正确地认识疾病,增强治疗信心,主动配合治疗,这项工作对提升用药依从性及合理用药具有重要意义。

针对癫痫患者的健康教育可以采用患者容易接受的方式进行。例如,可以通过举办癫痫病友会活动等方式对患者进行集体教育,也可以由药师开展与患者面对面的个体化教育,还可以采取印发传单、宣传材料或办黑板报、宣传栏等方式,开展健康教育活动。特别是有的患者由于长期反复发作影响智力,需要加强耐心细致的教育辅导。如果开展集中教育,应避免将过多患者集中于狭小的空间内活动。此外,集中教育最好与医护人员共同合作,一旦患者出现癫痫发作可及时得到救治。

癫痫患者健康教育的内容应包括癫痫疾病的基本概念,癫痫药物治疗原则,坚持遵从医嘱按时服药的重要性,服药期间需要监测血药浓度的原因以及监测方法,服药时间设计,服用的药物可能出现的副作用及其处理,自我药疗注意事项,日常生活饮食及起居注意事项,癫痫患者的生育问题及注意事项,捕捉发作期脑电图用药注意事项等。面向每一位癫痫患者,临床药师应根据患者的理解能力设计个体化的教育计划,准备好教育材料,采取适宜的沟通交流方式付诸实施。

对于癫痫围手术期患者,除了癫痫相关常规知识教育和用药指导之外,还应特别关照患者加强营养以提高机体免疫力,预防感冒,消除恐惧心理,尽可能坦然应对即将接受的手术治疗。手术之后,应当向患者交代有关康复注意事项,解释需要继续坚持服用抗癫痫药物的意义,包括手术2周之后可以洗浴,但要注意避免伤口污染或沾水,手术切口部位可用酒精消毒处理,手术1个月后方可恢复正常洗浴。

二、出院用药指导

要让患者及其家属知道,癫痫是一种慢性脑部疾病,具有突然发生、反复发作的特征。癫痫的治疗,控制发作并不等于临床治愈,癫痫的预防和治疗甚至是终身性的,平时必须遵照医嘱坚持长期服药,千万不可掉以轻心。癫痫出院患者的用药指导,包括为患者逐一介绍所有出院后需要继续使用药品的名称、规格、用药目的、用药剂量、建议具体的用药时间、用药疗程、可能出现的不良反应及采取措施。告诉患者服药与日常饮食起居注意事项,服药期间生活或出行时需要注意的问题,常规服用药物与OTC或保健品的关系等,除了定期随访专科医师外,有问题可及时向医务人员报告。考虑到患者的教育背景和文化程度,最好能够为患者提供一份用药指导书面清单,发放癫痫用药日记及相关的合理用药宣传材料,供患者带回家阅读和参考。儿童、老年人或自理能力较差的患者,应该指导其家属或陪伴人员知晓用药方法及注意事项,必要时给予示范指导。关键事项应请他们复述一遍,以确认理解无误。

第四节 用 药 日 记

一、用药日记的意义

如同一些常见的慢性疾病,癫痫的治疗通常需要经历一个长期按规律服用药物的过程。不少患者或家属由于认识不到位、缺乏耐心或其他因素,往往发生未能按时服用抗癫痫药物的情况,遗忘服药、自行增减剂量或随便停药的行为也时常发生,从而影响了治疗效果甚至导致已经控制的癫痫再次发作。

记录癫痫用药日记是个值得推荐的好方法。将每日每次服药的情况及时真实地记录下来,养成习惯,不仅可以提高患者的用药依从性,避免因忙碌或健忘而发生漏服药物或重复服用药物的差错行为,还可以同时将药物治疗期间的疗效、不良反应及癫痫发作的情况记录下来,成为患者(或照护者)自我监护书面材料,也可作为药学监护的重要组成部分。试想一下,如果患者找医师看病时记不清楚癫痫发作的时间、发作的次数和发作的表现,以及在什么状态下出现发作,是否有什么诱发因素,以及适时的使用药物情况,会对医师诊断和治疗带来多少困难。癫痫是一种发作性疾病,其发作突然,如果不做记录,发作的过程和细节很快就会被遗忘,门诊就诊时,无法完整地把发作的具体情况转述给医师,很多重要的信息可能会被遗漏,这将会影响医师判断病情和正确诊断,甚至因误导而不能及时有效地调整治疗方案。

因此,建议癫痫患者及其家属应用癫痫用药日记的形式,详细记录用药经历和癫痫的每次发作过程,这对于帮助医师诊断癫痫,制订合理的用药方案至关重要。

二、用药日记的内容和记录格式

癫痫用药日记主要包括用药记录和病情记录两个方面的内容。

用药记录要写清楚所用抗癫痫药物的名称和剂量,每天服药的具体时间,是否存在漏服药物,服药后是否出现了头晕、皮疹、困倦等症,是否伴有其他疾病,是否合用了其他药物。病情记录方面,特别是对癫痫发作的记录,应根据患者的回忆和目击者的描述认真填写,字迹清楚。记录任何一次癫痫发作,要求尽可能完整地把发作过程和具体细节记录描述清楚,包括发作前有无预兆、发作时的表现，如是否神志不清、头部处于什么位置、眼睛有无偏斜、口唇是否青紫、四肢所处位置和动作、是否出现痉挛或抽搐、持续多长时间，以及发作后有何不适等。如果有意识不清，要记录何时转清醒。癫痫发作的时间也是需要详细记录的，主要包括：发作的时间，发作持续的时间，发作时在睡眠中还是清醒状态，是否有可疑诱发因素，如最近是否有发热、熬夜、暴饮暴食，是否有情绪波动，是否长时间看电视或操作计算机等。儿童或者青少年患者，还需要记录生长发育、学习表现、日常活动及睡眠情况等。女性患者还应记录平时月经时间。有条件的患者，还应把癫痫发作录成视频资料，这样记录的发作情况更加真实准确。癫痫日记还要将患者发作当日的天气、发作当日患者是否有特殊的活动、活动的内容记录清楚，以便找出癫痫发作的诱因。

　　癫痫日记的格式可以是文字形式的。采用表格形式（表8-1，表8-2）较为简捷明了，或者是表格形式与详细文字记录相结合。有条件的，实时记录癫痫发作的最好方法是录制视频。拍摄视频应注意保持画面清晰稳定，拍摄时患者身上不要有遮盖物，以免遮挡肢体动作变化、面部表情等，尽量呈现发作的整个状态，并应妥善保管病例和癫痫日记，在就诊时带上癫痫日记以备医师参考。

表8-1　癫痫用药日记（模板1）

患者姓名：　　　　　　　　　　　　　　　　　　　　记录人：

日期	服药时间 （几点几分）	药名与剂量	发作与否	发作时间、症状表现与持续时间	意识状态	天气及特殊事件
	早					
	中					
	晚					
	其他					

表8-2　癫痫发作日记（模板2）

日期与时间	发作次数	发作症状与过程描述	当前用药情况
月　日　时　分			

（齐晓涟　王长连　林玮玮）

参 考 文 献

[1] 齐晓涟. 癫痫用药 100 问 [M]. 北京: 化学工业出版社, 2008.

[2] 杨莉, 齐晓涟. 抗癫痫药物治疗临床药师指导手册 [M]. 北京: 人民卫生出版社, 2011.